GÉZA HETÉNYI

AKTUELLE FRAGEN DER GESCHWÜRKRANKHEIT

AKTUELLE FRAGEN DER GESCHWÜRKRANKHEIT

GÉZA HETÉNYI

PROFESSOR DER INNEREN MEDIZIN,
DIREKTOR DER I. MED. UNIV.-KLINIK, SZEGED

MIT 47 ABBILDUNGEN UND 30 TABELLEN

AKADEMIE-VERLAG · BERLIN 1958

VERLAG DER UNGARISCHEN AKADEMIE
DER WISSENSCHAFTEN
BUDAPEST 1958

Angaben der Originalausgabe
A FEKÉLYBETEGSÉG IDŐSZERŰ KÉRDÉSEI
Akadémiai Kiadó, Budapest
Übersetzt aus dem Ungarischen von Ottó Rátz

Lektor
Dr. VINCE VARRÓ

Verkauf dieses Exemplares
nur in Deutschland gestattet

Gemeinschaftsausgabe
des Akadémiai Kiadó, Budapest V., Alkotmány utca 21
und des Akademie-Verlages GmbH., Berlin W 8, Mohrenstraße 39
Lizenz-Nr. 202 · 100/608/57 · ES 17 H

Gesamtherstellung: Druckerei der Ungarischen Akademie der Wissenschaften
Verantwortlicher Leiter: György Bernát
Umfang: 21,35 (A/5) Bogen. Abbildungen: 47, Tabellen: 30
Bestell- und Verlagsnummer: 8200
Printed in Hungary

INHALTSVERZEICHNIS

BEMERKUNGEN ZUR DEUTSCHEN AUSGABE

Infolge technischer Schwierigkeiten hat sich die deutsche Ausgabe stark hingezogen. Der Charakter des Buches brachte aber mit sich, daß Änderungen nicht vorgenommen werden mußten. In der Zwischenzeit ist die klassische Monographie des Altmeisters der deutschen Gastroenterologie, Prof. KATSCH, im Handbuch der inneren Medizin erschienen.

Die Absicht, die mich bewog mein Buch dem deutschen Ärztepublikum vorzulegen, läßt sich, wie folgt, erklären: 1. die Verehrung, die ich für die deutsche Medizin hege, 2. die Popularisierung meiner Konzeption der Geschwürkrankheit, bzw. der vegetativen Krankheiten und 3. die stärkere Betonung der Literatur, die den deutschen Lesern schwerer zugänglich ist, d. h. der ungarischen und englischen Angaben.

Auch will ich nicht versäumen meinen verbindlichsten Dank an Herrn Chefarzt Dr. H. Eschbach auszusprechen, der mir bei der Durchsicht meines Manuskripts mit wertvollen Ratschlägen beigestanden hat.

Möge mein Beitrag auch von den deutschen Kollegen wohlwollend aufgenommen werden.

Szeged, den 9. Dezember 1957.

Prof. Géza Hetényi

VORWORT ZUR UNGARISCHEN AUSGABE

In *Platons* »Charmides« sagt *Sokrates* folgendes : ». . . *ebensowenig wie du die Augen ohne den Kopf und den Kopf ohne den ganzen Körper heilen kannst, darfst du den Körper ohne die Seele behandeln. Aber gerade das übersehen die griechischen Ärzte, und nur darum entgehen ihnen so viele Krankheiten : sie sehen nämlich niemals das Ganze. Dem Ganzen sollten sie ihre Sorge zuwenden, denn dort wo das Ganze sich übel befindet, kann unmöglich der Teil gesund sein . . . Denn das ist. . . der größte Fehler bei der Behandlung der Krankheiten, daß es Ärzte für den Körper und Ärzte für die Seele gibt, wo beides doch nicht getrennt werden kann.*«

Seit den beiden Weltkriegen wurde die Geschwürkrankheit zu einer der Volkskrankheiten. Es ist daher verständlich, daß man ihr überall auf der Welt ein gesteigertes Interesse entgegenbringt und daß die Literatur über dieses Problem heute nur mehr schwer zu überblicken ist. Erst unlängst ist das über tausend Seiten starke Handbuch von Ivy und seinen Mitarbeitern erschienen, das alle Fragen der Geschwürkrankheit — möglichst mit der gesamten einschlägigen Literatur — sehr eingehend erörtert.

Solche Bücher werden auch tatsächlich benötigt. Es ist richtig, wenn man in der außerordentlich schnell vorwärtsschreitenden Medizin zeitweise stehen bleibt und die bisher erreichten Resultate zusammenfaßt Es unterliegt keinem Zweifel, daß die Arbeit der Forscher dadurch wesentlich erleichtert wird.

Aber das Ziel dieses Werkes ist nicht dies, und kann es auch nicht sein. Es beabsichtigt, sich größtenteils mit Problemen zu befassen, die die Handbücher überhaupt nicht oder nur unzulänglich erörtern : vor allem handelt es sich um die aktuellsten Probleme, die zugleich den *weiteren* Untersuchungen eine bestimmte Richtung weisen. Die Arbeit möchte also eher ein Wegweiser als ein Referat sein. Ein weiteres Anliegen der Arbeit ist es, die Konzeption von der Geschwür*krankheit* in der Behandlung der Probleme konsequent zu verfolgen : die Auffassung nämlich, die heute in der Physiologie durch Bykow, auf klinischem Gebiet vor allem durch den Verfasser vertreten wird. Und schließlich wäre der Verfasser erfreut, wenn sein Buch die Aufmerksamkeit der ungarischen Forscher auf das bei uns so vernachlässigte Gebiet der Krankheiten der Digestionsorgane lenkte. Mögen die im Buche berührten Probleme den Leser zum weiteren Nachdenken anregen! Mögen die ungarischen theoretischen Forscher und

Kliniker die „fruchtbare Verbindung" von Theorie und Praxis im Geiste PAWLOWS auch auf diesem Gebiete verwirklichen!

Im Mittelpunkt des Buches stehen die Fragen der Pathogenese und Therapie der Geschwürkrankheit, wobei jenen 7, diesen 2 Abschnitte gewidmet sind. Meine Leser unter den praktischen Ärzten mögen es nicht verargen, daß ich mich mit der Symptomatik und der Diagnostik nur kurz, in einem Abschnitt — und auch dort lückenhaft — befasse. Über diese Probleme kann ich nichts wesentlicheres dem hinzufügen, als was ich schon in meinem Lehrbuch der inneren Medizin ausgesagt habe, und nur sehr wenig, was für meine Kollegen eine Neuigkeit sein könnte.

Mögen meine Kollegen dieses Buch mit demselben Wohlwollen zur Hand nehmen, das sie meinen bisherigen Arbeiten bewiesen. Die Wissenschaft ist unser aller gemeinsamer Schatz.

Szeged, den 10. März 1953

Prof. Géza Hetényi

ERSTER ABSCHNITT

ÄNDERUNGEN IM AUFTRETEN DER GESCHWÜRKRANKHEIT. ÄTIOLOGIE

Mit dem Lauf der Zeit verändern sich auch die Krankheiten, und nichts kann uns dies so sinnfällig in Erinnerung bringen als wenn wir in vor langer Zeit erschienenen medizinischen Büchern blättern. Einzelne Krankheiten sind völlig ausgestorben, und an ihre Stellen sind viele andere, unseren Vorfahren noch unbekannte Krankheiten getreten, ja selbst die Häufigkeit, die Symptomatik und der Verlauf bereits bekannter Krankheiten haben sich in solchem Maße verändert, daß sie kaum wiederzuerkennen sind.

Die Ursache dieser Veränderungen kann unterschiedlichen Charakters sein. Beide Teile der Einheit Umwelt-Mensch können sich mit der Zeit verändern. Die Umwelt unterliegt teils dem Einfluß der Veränderungen der sozialen Verhältnisse und der Lebensgewohnheiten, teils wandelt sie sich dadurch, daß wir durch besseres Erkennen der Krankheiten die Einwirkungen eines Teils der schädlichen Umweltfaktoren ausschalten können. Es genügt, wenn wir an die Veränderungen in der Häufigkeit und im Verlauf der Infektionskrankheiten hinweisen. Doch parallel mit der Wandlung der Umwelt verändert sich auch der Mensch, und zwar ändert sich einerseits seine Empfänglichkeit, anderseits seine Abwehrfähigkeit gegenüber den schädlichen Einflüssen der Umwelt.

So ein wechselndes Krankheitsbild weist auch die Geschwürkrankheit des Menschen auf. Sie ist gewiß keine neue »Geißel« der Menschheit. Der erste, der das Magengeschwür — im Jahre 30 v. u. Z. — erwähnt, ist Celsus. Er war der Arzt der wohlhabenden römischen Stände und seine Ratschläge über die Behandlung des Geschwürs sind heute noch zutreffend: »Wird der Magen durch ein Geschwür angegriffen, soll man ihm Milch zuführen, aber nicht bis zur völligen Sättigung; alles sauere ist ihm zu entziehen«. Leider gab uns Celsus weder die klinische, noch die pathologisch-anatomische Beschreibung der Krankheit. Galenus beschreibt die Hämatemesis, aber nur im Rahmen eines Krankheitsbildes, das eher auf eine Leberzirrhose schließen läßt. Da die Sektion des menschlichen Körpers lange gesetzlich verboten war und erst im XV. Jh. zugelassen wurde, ist es weiter nicht verwunderlich, daß aus dieser Zeit keine Beschreibung des Magengeschwürs auf uns gekommen ist. Das erste Mal wird ein Fall im Jahre 1586 von Marcellus Donatus aus Mantua beschrieben. Sein Fall war eine Pylorusstenose mit letalem Ausgang. Er schreibt folgendes: »Beim Pylorus fanden wir die Exulzeration der inneren Schicht und wir zweifeln nicht daran, daß dies die Ursache der Krankheit war«. Auf Grund dieser

Beschreibung ist es selbstverständlich nicht ausgeschlossen, daß sein Fall ein Magenkarzinom war.

Aus dem XVIII. Jh. haben wir schon mehrere Berichte über Perforation oder Blutung des *Magens* mit letalem Ausgang. 1700 berichtet BONETUS aus Genf über den Fall eines 18jährigen Mädchens, das 4 Tage nach der Entleerung eines blutigen Stuhles an einer Peritonitis starb und bei dem die Sektion ein perforiertes Magengeschwür nachwies. Vier Jahre später fand LITTRE ein präpylorisches Geschwür bei einem Mann, der infolge Hämatemesis und Melaena gestorben war. RAWLINSON beschrieb 1729 eine seit 4 Jahren bestehende Pylorusstenose, die schließlich zur Perforation der Magenwand führte. Die erste schriftlich festgelegte *Duodenal*perforation bei einer jungen Kranken gab HAMBERGER 1746 in Jena bekannt. BAKER berichtet im Jahre 1772 über eine Hämatemesis und Melaena mit letalem Ausgang, deren Ursache er ebenfalls in einem Duodenalgeschwür fand. Alle diese Fälle waren aber nur sporadische Erscheinungen, deren Beschreiber schwerlich mehr Erfahrung hatten, als die der von ihnen geschilderten Fälle. Sie konnten nicht einmal die Krankheit am Lebenden erkennen. Selbst MORGAGNI, der die klinische Beobachtung mit systematischen Sektionen ergänzte, erwähnte das Geschwür des Magens als eine Seltenheit. Die von ihm teils beobachteten, teils angeführten Fälle waren zum Teil höchstwahrscheinlich Karzinome. Er beschreibt einen einzigen Fall von Duodenalgeschwür bei einer Kranken, die plötzlich an ihrer Herzkrankheit starb, und bei deren Sektion im Magen und im Duodenum multiple Erosionen gefunden wurden.

Die erste *klinische* Wahrnehmung eines perforierten Duodenalgeschwürs teilte der Paduaner PENADA im Jahre 1793 mit. Der Kranke war von Beruf Metzger: ein außerordentlich starker und in seiner Lebensführung unmäßiger Mensch. Am 25. Mai 1791 begann er über heftige Schmerzen in der Nabelgegend zu klagen; sie traten immer nach dem Essen auf, vergingen aber etwa binnen einer Stunde, so daß er wieder weiterarbeiten konnte. Da er kein Vertrauen zu den Ärzten hatte, stellte er selbst seine Diagnose auf, »die Flatulenz der Darmröhre«, und auch die Heilkur schrieb er sich selbst vor. Diese bestand aus dem überreichlichen Genuß alkoholischer Getränke. Die Kur bewährte sich bedauerlicherweise nicht, die Schmerzen wurden immer heftiger, bis schließlich am 20. Juni der Urin ausblieb und die Darmfunktion aufhörte. Er kümmerte sich nicht darum und arbeitete weiter. Am frühen Morgen des 23. Juni trat ein besonders starker Bauchschmerz auf, während dessen er kollabierte. Da wurde der Doktor PENADA gerufen, der eine kurze aber vortreffliche Schilderung des Zustandes und des Verlaufs aufsetzte: »Der Puls des Kranken war schwach und unregelmäßig, von Fieber keine Spur. Das Gesicht war blaß und in die Länge verzogen. Die Augen waren eingefallen und die Gliedmassen fühlten sich kalt an. Die Muskeln der Bauchwand waren straff und der Umfang des Bauches war doppelt so groß wie vorher. Der Zustand des Kranken verschlimmerte sich von Stunde zu Stunde, und er verschied bei Sonnenuntergang«.

Obgleich Padua damals ein blühendes Zentrum der Medizin war, verrät diese Beschreibung, daß der Fall als alleinstehend galt. In den ärztlichen Kreisen der Stadt erregte der Fall großes Aufsehen und die Ärzte erschienen bei der Sektion am folgenden Tag in großer Zahl. Laut Beschreibung war die Bauchhöhle mit Flüssigkeit gefüllt; der Magen schien normal, aber im ersten Abschnitt des Duodenums konnte man eine rechteckige Öffnung sehen, die von einem beträchtlichen Geschwür umgeben war. Beim Befühlen erwies sich das Geschwür als hart, und es waren darum viele kleinere Geschwüre zu sehen, die sich auf die hintere Wand des Duodenums erstreckten. Diese Veränderung des Duodenums wurde auf einem schönen Stich dargestellt.

Zweifellos zählte die Geschwürkrankheit zu dieser Zeit zu den seltenen Krankheiten.

Baillie, der Neffe von Hunter, war der erste (1793), der bemüht war, die klinischen Symptome des Magengeschwürs zu beschreiben. Als Hauptsymptome bezeichnete er Schmerzen und Erbrechen. Ihm ist auch die erste anatomische Beschreibung des Magen- und Duodenalgeschwürs zu verdanken.

Travers und Crampton gaben im Jahre 1817 gemeinsam drei Fälle von perforierten Magengeschwüren bekannt, »die, obgleich sie nicht häufig sind, von zahlreichen Anatomen beschrieben worden sind«. Das klinische Bild umrissen sie nur mit einer Unvollständigkeit und Knappheit, die darauf schließen läßt, daß sie kaum über mehr Erfahrungen verfügen konnten, als sich aus diesen drei Fällen ergaben. Abercrombie beschrieb 1828 in Edinburgh gleichfalls einige Perforationen, Blutungen und Magen-Darm-Fisteln mit tödlichem Ausgang. Er konnte aber das Magengeschwür vom Magenkarzinom noch nicht exakt trennen. Hinsichtlich der Erkennbarkeit des Duodenalgeschwürs am Lebenden schrieb er folgendes: »Soweit wir die Krankheit heute kennen, zeigt sich das wichtigste Charakteristikum dieser Krankheit des Duodenums darin, daß der Kranke die Nahrung gern zu sich nimmt und die erste Phase der Verdauung durch nichts gestört wird. Aber ungefähr zur Zeit, da die Nahrung den Magen verläßt, d. h. etwa 2—4 Stunden nach dem Essen, treten die Schmerzen auf«.

Inzwischen wandte sich auch die Aufmerksamkeit der französischen Ärzte dieser Krankheit zu. Ihre Beobachtungen veröffentlichten sie in sogenannten »Thesen«. Auf Grund dieser »Thesen« erschien die meisterliche Beschreibung Cruveilhiers aus dem Jahre 1835, die er mit schönen und deutlichen Illustrationen versah. In der französischen Literatur wird das Magengeschwür auch heute noch häufig Cruveilhiersche Krankheit genannt. Dagegen ist die Wahrheit die, daß Abercrombie ihm nicht nur vorangegangen war, sondern auch das Duodenalgeschwür beschrieben hatte, von dem Cruveilhier erst im Jahre 1856 berichtete. Cruveilhier sonderte ebenfalls das einfache Geschwür vom Karzinom scharf ab und nannte jenes einen »spontanen Substanzverlust«. Er wies darauf hin, daß das Geschwür mit Vorliebe auf der kleinen Kurvatur, auf der Hinterwand und in der Pylorusgegend auftritt. Er beschrieb genau die Symptome (unter diesen ist das Hauptsymptom die »unüberwindliche Niedergeschlagenheit«), legte die gewöhnlichen Komplikationen dar und gab Anweisungen für die Behandlung, die auf Ruhe und auf entsprechender Verpflegung basierte.

Während die Arbeit CRUVEILHIERS, die überall anerkannt wurde, sich vor allem auf die Krankenhauspatienten bezog und so kein treues Bild über die Verbreitung der Krankheit unter der Bevölkerung bieten konnte, war das Material BRINTONS (1857) frei von diesen Fehlern. BRINTON stellte auf Grund der Untersuchung zahlreicher sezierter Fälle fest, daß das Magengeschwür bei Frauen doppelt so häufig vorkommt wie bei Männern, daß 5 v. H. der Bevölkerung an Magengeschwür leiden und daß etwa bei der Hälfte der Geschwürkranken eine spontane Genesung erfolgt. Er meinte, daß die Veranlagung zur Krankheit mit dem Alter zunehme, da er aber nicht nur aktive Geschwüre, sondern auch Vernarbungen seiner Errechnung zu Grunde legte, kann diese seine Folgerung nicht angenommen werden. Die klinischen Symptome des Magengeschwürs untersuchte er an dem ambulanten Krankenmaterial des Krankenhauses. Etwa 1 v. H. der 4000 neuen Kranken, die sich hier jährlich zur Untersuchung meldeten, litt seiner Ansicht nach an Magengeschwür, und wenn er sich von der Richtigkeit seiner Diagnose am ambulanten Material auch nicht immer überzeugen konnte, war es ihm in zahlreichen Fällen doch möglich, die verstorbenen Kranken zu sezieren und seine Diagnose zu rechtfertigen. Die Beschreibung der klinischen Symptome ist außerordentlich genau und vollständig. Seinen Erfahrungen nach erfolgte die Perforation bei jedem achten Kranken, die Blutung dagegen, die bis dahin viele für das Hauptsymptom der Krankheit gehalten hatten, bei jedem zehnten bis zwanzigsten Patienten. Obwohl jedoch das Magengeschwür — wie bereits erwähnt — bei Frauen doppelt so häufig war wie bei Männern, kam es bei diesen doppelt so häufig zu Blutungen wie bei jenen. Von 199 Perforationen traten 139 bei Frauen auf, am häufigsten zwischen 14—30 Jahren, während die Perforation bei den Männern am häufigsten zwischen 40—60 Jahren vorkam. Diese Verteilung nach dem Alter und dem Geschlecht unterscheidet sich stark von den heutigen Angaben und kann vielleicht damit erklärt werden, daß früher das akute perforierende Geschwür bei den jungen Frauen verhältnismäßig häufiger war.

Interessant ist der Zusammenhang zwischen Chlorose und Magengeschwür. Bei den Frauen, die an Chlorose litten, ist das Bluterbrechen nicht selten. Obzwar LATOUR im Jahre 1828 die Sektion mehrerer Fälle erwähnte, in denen die Ursache der fatalen Hämatemesis nicht in dem Verdauungsapparat zu finden war, halten es viele heute noch für möglich, daß früher die so häufige und heute gänzlich verschwundene Chlorose in einigen Fällen die Folge eines latenten Geschwürs, bzw. der damit verbundenen okkulten Blutung war.

Über die Ursache der Krankheit schreibt BRINTON folgendes: »Die Krankheit kommt am häufigsten bei denen vor, die genötigt sind in der Großstadt zu leben, sich überarbeiten, ungenügende und ungesunde Speisen konsumieren, in schlechter Luft leben, ihre Tage in Furcht verbringen und sich den Unmäßigkeiten ergeben, die mit demselben Recht nicht nur als Ursache, sondern auch als Folgen dieses Elends betrachtet werden können«.

BRINTON erwähnte die Krankheit des Duodenums nicht. COOPER beschrieb 1839 zwei Duodenalgeschwüre mit tödlichem Ausgang, die im Zusammenhang mit einer extensiven Verbrennung auftraten. Drei Jahre später führte CURLING einzelne weitere Fälle an, darunter aber auch die von COOPER. Trotzdem wird das Duodenalgeschwür nach Verbrennungen im allgemeinen Curling-Geschwür genannt.

TRIER gibt in Kopenhagen 1863 auf Grund der Literatur von 20 Jahren — auch seine 26 eigenen Fälle miteinbegriffen — die Zusammenfassung von 54 Duodenalgeschwüren. An Hand seiner umfangreichen Untersuchungen stellte er fest, daß das Geschwür des Magens zehnmal so häufig ist wie das des Duodenums, und daß das Duodenalgeschwür vor allem bei Männern vorkommt. BUCQUOY wies 1887 bei der Beschreibung von 5 Fällen des Duodenalgeschwürs (die Franzosen nennen die Geschwürkrankheit des Duodenums mitunter BUCQUOYsche Krankheit!) ebenfalls darauf hin, daß unter den Erkrankten die Männer überwiegen und von den Symptomen erwähnte er das Fehlen des Erbrechens und Vorhandensein des Appetits, der nach Blutungen besonders gut war. Ein jeder seiner Patienten hatte Blutung. Einer seiner interessantesten Fälle war ein junger Hauptmann der Artillerie, der 3 Stunden nach dem Essen heftige Magenschmerzen hatte. Als er einmal mit einem Überseedampfer fuhr, empfahl ihm ein Reisegefährte, er möge Natrium hydrocarbonicum einnehmen. Dies brachte in der Tat ein rasches Nachlassen der Schmerzen. Das Laienpublikum kam also SIPPY hinsichtlich der Entdeckung dieses souveränen Palliativs fast mit einem halben Jahrhundert zuvor.

Es scheint, daß um die Jahrhundertwende die Hämatemesis aus rezenten Geschwüren immer häufiger bei Frauen auftrat. OSLER hob in seiner ersten Arbeit das häufige gemeinsame Auftreten der Chlorose und des Magengeschwürs bei jungen Frauen hervor. Er beobachtete aber insgesamt nur 9 Duodenalgeschwüre und von diesen 7 bei Männern. Als PERRY und SHAW die 17 652 Sektionsprotokolle des Guy's Hospital aus den Jahren 1826—1892 bearbeiteten, fanden sie nur in 0,4 v. H. der Fälle Duodenalgeschwüre und auch die Hälfte dieser war Folge von Verbrennungen, Nierenkrankheit oder allgemeiner Sepsis.

Über die Erfahrungen des XX. Jh. werden wir im Rahmen dieses Abschnittes später sprechen. Hier möchten wir nur auf die Entwicklung der beiden Verfahren Bezug nehmen, die mitsamt der klinischen Untersuchung zu Grundlagen der modernen Gastroenterologie wurden. Dies sind: die Röntgenologie und die Chirurgie.

Die Entdeckung RÖNTGENS wurde außerordentlich schnell in die ärztliche Praxis übertragen. Im Jahre 1897 erschien CANNONS Monographie, die die erste praktische Methode behandelte, mit der der Verdauungsapparat sichtbar gemacht werden kann.

Die erste partielle Gastrektomie führte 1879 PÉAN aus, aber sie blieb erfolglos. Im Jahre 1881 vollzog BILLROTH die erste erfolgreiche partielle Gastrektomie in einem Fall von Magenkrebs. Im selben Jahr führte WÖLFLER, ein Assistent BILLROTHS, die erste Gastroenterostomie aus, ebenfalls wegen eines Karzinoms. Infolge einer Pylorusstenose ulzerösen Ursprungs machte CODIVILLA 1893 die erste Gastroenterostomie in Bologna. Durch die aseptische Chirurgie fand die chirurgische Behandlung der Geschwürkrankheit weite Verbreitung. Andererseits trugen die chirurgischen Erfahrungen viel zur gründlichen Veränderung unserer Auffassung über die Häufigkeit der Geschwürkrankheit, über ihre pathologisch-anatomische Formen, ihre Natur, Symptome und Heilung bei.

Im deutschen Sprachgebiet befasste sich ROKITANSKY im Jahre 1842 nicht nur mit der pathologischen Anatomie des Magengeschwürs ausführlich, sondern auch mit der Frage seiner Ätiologie. Die deutschen und österreichischen Forscher widmeten sich jedoch vor allem dem Studium der pathologischen Symptome der Magensekretion und der Magenmotilität, wobei die Untersuchung des Geschwürproblems in den Hintergrund trat. Besonders auffallend war dies bezüglich des *Duodenalgeschwürs.* Während in England, Frankreich und in den Vereinigten Staaten von Amerika schon Bücher darüber erschienen und ihre Häufigkeit immer mehr bekannt wurde, standen die besten Kenner dieser Magenkrankheiten in Deutschland, wie z. B. EWALD, der neuen Lehre skeptisch gegenüber. Sie beriefen sich auf geographische Unterschiede oder darauf, daß bei den Operationen die Grenze des Magens und des Duodenums unrichtig festgestellt wurde und daß die für Duodenalgeschwüre erklärten Läsionen im Grunde genommen Magengeschwüre waren. Nach der Schätzung EWALDS wäre das Verhältnis der Häufigkeit von Duodenal- und Magengeschwüren 1 : 45 gewesen. Die Häufigkeit des Duodenalgeschwürs wurde in Deutschland erst 1919 durch v. BERGMANN und BIER nachgewiesen.

Wenn wir das Gesagte zusammenfassen, scheint es, daß das Magengeschwür schon in der Ersthälfte des XIX. Jh. ziemlich verbreitet war, während das Duodenalgeschwür erst in den letzten 50 Jahren so häufig, und zugleich zur Quelle des Leidens vieler jungen Leute wurde.

Wenn wir nun des weiteren die Häufigkeit der Geschwürkrankheit in unseren Tagen feststellen wollen, haben wir heute bestimmt eine leichtere Aufgabe, als diejenigen, die in den vergangenen Zeiten bezüglich des eigenen Zeitalters dasselbe taten. Mit auswertbaren Angaben dienten früher nur die Institute für pathologische Anatomie. Nur in den letzten Jahrzehnten wurde es möglich, die Anzahl der Geschwürkranken auf Grund der klinischen und röntgenologischen Untersuchung festzustellen. Da die große Anzahl der Geschwürkranken zweifelsohne nicht zur Sektion kommt, ermöglicht uns das Material der Institute für pathologische Anatomie nur eine approximative Bewertung. Die Diagnose auf Grund der klinischen Untersuchung und Durchleuchtung hat dagegen den Fehler, daß wir sie nicht immer kontrollieren können. Dies bezieht sich insbesondere auf die Geschwürkrankheit des Duodenums, deren Diagnose wahrscheinlich vielenorts nur auf Grund von Wahrscheinlichkeitszeichen gestellt wird. Wenn wir aber sehen, daß sowohl die pathologisch-anatomischen, als auch die klinischen Erfahrungen in dieselbe Richtung weisen, dann erhalten wir durch die beiden — ihre Fehler gegenseitig ausgleichend — gut verwertbare Angaben über die Häufigkeit der Geschwürkrankheit.

An Hand des bearbeiteten Materials des Institutes für pathologische Anatomie zu Basel boten ROULET—FRUTIGER Daten, aus denen hervorgeht, daß

1896—1906	2,06	v. H.	sämtlicher	Sektionen	
1907—1912	5,17	v. H.	„	„	
1923—1927	12,3	v. H.	„	„	
1937—1939	13,8	v. H.	„	„	Geschwüre aufwiesen.

Das *schnelle zahlenmäßige Zunehmen* der sezierten Geschwürkranken kann besonders zwischen 1912 und 1923 also *in und nach den Kriegsjahren* beobachtet werden. Zur gleichen Feststellung gelangten sowohl Prosektoren als auch Kliniker anderer Länder. Dies ist vom Standpunkt der Pathogenese bedeutungsvoll. Leider erlaubt uns das Basler Material noch keine Unterscheidung der Fälle von Magen- bzw. Duodenalgeschwür.

Im Hamburger Sektionsmaterial stieg die Anzahl der Geschwürkranken in 30 Jahren von 2,6 v. H. auf 17,8 v. H.

Über die Anzahl der Fälle von Geschwürkrankheit mit letalem Ausgang, stehen uns — auf Männer bezogen — folgende Angaben zur Verfügung (CRAIG):

TABELLE I

	Magengeschwür	Duodenalgeschwür
1910	4,4	2,0
1920	5,9	2,9
1930	10,4	6,0
1940	15,9	8,4
1945	14,2	10,0

(Die Zahlen sind auf 100 000 Lebende bezogen.)

Wenn wir das Problem der Häufigkeit der Geschwürkrankheit am eigenen klinischen Krankenmaterial untersuchen, dann sehen wir, daß zwischen 1922 und 1936 in unserem Budapester klinischen Material die Anzahl der klinisch und röntgenologisch erfaßten Geschwürkranken 1,72 v. H. der Gesamtkrankenaufnahme betrug; indessen stieg diese Zahl in meiner Klinik in Szeged zwischen 1946 und 1952 auf 2,76 v. H. Die diagnostischen Verfahren waren in den beiden Zeitabschnitten die gleichen und so kann die Zunahme nicht mit ihrer Vervollkommnung erklärt werden. Da wir uns mit Geschwürkranken sowohl in der Korányi-Klinik, als auch in meiner Klinik mit Vorliebe befaßten, kann nicht einmal die Einwendung erhoben werden, daß es sich hier bei der einen oder anderen Zusammenstellung um ein Krankenmaterial handelt, das nach Forschungs- oder Studiengesichtspunkten ausgewählt wurde.

Am Röntgen-Beobachtungsgut konnte besonders anschaulich der enorme Häufigkeitsanstieg und auch der Charakterwandel der Ulkuskrankheit vor und in dem 2. Weltkrieg wahrgenommen werden (HENNING, KALK, ESCHBACH).

Unserer Schätzung nach leiden etwa 10 v. H. der erwachsenen Bevölkerung unseres Landes an Geschwürkrankheit.

Alles deutet darauf hin, daß die Geschwürkrankheit in Verbreitung begriffen ist, und daß das zahlenmäßige Ansteigen der Fälle mit den Verhältnissen der Kriegs-, bzw. der Nachkriegszeiten in Zusammenhang steht.

Während des letzten Weltkrieges wiesen sowjetische Kliniker (GUBERGRIZ, TSCHERNORUZKI usw.) darauf hin, daß nicht nur die Anzahl der Geschwürkranken stark zunahm, sondern daß auch die Krankheit selbst einen schwereren Verlauf darbot (längere aktive und kürzere inaktive Periode, häufig erfolglose Therapie, Vermehrung der Fälle mit multiplen Geschwüren), und daß auch die Anzahl der Komplikationen stieg.

Interessante, aber noch nicht geklärte geographische Unterschiede können in der Verbreitung der Geschwürkrankheit festgestellt werden. Was Europa anbelangt, ist die eine Feststellung die, daß die Anzahl der Geschwürkranken von Süden nach Norden zunimmt. Dies bewies 1932 HAMPERL bezüglich der Sowjetunion. Nach der anderen Feststellung kann die Häufigkeit der Krankheit innerhalb desselben Landes wesentlich verschieden sein, sogar in Gebieten, die zueinander verhältnismäßig nahe liegen. Während also in der oben angeführten Zusammenstellung des Institutes für pathologische Anatomie zu Basel die sezierten Geschwürkranken 13,8 v. H. sämtlicher Sektionen betrugen, waren zur selben Zeit in Davos 6,0, in Lausanne 4,1 und in Genf 2,5 v. H. die entsprechenden Zahlen. Die Abnahme der Fälle von Norden nach Süden ist also auch hier nachweisbar.

Auf Grund all dieser Angaben kann daher festgestellt werden, daß *die Anzahl der Geschwürkranken während des Krieges und in den Nachkriegszeiten zugenommen hat. Diese Feststellung spricht entschieden dafür, daß in der Entstehung der Geschwürkrankheit den Umweltsfaktoren eine große Bedeutung zukommt.*

Eine auffallende Veränderung kann auch hinsichtlich des Verhältnisses zwischen Magen- und Duodenalgeschwüren beobachtet werden.

Hier muß vor allem darauf hingewiesen werden, daß die Internisten und die Röntgenologen, sowie die Chirurgen häufiger das Duodenalgeschwür beobachten, während im Sektionsmaterial das umgekehrte Verhältnis festzustellen ist.

Was bedeutet dieser Gegensatz? Kaum das, was seinerzeit ROSENTHAL bei uns betonte, nämlich, daß die Röntgenologen die Diagnose des Ulcus duodeni zu schnell stellen. Die Ursache der Verschiedenheit besteht entweder darin, daß der Anatom zu wenig Duodenalgeschwüre, oder aber daß der Kliniker zu wenig Magengeschwüre findet. Die letztere Möglichkeit halte ich für wahrscheinlicher: nicht infolge der Mangelhaftigkeit der klinischen Untersuchungsmethoden, sondern darum, weil ein Großteil der Magengeschwürkranken nach dem Befund der Anatomen frei von Symptomen ist. (Nach einzelnen statistischen Angaben der pathologischen Anatomen verursachen 80 v. H. der Magengeschwüre keine Beschwerden [KOSSINSKY, REINHARD, MADELUNG]!).

Stimmt dies, so ist die Zahl der Geschwürkranken noch größer, als es die klinischen Befunde zeigen! Es ist ja auch bekannt, daß zahlreiche Geschwüre ohne Narben heilen.

Nach unseren Erfahrungen — und über gleiche Erfahrungen legt die Literatur vielenorts Rechenschaft ab (WESTPHAL, usw.) — verändert sich das Verhältnis der beiden Manifestationen der Geschwürkrankheit mit der Zeit beträchtlich. Wir erwähnten bereits, daß bis zum Anfang unseres

Jahrhunderts das Duodenalgeschwür zu den sehr seltenen Krankheiten zählte. Als ich im Jahre 1936 an der Korányi-Klinik das Material der Geschwürkranken von 15 Jahren statistisch bearbeitete, stellte ich fest, daß die Verhältniszahl der Duodenal- und Magengeschwüre 12 : 1 war. (Von 1915 Kranken hatten 1768 Duodenalgeschwür und 147 Magengeschwür.) Ungefähr zur selben Zeit ermittelte EUSTERMAN in den Vereinigten Staaten von Amerika diese Verhältniszahl mit 11 : 1 ; wenn auch diese große Disproportion in den meisten Statistiken nicht nachweisbar war, schätzte man das Verhältnis der beiden Lokalisationen auf 4—5 : 1. Im Laufe des zweiten Weltkrieges erfolgte wieder eine Verschiebung, insofern sich das Verhältnis zugunsten des Magengeschwürs zu verändern begann. Während nach der Zusammenstellung KALKS aus den Jahren 1937/38 in Deutschland 3,2 v. H. seiner Kranken Duodenalgeschwür und 1,5 v. H. Magengeschwür hatten, belief sich die Zahl der Duodenalgeschwürkranken im Jahre 1941 auf 6,3 v. H. und die der Magengeschwürkranken auf 5,9 v. H. der Anzahl aller Kranken. Das Verhältnis verschob sich von 2,1 : 1 auf 1,05 : 1.

Im Hannoverschen Material WESTPHALS ergab das Verhältnis in den Jahren 1938/39 2 : 1, veränderte sich jedoch bis 1947/48 zu 1 : 2 (!).

Von den Statistiken, die die Erfahrungen der letzten Jahre bearbeiteten, erwähne ich das Material der I. Inneren Klinik in Szeged (1946—1952), wo die Verhältniszahl der Duodenal- bzw. Magengeschwüre 1,9 : 1 war. PISKANOWA (1951) nennt ein Verhältnis von 1,6 : 1 und BENKŐ auf der I. Inneren Klinik zu Pécs ein Verhältnis von 1,1 : 1. Diese veränderlichen Verhältniszahlen der beiden Manifestationen von Geschwürkrankheit zu verschiedenen Zeiten zeigen darauf hin, daß in der Häufigkeit ihres Vorkommens eine gewisse Unabhängigkeit voneinander feststellbar ist. Von hier ist es nur mehr ein Schritt zu der Folgerung, daß die *Entstehung der beiden Manifestationen gewiß auch nicht auf dieselben Ursachen zurückzuführen ist,* wenn sich ihre Häufigkeit unabhängig voneinander verändert. Mit dieser Frage werden wir uns noch in einem besonderen Abschnitt befassen.

TABELLE II

Die Verteilung der Magen- und Duodenalgeschwüre zwischen 1946—52 (Szeged) und zwischen 1922—36 (Budapest).

	Magen	Duodenum	Zahlenverhältnis
I. Innere Klinik in Szeged	1 : 1,9	152	287
Die Korányi-Klinik in Budapest	1 : 12	147	1768

In der Verteilung der Geschwürkrankheit unter den beiden *Geschlechtern* kann ebenfalls eine beträchtliche Änderung beobachtet werden. Zur Zeit BRINTONS — ja sogar noch am Ende des XIX. Jh. — war das *Magengeschwür* zum überwiegenden Teil die Krankheit der Frauen. Etwa zur Zeit des ersten Weltkrieges wurde das Magengeschwür der Frauen immer seltener, das der Männer dagegen immer häufiger. So übertraf im oben mitgeteilten Basler Material die Anzahl der Männer die der Frauen das erste Mal in den Jahren 1911/12. 1943 zeigten sich schon unter 100 sezierten Magengeschwüren 53 an Männern und 47 an Frauen. Diese Änderung im Sektionsmaterial wurde auch in Deutschland, Dänemark und England registriert. Dieselbe Änderung tritt in der klinischen Statistik und in den Zusammenfassungen der Chirurgen noch auffallender zu Tage. FUCHS stellte am Material der Klinik für innere Medizin zu Basel ein Verhältnis von 81 : 19 fest. KNUTSEN und SELVAAG untersuchten 1942 in Drammen (Norwegen) im Zusammenhang mit der Verteilung der Lebensmittelkarten 25 000 Menschen. Unter diesen hatten 537, also 2,08 v. H. auch röntgenologisch nachweisbares Geschwür. Die geschlechtsmäßige Verteilung gestaltete sich bei den Magengeschwürkranken in einem Verhältnis von 2,03 : 1 und unter den Duodenalgeschwürkranken in dem von 3,77 : 1 zugunsten der Männer. In unserem Material, das 1915 Geschwürkranke umfaßte (1922—36), ergab sich im Falle des Magengeschwürs das Verhältnis von 4,6 : 1 und im Falle des Duodenalgeschwürs das von 3,2 : 1, ebenfalls zugunsten der Männer. Im späteren Material von Szeged (1946—52) scheint sich das Verhältnis wieder zugunsten der Frauen zu verschieben. Beim Magengeschwür zeigte sich das Verhältnis von 2,2 : 1, beim Duodenalgeschwür dagegen das von 2,6 : 1.

TABELLE III

Die geschlechtsmäßige Verteilung des Geschwürmaterials der III. Medizinischen Klinik in Budapest (1922—36).

	Männer	Frauen	Zahlenverhältnis
Ulcus duodeni	1347	421	3,2 : 1
Ulcus ventriculi	120	27	4,6 : 1

TABELLE IV

Die geschlechtsmäßige Verteilung des Geschwürmaterials der I. Medizinischen Klinik in Szeged (1946—52).

	Männer	Frauen	Zahlenverhältnis
Ulcus duodeni	228	59	2,6 : 1
Ulcus ventriculi	105	47	2,2 : 1
Ulcus jejuni	12	1	—

Die Änderung im Verhältnis der Geschlechter kommt noch schärfer in den Angaben HANSENS (Dänemark) zum Ausdruck, denn in Dänemark wurde das Verhältnis der Geschlechter schon seit 1901 registriert. Aus seinen Angaben geht folgendes hervor :

TABELLE V

	Männer — Frauen
1901—1905	1 : 3,8
1906—1910	1 : 2,1
1911—1915	1 : 1,1
1916—1920	1 : 1
1921—1925	1,9 : 1
1926—1930	2,7 : 1
1931—1935	3,2 : 1

Im Falle des *Duodenalgeschwürs* übertraf die Anzahl der Männer immer die der Frauen, und darin zeigten sich keine Unterschiede zwischen den klinischen und pathologisch-anatomischen Statistiken : die meisten statistischen Angaben belegen im allgemeinen ein Verhältnis von 3 : 1.

Der Umstand, daß das häufigere Auftreten des Magengeschwürs bei Frauen durch eine entgegengesetzte Tendenz aufgewogen wurde, *verweist gleichfalls auf die große Bedeutung der Umweltfaktoren in der Entstehung der Geschwürkrankheit.*

Wenn es auch kein *Lebensalter* gibt, in dem die Geschwürkrankheit nicht aufträte, so gibt es doch gewisse Lebensalter in denen sie verhältnismäßig häufiger ist. Im allgemeinen kommt sie bei Menschen mittleren Alters vor. Das Durschschnittsalter, in dem bei unserem Krankenmaterial die ersten Magensymptome bemerkbar wurden, ist bei den Duodenalgeschwürleidenden 32,3 (Budapest), bzw. 37,4 (Szeged), bei den Magengeschwürkranken dagegen 41,4 (Budapest), bzw. 42,0 (Szeged). Die meisten *duodenal*geschwürkranken Männer stehen im Alter von 30—40 Jahren, während bei den Frauen die Verteilung der Krankheitsfälle nach dem Alter eine mehr gleichmäßige ist. Die Mehrzahl unserer *Magen*geschwürkranken war ebenfalls im vierten Jahrzehnt. Während aber die Anzahl der Kranken zwischen dem 10—30. Lebensjahr beim *Magen*geschwür nur 12,4 v H. der Gesamtanzahl betrug, zählten beim *Duodenal*geschwür 26 v. H. der Kranken zu diesen jungen Altersklassen. Diese Angaben stimmen mit den allgemeinen Erfahrungen überein.

TABELLE VI

Das durchschnittliche Lebensalter der Geschwürkranken in unserem Material zur Zeit des ersten Auftretens der Symptome

	Magen	Duodenum
1922—36	41,4	32,3
1946—52	42,0	37,4

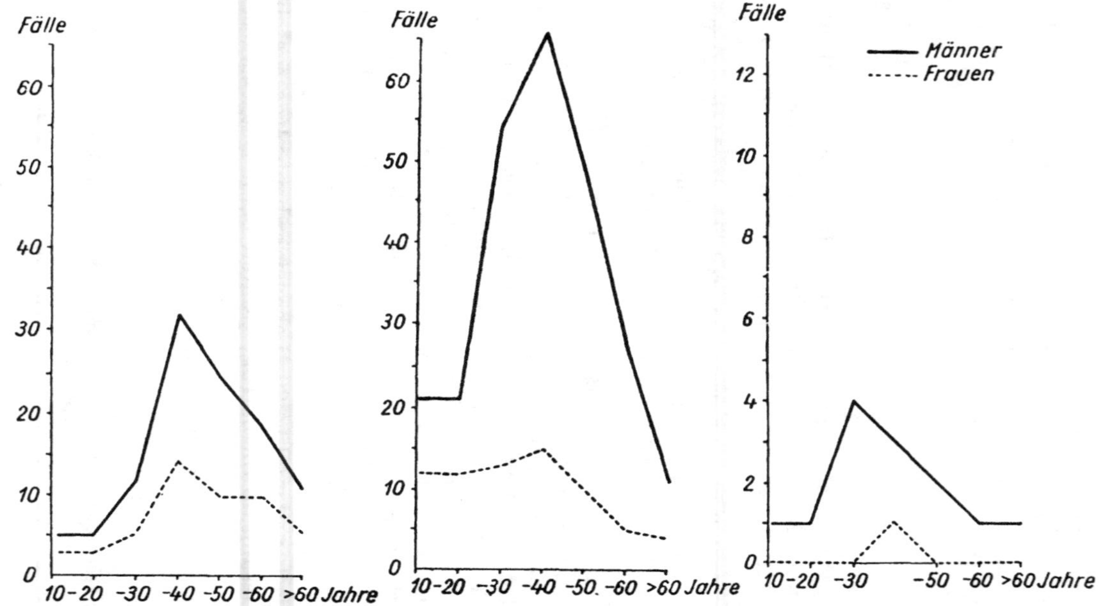

Abb. 1 Die Verteilung des Geschwürkrankenmaterials der I. medizinischen Klinik in Szeged (1946—52) nach dem Lebensalter zur Zeit des ersten Auftretens der Symptome

Nach dem zweiten Weltkrieg trat aber auch in der Verteilung nach dem *Lebensalter* eine Änderung ein. Während früher die Anfangs- und Abschlußperiode des menschlichen Lebens : die Kindheit und das Alter im großen und ganzen von der Geschwürkrankheit verschont war, wurde jetzt die Geschwürkrankheit zur Zeit der Kindheit und des Alters zweifelsohne häufiger. 11 v. H. unserer *Magengeschwür*kranken und 3 v. H. unserer *Duodenalgeschwür*kranken aus Szeged waren zur Zeit des Auftretens der Krankheit älter als 60 Jahre. Die entsprechenden Zahlen ergaben in unserem älteren Material 5, bzw. 0,5 v. H. Über ähnliche Beobachtungen berichteten WESTPHAL, MULSOW (10,5 v. H.), sowie KANTOROWITSCH (19,6 v. H.), RAFSKY—WEINGARTEN (22,2 v. H.) und KIEFER—McKELL (Ulcus duodeni: 51 (!), Ulcus ventriculi : 70 (!) v. H.). Bei den alten Leuten überwiegt das Magengeschwür und seine Lokalisation entfernt sich mit dem Alter immer mehr vom Pylorus (SPANG). Das Geschwür des Alters ist ein *großes* Geschwür! — Ebenso ist aus der Literatur der Kinderheilkunde ersichtlich, daß die Geschwürkrankheit nicht mehr eine Seltenheit ist wie vor Jahrzehnten (INGRAM, MORGAN, BIRD—LIMPER—MAYER). Die Zukunft wird es beweisen, inwiefern diese Befunde — das Zurücktreten der Duodenalgeschwürkrankheit von Jugendlichen hinter der Magengeschwürkrankheit der Älteren — als allgemeine Erscheinungen oder aber als mit dem Kriege eingetretene und verschwindende Veränderungen betrachtet werden können (Verpflegung? Veränderung der Nervensystemtypen?).

Wollten wir das Anwachsen der Anzahl der älteren Geschwürkranken mit dem häufigeren Vorhandensein der Arteriosklerose erklären, müßten wir erwarten, daß wir die älteren Geschwürkranken in großer Anzahl unter unseren Kranken mit Hypertonie oder mit Diabetes finden. Statt dessen können wir gerade das Gegenteil beobachten.

Die Vermehrung der älteren Geschwürkranken ist umso interessanter, als — wie bekannt — die Empfindsamkeit des vegetativen Nervensystems mit dem vorschreitenden Lebensalter abnimmt!

SZEMZŐ nimmt die Störung der kortikoviszeralen Korrelationen durch die Arteriosklerose des Gehirns an.

Auch die trockenen Zahlen beleben sich, wenn wir aus ihnen auf die Entstehung der Krankheit schließen können. Auf Grund dessen, was wir über die Häufigkeit der Geschwürkrankheit und über ihre Änderungen sagten, kann folgendes festgestellt werden :

1. *die Häufigkeit der Geschwürkrankheit nimmt zu.*
2. *In der Entstehung der Geschwürkrankheit spielen Umweltfaktoren eine bedeutende Rolle.*
3. *Die beiden Formen der Geschwürkrankheit sind in gewisser Hinsicht unabhängig voneinander.*

Ätiologie der Geschwürkrankheit

Die Ätiologie der Geschwürkrankheit ist unbekannt, und wie dies zu sein pflegt, maß oder mißt man den verschiedensten Faktoren Bedeutung bei. Von diesen können einzelne wahrscheinlich abgelehnt werden, andere dagegen können in der Tat in einzelnen Fällen die Entstehung oder eher die

Aktivierung der Krankheit fördern. Es kann aber nur selten ein bestimmter Zusammenhang zwischen irgendeinem Faktor und der Entstehung der Geschwürkrankheit festgestellt werden. Dies ist auch keineswegs verwunderlich, wenn wir den Menschen in der Einheit mit seiner Umwelt betrachten und berücksichtigen, wie viele Faktoren sozusagen in jedem Augenblick verändernd auf ihn einwirken. Der menschliche Organismus reagiert sogleich auf alle diese Veränderungen und so folgen im Laufe des Lebens eigentlich in unabsehbarer Reihe Angriff- und Abwehrprozesse. Es ist immer ein vages Unternehmen *einen* Faktor aus der Reihe der vielen anderen herauszugreifen.

Dies vorausschickend zählen wir die Faktoren auf, denen man eine Bedeutung beizulegen pflegt. Der Überblick ist teils dadurch begründet, weil wir durch ihn hinsichtlich der Pathogenese der Krankheit gewisse Schlüße ziehen können, teils dadurch, weil sich — wie wir das im Abschnitt über die Therapie sehen werden — die Anschauungen über die Ätiologie in den verschiedenen »Geschwürkuren« widerspiegeln.

1. *Konstitution und Vererbung.* In den Büchern über die Geschwürkrankheit wird viel über die Konstitutionsfaktoren gesprochen, die eine gewisse Empfänglichkeit gegenüber der Geschwürkrankheit bedingen. Einige denken hierbei an den *allgemeinen* Habitus bestimmter Typen, andere wieder an einen *lokalen* Förderungsfaktor, der durch den Konstitutionstypus des *Magens* zur Geltung kommt. Viele halten den sog. asthenischen Habitus für den Repräsentanten der Geschwürkrankheit. Ihm pflegt man den hypersthenisch-pyknischen Typ der Gallensteinkranken entgegenzusetzen. Diese Ansichten sind jedoch jeder Begründung bar. Heute können wir auf Grund der Pawlowschen Lehren nicht mehr bezweifeln, daß sich in dem, was wir — am Menschen oder am Tiere — Konstitutionstypus nennen, bei weitem nicht ein gegebener, unveränderlicher Charakterzug des Betreffenden darstellt (es ist nicht mit dem »Genotypus« identisch). Die vielen Einflüsse, denen der Mensch in seinem Leben ausgesetzt ist, hinterlassen alle Spuren in seiner Konstitution; und so ist es gegebenenfalls sehr schwer zu entscheiden, was der mitgebrachten Konstitution und was den im Laufe des Lebens erworbenen, die kongenitale Konstitution modifizierenden Zügen zuzuschreiben ist. Wir wissen weiterhin, daß bei der Bestimmung der Konstitution das ausschlaggebende in der Spezifizität der Reaktionen besteht, durch die der Organismus die äußeren Einflüsse beantwortet und daß die Konstitution allein durch anthropometrische Untersuchungen nicht bestimmt werden kann. So können wir uns auch nicht darüber wundern, daß die statistischen Überblicke verschiedene Resultate ergeben. Ich berufe mich nur auf die Zusammenstellung von Roulet und Frutiger, unter deren Geschwürkranken sich 49 v. H. asthenische, 41 v. H. pyknische, 8. v. H. muskuläre und 2 v. H. dysplastische Typen befanden. Andere sahen den für die Geschwürkrankheit förderlichen Umstand hinwieder in bestimmten Typen des *Nervensystems* — aber nicht in denen der höheren Nerventätigkeit. Lichtwitz sprach über die sog. *angiospastische Konstitution* und verstand darunter solche Menschen, die eine allgemeine Veranlagung zu Angiospasmen haben, die »leicht ermüden, unter Furchtgefühlen leben und unglück-

lich sind«. ASK—UPMARK erwähnt den sog. *Cassius-Typus:* stark gespannte, neurolabile Menschen, mit Augen, die an den Basedow erinnern, bei denen zwischen der Leistungsfähigkeit und der Ambition eine Dysharmonie besteht. Für diese Typen des Nervensystems gilt aber dasselbe, was wir weiter oben über die morphologisch charakterisierte Konstitution sagten, und wir müssen FEDOROW wahrscheinlich rechtgeben, der der Meinung ist, daß diese »psychischen« Anomalien eher die Folgen als die Ursachen der Krankheit seien. Es erübrigt sich außerdem zu erwähnen, daß all diese Anomalien oft auch in der Konstitution nichtgeschwürkranker Menschen vorzufinden sind. Eine Untersuchung der Pawlowschen Konstitutionstypen der höheren Nerventätigkeit an Geschwürkranken stößt vorerst noch auf methodologische Schwierigkeiten.

Die Anzahl derer, die in einem bestimmten anatomischen oder physiologischen Typus des Magens und Duodenums den Umstand erblicken, der zur Entstehung des Geschwürs prädisponiert, ist heute bereits im Rückgang. Für einen solchen Umstand hielt man eine Zeit lang die sog. Magenptose, bis es sich herausgestellt hat, daß auch die meisten Erwachsenen einen J-förmigen (»senkrechten«) Magen haben und daß das Geschwür in Mägen von verschiedenster Form oder Position auftreten kann. Andere sahen in der chronischen Gastritis das Zeichen der mitgebrachten Inferiorität, andere wieder bezeichneten die schlechte Blutversorgung der Magenwand für einen Prädisposition schaffenden Faktor. HURST vertrat die Meinung, daß 80 v. H. der Menschen mit einem Magen geboren werden, der den gewöhnlichen Umweltsverhältnissen entsprechen kann, ohne daß er eine Läsion erlitte. 10 v. H. der Menschen wird mit Hypo- oder Achlorhydrie und mit den ihr anhaftenden Krankheiten geboren, 10 v. H. dagegen mit Hyperchlorhydrie, mit kurzem, hochliegendem und waagerechtem Magen, für den eine hyperaktive Peristaltik charakteristisch ist. Diese Leute werden angeblich *Duodenalgeschwürkranke*. Demgegenüber kommt REDWITZ zu dem Ergebnis, daß das *Magengeschwür* sich am häufigsten im langen, hakenförmigen Magen entwickelt. Wir selbst sind der Ansicht, daß die geschilderten Veränderungen ebenfalls nur Folgen und nicht fördernde Faktoren der Geschwürkrankheit sind. Übrigens konnte IVY diese Beobachtungen nicht bestätigen. In der ersten Hälfte dieses Abschnittes haben wir darauf hingewiesen, daß in der Entstehung der Geschwürkrankheit *Umweltfaktoren* eine entscheidende Bedeutung haben.

Während wir also zur Annahme einer besonderen »Geschwürkrankenkonstitution« — wie es scheint — keinen Grund haben, sprechen gewisse Angaben dafür, daß der Vererbung eine Rolle eingeräumt werden kann. Dies überrascht uns keineswegs, da wir bewiesen haben, daß ein gemeinsamer Charakterzug der vegetativen Krankheiten eben darin liegt, daß die Vererbungsfaktoren in ihrer Entstehung eine Rolle spielen. Mehrere (IVY—FLOOD, RIECKER, GOODRICH—GREGORY) haben die Entstehung der Geschwürkrankheit an monozygotischen Zwillingen beschrieben. Diese Zwillinge wurden in mehreren Fällen zur selben Zeit geschwürkrank auch wenn sie voneinander durch eine große geographische Entfernung getrennt waren. Ort und Größe der Geschwüre sind immer die gleichen. Wir kennen auch ein weiteres Charakteristikum der vegetativen Krankheiten, demnach die Krankheit oft in derselben Familie mehrfach auftritt. Schon mehrere Verfasser (DOLL—BACH) haben solche »geschwürkranke Familien« beschrieben. Als wir unsere Patienten in dieser Richtung untersuchten, erhielten wir bei 25,4 v. H. unserer Geschwürkranken Angaben über das Auftreten der Geschwürkrankheit in ihrer Familie. Zugleich konnte in den Familien einer Gruppe von Kranken, die nicht magenkrank waren und derselben Altersgruppe angehörten, nur 7,4 v. H. Geschwürkranke festgestellt werden. EDWARDS—COPEMAN haben bei der Hälfte ihrer Geschwürkranken solche familiäre Anamnese bewiesen. Unsere folgenden Ergebnisse rücken die Familienbeziehungen der vegetativen Krankheiten in ein noch helleres Licht: wir untersuchten, mit welcher Häufigkeit in der Familie unserer Geschwürkranken an *anderen* vegetativen Krankheiten erkrankte Familienmitglieder nachweisbar sind. Zu diesem Zweck wählten wir die vegetativen Krankheiten, die auch von Laien am leichtesten erkennbar sind, wie: Angina pectoris, Asthma, Migräne und Epilepsie. Einen positiven Nachweis fanden wir bei 28,8 v. H. unserer Geschwürkranken, im Gegensatz zu 9,8 v. H. der Kontrollgruppe.

Selbstverständlich ergibt sich in einzelnen Fällen die Frage, ob unsere geschilderten Befunde nicht einfach darin ihre Erklärung finden, daß auf die Mitglieder der einzelnen Familien dieselben schädlichen Umweltfaktoren wirken.

2. *Jahreszeitliche Schwankungen.* Die Periodizität der Geschwürkrankheit ist eine ihrer charakteristischsten Züge. Wir verstehen darunter das Alternieren der aktiven und inaktiven Perioden im Laufe der Krankheit. Gewisse Befunde zeigten schon früher darauf hin, daß die ersten Symptome der Geschwürkrankheit, sowie ihre Reaktivierung während ihres späteren Verlaufes mit Vorliebe in gewissen Jahreszeiten auftritt. Dies bezieht sich auf die Duodenalgeschwürkranken, dagegen sind die jahreszeitlichen Schwankungen an den Magengeschwürkranken kaum bemerkbar. Wenn wir die einschlägigen statistischen Übersichten sorgfältig prüfen — von den ungarischen Autoren veröffentlichten RUSZNYÁK, SZEMZŐ und der *Verfasser* Angaben — so scheint es, daß bei der Mehrheit der Geschwürkranken solche Schwankungen im Zusammenhang mit der Jahreszeit in der Tat bestehen. Bei der überwiegenden Mehrzahl der Fälle berichten die Kranken davon, daß ihre Krankheit am meisten im Spätherbst ihren Anfang nahm und sich gewöhnlich im Frühjahr aktivierte. Der Überblick über ein großes Krankenmaterial zeigt jedoch, daß es in großer Anzahl auch solche Kranke gibt,bei denen die Aktivierung des Geschwürs in anderen Jahreszeiten auftritt, und andere, die überhaupt keine jahreszeitlichen Veränderungen bemerkten. Auf Grund der Summierung des umfangreichen statistischen Materials kann noch am meisten die These ausgesprochen werden, daß sich die Geschwürkranken bei uns im allgemeinen in den Monaten des Spätherbstes und des Vorwinters schlecht fühlen und während des Sommers am häufigsten frei von Beschwerden sind. Dies wird durch die graphische Darstellung LINNs gut veranschaulicht (Abb. 2), die die Verhältnisse der nördlichen und südlichen Hemisphären nebeneinander verzeichnet.

Die Ursache dieser Prädilektion ist bis heute nicht geklärt. Moynihan, Einhorn und andere schrieben sie dem Einfluß der Erkältungen in den Herbst- und Wintermonaten zu, Emery und Monroe konnten dagegen in ihrem großen Krankenmaterial nur bei 13 v.H. der Fälle den Ablauf einer Erkältung während der Zeit feststellen, die der Entstehung oder Aktivierung der Krankheit vorausging. v. Bergmann meinte die Ursache der Aktivierungen im Frühjahr und im Herbst in der Verschiedenheit der Nahrung gefunden zu haben: im Frühjahr in der größeren Konsumption von Gemüse und im Herbst in der von Obst. Auch diese Annahme war nicht zu beweisen. Cohnheim bringt die Schwankungen während der Jahreszeiten mit der zyklischen Tätigkeit der neuroendokrinen Organe in Zusammenhang,

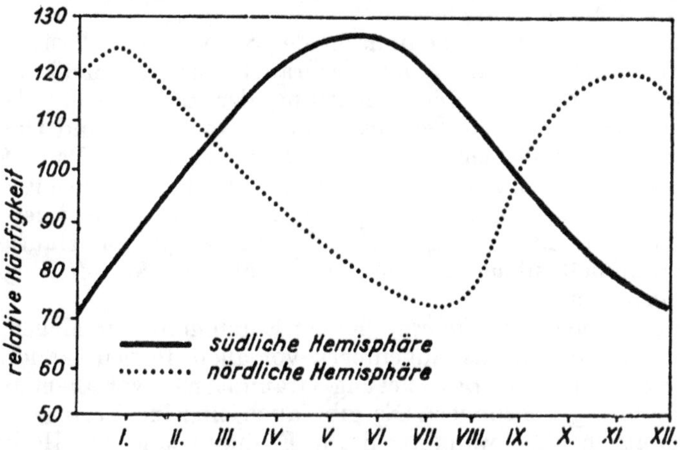

Abb. 2 Die Häufigkeit der Geschwürkrankheit auf der nördlichen und südlichen Hemisphäre in den verschiedenen Monaten des Jahres (nach Linn)

während Gebhardt und Richter der Meinung sind, daß die superaziden Kranken im Sommer eine normale Azidität aufweisen und daß diese Veränderung der Azidität, die dem Tonuswechsel des vegetativen Nervensystems zuzuschreiben wäre, die Ursache der Schwankung sei.

Um die Frage entscheiden zu können, müssen noch weitere Untersuchungen an großem Krankenmaterial durchgeführt werden.

3. *Ernährung.* Bei der Untersuchung der ätiologischen Rolle der Ernährung müssen zwei Fragen erörtert werden: *a)* ob gewisse Mängel in der Ernährung die Entstehung der Geschwürkrankheit begünstigen können, und *b)* ob diätetische Fehler die Aktivierung der Geschwürkrankheit verursachen können. Im ersten Fall handelt es sich um die *kausale* Rolle der Ernährung, im zweiten eher um ein *therapeutisches* Problem.

Ad *a)* Die am häufigsten betonte Ansicht sieht das Hauptübel im erhöhten *Fleisch*verbrauch. Diese Auffassung wird scheinbar durch die Erfahrungen während der Belagerung von Budapest in den Jahren 1944/45 als die Ulkuskranken zumeist beschwerdefrei waren, bestätigt. Aber der Fleischmangel während der Belagerung war nicht der *einzige* variable Faktor, denn beim überwiegenden Teil der Bevölkerung veränderten sich die Lebensverhältnisse so gründlich, daß sozusagen nichts beim alten blieb : die meisten aßen und schliefen unregelmäßig, ihre Ernährung war ungenügend und schlecht, sie froren und rauchten viel usw. Man versuchte die Frage auch solcherweise zu beantworten, daß man den Zusammenhang zwischen der Häufigkeit der Geschwürkrankheit und dem Fleischverbrauch der Bevölkerung untersuchte. So war z.B. in Basel nachweisbar,daß der Fleischverbrauch je Kopf im Jahre 1913 86,8 kg betrug ; dieser Jahresverbrauch fiel 1924 auf 63,7 kg, begann später langsam wieder zu steigen, bis er 1938 77,5 kg erreichte. Der Fleischverbrauch verminderte sich gerade in den Jahren (1912—1922) am stärksten, in denen die Anzahl der Geschwürkranken am stärksten wuchs.

Neuerdings ist man, ebenfalls in der Schweiz, der Ansicht, daß der Fleischverbrauch, aber auch der Verbrauch der aus Mehl zubereiteten Speisen wieder abnimmt. Die Ernährung der Bevölkerung der Schweiz besteht jetzt zum größten Teil aus Gemüse, Kartoffeln und Obst. Gleichzeitig *nahm* die Anzahl der Geschwürkranken wieder *zu*. Da in Gegenden, wie z.B. Nord-Deutschland, wo die Kartoffel die Hauptnahrung der Bevölkerung ist, die Geschwürkrankheit schon immer zu den häufigeren Krankheiten zählte, befaßt man sich mit der Frage, ob die Häufigkeit der Geschwürkrankheit nicht mit dem übermäßigen *Kartoffel*verbrauch in Zusammenhang stehe.

Auf die Rolle der *Vitamine* bei der Entstehung der Magengeschwürkrankheit richtete sich das Augenmerk vor allem in den skandinavischen Ländern, wo ein Teil der Bevölkerung vitaminarme, vor allem an Vitamin B_1 arme Nahrung konsumiert. Es gibt auch einzelne Verfasser, die auch die jahreszeitlichen Schwankungen im Frühjahr und im Herbst darauf zurückführen, daß der Vitamingehalt der Nahrung in den Winter- und Frühjahrsmonaten der geringste ist.

Daß der mangelhaften Ernährung eine gewisse Bedeutung zukommt, geht auch aus den Beobachtungen hervor, nach denen unter den Pfleglingen der Findelhäuser, Altersheime und Irrenanstalten in der Schweiz die Zahl der Geschwürkranken doppelt so groß ist wie bei der Gesamtbevölkerung. Auch die Erfahrungen Hamperls aus der Sowjetunion zeigten, daß in den Hungerjahren nach dem ersten Weltkrieg die Anzahl der Geschwürkranken stark zunahm.

Zusammenfassend müssen wir feststellen : *wir haben keine sicheren Angaben darüber, ob die quantitative oder qualitative Mangelhaftigkeit der Ernährung für die* auf der ganzen Welt *zunehmende Häufigkeit der Geschwürkrankheit eine bedeutende Rolle spielt.*

Ad *b)* Eine andere Frage ist es, ob das Nichteinhalten der vorgeschriebenen Diät im Falle der bereits entwickelten Geschwürkrankheit zum Rezidiv der Krankheit führen kann. Mit dieser Frage werden wir uns im Abschnitt über die Therapie befassen. Hier möchten wir bloß zwei Dinge erwähnen : *a)* auch der Kranke, der seine Diät genauestens einhält, kann in das aktive Stadium der Krankheit gelangen ; andererseits sehen wir nicht selten Kranke, die die Vorschriften völlig außer acht lassen und doch längere Zeit hindurch beschwerdefrei bleiben; *b)* dies bedeutet jedoch keineswegs, daß das Verschreiben einer vernünftigen Diät des Kranken in der inaktiven Phase der Krankheit nicht nützlich wäre. Die Diät ist bloß einer der Faktoren, die für die Entstehung der Krankheit wichtig sind, und es ist selbstverständlich, daß die Aktivierung der Krankheit auch bei genauer Diät eintreten kann, bzw. anderseits die Vernachlässigung der Diät vielleicht nicht zur Reaktivierung führt, wenn sich die Lage vom Standpunkt der übrigen Faktoren verändert.

Viel zu tun haben wir in der Praxis mit den Kranken, die „auf alle Vorschriften pfeifen" und sich dabei wohl befinden. Sie sind die lauteste und scheinbar überzeugendste »Gegenpropaganda« gegen den Arzt. Bestimmt sind nicht alle Kranken charakterfest und hören gerne auf das Sirenenlied der Verlockung. Ähnliche Erfahrungen können wir bei der Behandlung der Zuckerkrankheit, der Gallensteinkrankheit usw. machen, also bei all den Kranken, deren Behandlung auf der diätetischen Einstellung beruht.

4. *Genußmittel.* a) *Nikotin.* Wie bekannt, übt das Nikotin eine erregende Wirkung auf die vegetativen Zentren aus, deren Folge nicht nur die Verengerung der Gefäße, sondern auch die Erregung der Muskulatur und der Drüsen des Magens sein kann, die mit gesteigerter Säureabsonderung verbunden ist. Der Zigarettenverbrauch stieg seit 1915 fast auf der ganzen Welt in großem Maße und dies fällt zweifelsohne mit der Zunahme der Anzahl der Geschwürkranken zusammen. Da am gesteigerten Zigarettenverbrauch auch die Frauen aktiv beteiligt sind, wäre zu erwarten, daß auch die Geschwürkrankheit der Frauen häufiger wird. Doch verhält es sich — wie wir sahen — in dieser Hinsicht so, daß die Zahl der duodenalgeschwürkranken Frauen im großen und ganzen unverändert blieb, jene der an Magengeschwür Leidenden sich dagegen in nicht geringem Maße verminderte. Wenn auch die Zeit noch nicht genügt, um die Frage endgültig zu entscheiden, kann auf Grund der obigen Feststellungen die kausale Rolle des Rauchens nicht für wahrscheinlich angenommen werden.

Die Frage, wie es sich in dieser Beziehung um diejenigen verhält, bei denen sich die Geschwürkrankheit bereits entwickelt hat, werden wir ausführlicher im Abschnitt über die Therapie erörtern.

b) *Alkohol.* Heute schreibt niemand mehr dem Alkohol eine *kausale* Rolle zu. Wir kennen umfangreiche Untersuchungen — darunter auch gastroskopische (GRAY) — die beweisen, daß die Magenbeschwerden der chronischen Alkoholisten auf eine chronische Gastritis zurückzuführen sind und daß die Anzahl der Geschwürkranken unter ihnen nicht im geringsten größer ist, als unter den Nicht-Alkoholikern. Diese Feststellung betrifft nicht den angenommenen präulzerösen Charakter der Gastritis, die im zweiten Stadium der Geschwürkrankheit entsteht. Über die therapeutischen Beziehungen der Alkoholfrage siehe den entsprechenden Abschnitt!

c) *Koffein.* Wenn man auch dem Koffein heute keine *kausale* Rolle mehr beilegt, bildete sich über seinen Anteil an einer Aktivierung der Geschwürkrankheit noch keine endgültige Ansicht aus. Der Kaffee verdankt seinen üblen Ruf zwei Umständen: einerseits dem, daß er zu starker

Sekretion der Magensäure reizt, und mit dem Essen aufgenommen auch die durch das Essen ausgelöste Hypersekretion prolongiert; andererseits dem, daß sich einige Geschwürkranke nach der Konsumierung von Kaffee oder Tee über Sodbrennen oder Magenschmerzen beklagen. Demgegenüber steht selbstverständlich die große Anzahl der Geschwürkranken, die ungestraft Kaffee trinken können. Auch hier ist zweifellos das Mitwirken oder Fehlen sonstiger schädlicher Faktoren ausschlaggebend! Über diese Frage siehe noch den Abschnitt über die Therapie!

5. *Emotionelle Faktoren:* Nach einer alten Beobachtung kann der Geschwürkranke zur Zeit größerer Erregungen unter schwerer Verantwortung, bzw. unter Sorgen usw. aus dem symptomenfreien Stadium in das aktive Stadium der Krankheit geraten. In dem Maße, wie die Bedeutung des Zentralnervensystems in den Vordergrund der Pathogenese der Geschwürkrankheit trat, wandte sich auch die Aufmerksamkeit der Forscher und Kliniker dem Zusammenhang zwischen Emotionen und Geschwürkrankheit: der Untersuchung über die Rolle der kortikalen Mechanismen zu.

Die Wirkung der Emotionen auf den Magen ist entsprechend geklärt. Kommt der Mensch oder das Tier entweder in eine einmalige große, oder in anhaltende kleine Erregungen, verändert sich sowohl die sekretorische, als auch die motorische Tätigkeit des Magens. Die Veränderung wird durch Hyperaktivität charakterisiert: also eine gesteigerte Säureabsonderung und gesteigerte Motilität. In einigen Fällen wurde aber das Gegenteil: eine verringerte oder spät beginnende Sekretion und eine Atonie das Magens beobachtet. Durch die mit MAGYAR durchgeführten Untersuchungen bewiesen wir, daß die experimentellen Atophangeschwüre des Hundes bei erregten und am Schlafen verhinderten Tieren viel schwerer, an narkotisierten Tieren dagegen viel schwächer sind, als die der Kontrolltiere.

Was die Wirkung der Emotionen auf die Entstehung oder Aktivierung der Geschwürkrankheit betrifft, teilen wir an dieser Stelle zwei Angaben mit: *a)* die Erfahrungen aus den Jahren des zweiten Weltkrieges, die bewiesen, daß die Anzahl der Geschwürkranken sowohl bei den kämpfenden Soldaten der Kriegsschauplätze, als auch im Kreise der Zivilbevölkerung der belagerten oder bombardierten Städte erheblich zunahm. Parallel damit nahm auch die Anzahl der schweren Blutungen und der Perforationen zu. Solche Beobachtungen wurden auch im Kreise der Bevölkerung von Leningrad, London und der einzelnen deutschen Städte gemacht; *b)* bei der Bearbeitung des Geschwürkrankenmaterials der Korányi-Klinik richtete sich unsere Aufmerksamkeit auch darauf, was für eine Rolle Erregungen und ungünstige seelische Einwirkungen auf den Verlauf der Krankheit haben. Wir teilten unsere Kranken in 3 Gruppen:

Zur ersten Krankengruppe wurden diejenigen gezählt, die sich dahingehend äußerten, daß sie in ständiger Erregung leben, zur zweiten Gruppe diejenigen, die zeitweise starken Erregungen ausgesetzt waren, während in die dritte Gruppe diejenigen eingereiht wurden, die ein ruhiges Leben führten. Unsere Zusammentellung bezog sich auf das Duodenalgeschwür. Die folgende Übersicht zeigt die Resultate.

TABELLE VII

	Duodenalgeschwür	
	Männer	Frauen
Ständige Erregung	40,4 v. H.	37,5 v. H.
Zeitweise Erregungen	50,9 v. H.	56,3 v. H.
Ruhiges Leben	8,7 v. H.	6,2 v. H.

Nach ähnlichen Gesichtspunkten stellten wir auch die Angaben derjenigen Kranken zusammen, die operiert wurden und somit die *schwereren* Fälle repräsentierten. Das Ergebnis :

TABELLE VIII

	Duodenalgeschwür	
	Männer	Frauen
Ständige Erregung	68,5 v. H.	53,3 v. H.
Zeitweise Erregungen	30,1 v. H.	43,9 v. H.
Ruhiges Leben	1,4 v. H.	2,8 v. H.

Es läßt sich klar erkennen, daß bei den operierten Fällen eine Verschiebung zugunsten der ersten Untergruppe erfolgt.

Im Verhalten der Magen- bzw. Duodenalgeschwürkranken beobachteten wir einen interessanten Unterschied. Siehe folgende Tabelle :

TABELLE IX

	Magengeschwür	
	Männer	Frauen
Ständige Erregung	38,0 v. H.	36,4 v. H.
Zeitweise Erregungen	45,0 v. H.	40,9 v. H.
Ruhiges Leben	17,0 v. H.	22,7 v. H.

Also ist die Beziehung im Falle des Magengeschwürs von kleinerem Maße, als bei den Duodenalgeschwürkranken.

Auch hier stellten wir die operierten *Magen*geschwüre gesondert zusammen :

TABELLE X

	Magengeschwür	
	Männer	Frauen
Ständige Erregung	42,2 v. H.	38,5 v. H.
Zeitweise Erregungen	44,4 v. H.	38,5 v. H.
Ruhiges Leben	13,4 v. H.	23,0 v. H.

Es scheint also, daß *die emotionellen Wirkungen auf den Krankheitsverlauf der Magengeschwürkranken einen kleineren Einfluß ausüben als auf die Duodenalgeschwürkranken*. Auch dieser Umstand spricht für eine gewisse Sonderstellung der beiden Manifestationsformen der Geschwürkrankheit.

Im Zusammenhang mit der ätiologischen Rolle der Emotionen taucht folgende Frage auf: Warum wird unter der Last intensiver Emotionen nicht ein jeder Mensch geschwürkrank? Die Antwort ist eine zweifache: 1. weil auch konstitutionell-vererbliche Faktoren einen Einfluß ausüben, und 2. weil wahrscheinlich nicht die psychische Einwirkung das Ausschlaggebende ist, sondern *die Weise, in der das Individuum darauf reagiert*. („Intrinsic" und „extrinsic" Faktoren).

Das Gesagte über die Ätiologie der Geschwürkrankheit zusammenfassend, können wir feststellen, daß *die Geschwürkrankheit keine einheitliche Ätiologie hat*. Wir kennen mehrere Faktoren, die in der Entstehung der Geschwürkrankheit vielleicht und in der Aktivierung der Krankheit höchstwahrscheinlich eine Rolle spielen, aber keiner kann als ausschließlicher oder auch nur entscheidender Faktor angesehen werden. Die schädliche Wirkung der *emotionellen Faktoren* und der *groben diätetischen Fehler* scheint am meisten begründet zu sein.

LITERATUR

Ask—Upmark, Acta chir. scand. 82, 336, 1939.
Bergmann—Katsch, Handbuch der normalen und pathologischen Physiologie III, 1159, 1927.
Bird—Limper—Mayer, Ann. Surg. 114, 526, 1941.
Cohnheim, Arch. f. Verdauungskr. 27, 241, 1921.
Craig, Brit. med. J. 1948, II, 330.
Craig, Med. Press. 219, No 5688, 1948.
Doll—Bach, Ann. Eugenico, 15, 135, 1950.
Edwards—Copeman, Brit. m. J. 1943, II. 640.
Einhorn, Am. J. M. Sc. 179, 259, 1930.
Emery—Monroe, Arch. int. med. 55, 271, 1935.
Eschbach, in »Die Röntgenbeurteilung der Ulkuskrankenheit«, Verlag Thieme, Leipzig 1949.
Eusterman—Balfour, The Stomach and Duodenum, Philadelphia 1936.
Gebhardt—Richter, Münch. med. Wschr. 1934, 563.
Glatzel, Erg. inn. Med. 65, 504, 1945.
Goldstein, J. Internat. coll. surg. 2, 379, 408, 1939.
Goodrich—Gregory, J. A. M. A. 143, 844, 1950.
Gray, Gastroenterology, 1, 221, 1943.
(Gubergriz) Губергриц, Терапевтический Архив 1949, 6,3.
Hamperl, Erg. d. Pathol. 26, 353, 1932.
Hansen, Ugesk. f. laeger 99, 1145, 1937.
Henning und Czerwensky: Dtsch. med. Wschr. 70 (1944): 439.
Hetényi—Magyar, Orvosok Lapja, 1946. (ung.)
Hetényi, Orv. Hetilap, 1938. 23. (ung.)
Hurst, Brit. med. J. 1933, II. 89.
Ingram, M. J. Roentg. Rad. Ther. 64, 765, 1950.
Ivy—Flood, Gastroenterology 14, 375, 1950.
Ivy, Peptic ulcer, Philadelphia 1950.
Kalk, in „Das Magen- und Zwölffingerdarmgeschwür im Kriege", Verlag Thieme, Leipzig 1945.
Kalk, s. Kretchmar, Gastroenterologia 70, 225, 1945.

(KANTOROWITSCH) Канторович, Советская Медицина, 1949, 12, 12.
KNUTSEN—SELVAAG, Acta med. scand. (Suppl.), 196, 341, 1947.
KOSSINSKY, angeführt bei Glatzel.
LINN, M. J. Australia 1946, II. 649.
MADELUNG, Z. kl. Med. 136, 727, 1939.
MORGAN, Am. J. Med. Sc. 222, 580, 1951.
MOYNIHAN, Practitioner 129, 4, 1932.
MULSOW, Am. J. dig. dis. 1949, 16, 383.
(PISKANOWA) Писканова, Гигиена и санатория 1951, 11, 25.
PORTIS, Diseases of the Digestive System, Philadelphia 1946.
REDWITZ—FUSS, Die Pathogenese des peptischen Geschwürs. Stuttgart 1928.
REINHARD, D. Z. Chir. 149, 145, 1919.
RIECKER, Ann. inn. med. 24, 878, 1946.
ROULET—FRUTIGER, Schw. med. Wschr. 1943, 57.
RUSZNYÁK, Wien. Arch. inn. Med. III. 379, 1922.
SPANG, Das Altersulcus des Magens. Stuttgart 1948.
SZEMZŐ, Therápia 1927, 7. (ung.)
SZEMZŐ, Der IV. S. Korányi-Kongreß, Budapest 1953. (ung.)
WESTPHAL, Z. kl. Med. 145, 240, 1949.

ZWEITER ABSCHNITT

ÜBER DIE EXPERIMENTELLEN GESCHWÜRE DES MAGENS UND DES DUODENUMS

In den letzten 15 Jahren wurden in mehreren zusammenfassenden Referaten die experimentellen Geschwüre erörtert, so zuletzt aus der Feder von VARRÓ, BACHRACH und KOVÁCS. Studieren wir irgendeines von diesen, so springen uns sofort einige wichtige Tatsachen ins Auge :

1. das akute und chronische Geschwür des Magens oder des Duodenums, konnte in vielen Tierarten erzeugt werden : an Ratten, Meerschweinchen, Kaninchen, Katzen, Hunden und Affen. Die von den verschiedenen Forschern erzielten Erfolge lassen sich außerordentlich schwer bewerten und vergleichen, teils darum weil sie unterschiedliche Methoden gebrauchten, teils weil sie dasselbe Verfahren an verschiedenartigen Tieren anwandten. Die anatomische Struktur, Ernährung und die funktionelle Tätigkeit sowie das Reagieren auf die verschiedenen Eingriffe kann jedoch bei den einzelnen Tierarten sehr abweichend sein.

2. Die Anzahl der Verfahren, mit denen man ein Geschwür hervorrufen konnte, ist außerordentlich groß.

3. Es ist eine alte Beobachtung, daß die Schleimhaut des Magens und des Duodenums eine außerordentlich große regenerative Fähigkeit hat, mit deren Hilfe chronische Geschwürsprozesse sehr rasch heilen. Die Forscher stießen auf große Hindernisse, so oft sie chronische Geschwüre hervorrufen wollten ; dies bezieht sich auf alle untersuchte Tierarten.

4. Die Ergebnisse, die die verschiedenen Forscher mit im wesentlichen gleichen Methoden erreicht haben, weichen oft beträchtlich voneinander ab. Die ungeheuer große Literatur »vernichtet sich selbst«.

5. Eine gewisse Verwirrung entstand dadurch, daß man im allgemeinen nicht die beiden Typen der Geschwürsentstehung in der Schleimhaut des Magens oder des Duodenums voneinander unterschied : *a)* den Typus mit entzündlicher Reaktion als Folge einer primären Nekrose und *b)* die primäre entzündliche Läsion mit sekundärer Nekrose.

6. In zahlreichen Versuchsserien fehlen die entsprechenden Kontrolluntersuchungen, und es fehlt auch die entsprechende mikroskopische Untersuchung der hervorgerufenen Läsionen.

7. Bei einem Teil der Verfahren erschien es auch als wahrscheinlich, daß die Resultate nicht nur durch einen, sondern durch mehrere Faktoren bedingt waren.

Zwischen der menschlichen Geschwürkrankheit und den an Tieren hervorgerufenen experimentellen Geschwüren besteht ein grundlegender

Unterschied. Dieser besteht darin, daß die Geschwürbildung bei der menschlichen Geschwürkrankheit nur eine zyklisch zurückkehrende Erscheinung ist, dagegen *bei den Tieren nur Geschwüre hervorgerufen werden können, nicht aber die Geschwürkrankheit selbst.* Es fehlt also die latente Kraft, die in der menschlichen Geschwürkrankheit mehr oder minder ständig wirkt und zeitweise die Aktivierung des Geschwürs verursacht. Und tatsächlich: die bei Tieren hervorgerufenen experimentellen Geschwüre heilen sofort und endgültig, wenn der schädliche experimentelle Faktor, der das Geschwür verursacht, ausgeschaltet wird. In diesem Sinne kann also gesagt werden, daß die experimentellen Geschwüre nicht sosehr auf die Entstehung der Geschwürkrankheit ein Licht werfen als eher auf die sog. auslösenden Faktoren, die im Laufe der menschlichen Geschwürkrankheit zweifellos einen großen Anteil an der »Unheilbarkeit« der Krankheit haben. Wie die vegetativen Krankheiten im allgemeinen, so ist auch die Geschwür*krankheit*, wenn sie spontan überhaupt vorkommt, bei Tieren sehr selten und kann auch nicht auf experimentellem Wege hervorgerufen werden.

Wenn wir also die Geschwürkrankheit bei Tieren auch nicht hervorrufen können, ist das Studium der auf verschiedenem Wege hervorgerufenen Magen- und Duodenalgeschwüre doch nicht nutzlos. Wie bereits erwähnt, kann aus den Experimenten gewissermaßen auf die aktivierenden Faktoren der Geschwürkrankheit geschlossen werden, woraus sich hinwieder zahlreiche nützliche Folgerungen z. B. für die Behandlung der Geschwürkrankheit ergaben. Außerdem können wir durch das Studium des Wirkungsmechanismus der einzelnen experimentellen Verfahren — manchmal per analogiam — auch auf die Entstehung des Geschwürs schließen.

Um die Erörterung der außerordentlich zahlreichen experimentellen Geschwüre einigermaßen übersichtlich zu gestalten, ist es notwendig, sie nach bestimmten Gesichtspunkten zu klassifizieren. Wir wollen hierbei dermaßen vorgehen, daß wir zuerst die auf den Magen *unmittelbar* einwirkenden Verfahren darlegen und dann diejenigen, die auf den Magen *mittelbar*, durch das Nervensystem, zu wirken trachten.

A*) Direkt auf den Magen wirkende Verfahren.*

Diese teilen wir im großen in drei Untergruppen: 1. ein Teil der Verfahren trachtet auf irgendeine Weise die Azidität des Mageninhaltes zu steigern; 2. der andere Teil der Verfahren wirkt durch die Verminderung der *Motilität* des Magens, so daß der azide Mageninhalt länger im Magen verweilt; 3. verschiedene Verfahren versuchen die *Widerstandsfähigkeit* der Magenschleimhaut zu vermindern.

Diese Trennung ist natürlich nicht besonders scharf, und bei einigen Methoden liegt die Kombination mehrerer Faktoren vor.

Ad 1. Zur Steigerung der Azidität des Mageninhaltes wurden mehrere Verfahren ausgearbeitet:

a) *Scheinernährung.* Mit diesem Verfahren, das zum ersten Mal im Jahre 1899 von Panow ausgeführt wurde, kann man erreichen, daß reiner Magensaft mit der Magenschleimhaut — täglich öfters — in direkte Berührung kommt, ohne mit der Nahrung und dem Speichel vermischt zu werden. Panow beschrieb die Entstehung von perforierenden Geschwüren. SILBERMANN untersuchte 1927 an 18 Hunden 14—49 Tage lang die Wirkung der Scheinernährung, bei täglich dreimaliger Scheinfütterung, und bestätigte im großen die Angaben PANOWS. Später untersuchten noch viele die Frage mit den verschiedensten Ergebnissen. Bei den unter strengsten Bedingungen durchgeführten Experimenten (MATTHEWS—DRAGSTEDT, SCHMIDT—FOGELSON) war das Resultat auch dann negativ, wenn außer der Scheinfütterung noch täglich zweimal 300 cm³ 0,36prozentige Salzsäure in den Magen der Hunde eingeführt wurde.

b) *Das Einführen von Säure in den Magen.* Diesen Weg schlugen zahlreiche Forscher ein. So gaben MANN und BOLLMAN den Hunden durch die Magenfistel vier Wochen lang 0,4prozentige Salzsäure. Sie verabreichten die Salzsäure täglich acht Stunden lang und beschrieben die Entstehung von subakuten oder chronischen Magengeschwüren. Andere erhielten entgegengesetzte Ergebnisse. IVY und Mitarbeiter wiesen auf den gemeinsamen Fehler dieser Versuche hin: es wurde nämlich nicht in Betracht gezogen, daß im Laufe des Versuches eine schwere *Azidose* entsteht, die sich im Falle einer endogenen Hypersekretion nie entwickelt. Darum gingen IVY und seine Mitarbeiter so vor, daß sie zuerst die Versuche MANNS und BOLLMANS wiederholten und ihre Ergebnisse bestätigten. Sodann infundierten sie durch die gastrostomische Öffnung 2—4 Tage lang ohne Pause n/10 Salzsäure in den Magen der Hunde und zwar so, daß sie stündlich 8—10 ml/kg je nach Körpergewicht einlaufen ließen. Dadurch entwickelten sich tatsächlich Duodenalgeschwüre, der pH-Wert des Blutes verminderte sich aber auf 6,9. Die Versuche wurden dann derweise wiederholt, daß man intravenös oder durch die ileostomische Öffnung so viel Natrium hydrocarbonicum einspritzte, das zur Aufrechterhaltung des normalen pH-Wertes nötig war. Diese Tiere blieben unversehrt, auch wenn man die Versuche 10 Tage lang fortsetzte und der Salzsäurelösung 0,2prozentiges Pepsin beimengte. Wurde aber die Konzentration der Säure noch mehr erhöht, so erschienen Geschwüre. Diese gesteigerte Säurenmenge entsprach im großen und ganzen der Menge, die abgesondert wird, wenn wir die Hunde 5—10 Tage lang, ständig, Tag und Nacht dem Einfluß von Histamin aussetzen.

Alle diese Untersuchungen weisen klar darauf hin, daß *die Säurefestigkeit der Schleimhaut des Duodenums sehr beträchtlich ist.* Nicht einmal die 10 Tage lang anhaltende Einwirkung einer täglichen Menge von 1800—2400 ml n/10 Salzsäure kann Geschwüre hervorrufen, *wenn wir die Entstehung der allgemeinen Azidose verhindern.* Auffallend ist es, daß selbst dann, wenn wir mit dem Überschreiten dieser Menge auch Geschwüre hervorrufen können, diese sich *nur an umschriebenen Stellen der Schleimhaut und nicht an der ganzen Schleimhaut* entwickeln!

c) *Histamininjektionen.* Das Histamin ist das mächtigste der gegenwärtig bekannten Reizmittel der Magensaftabsonderung. Durch die Injektion von Histamin kann die maximale sekretorische Reaktion des Magens ausgelöst werden. Darum ist es verständlich, daß zahlreiche Versuche auf diesem Wege Geschwüre hervorzurufen trachteten. Zu diesem Zweck wurden verschiedene Tierarten benutzt: Ratten, Meerschweinchen, Katzen und Hunde. Keine Geschwüre können hervorgerufen werden, wie wir uns mit KALAPOS bei unseren Untersuchungen an Hunden davon auch selbst überzeugen konnten. Durch Histamin kann ein ausgeprägtes Ödem, auch eine blutige Entzündung der Schleimhaut hervorgerufen werden, die manchmal auch zur Entstehung akuter Erosionen führt, doch bilden sich keine ausgesprochenen Geschwüre.

Dies änderte sich, als CODE und VARCO 1940 beschrieben, daß die Suspension des Histamins in Bienenwachs eine *anhaltende* Absonderung stark säurehaltigen Magensaftes zur Folge hat. Wurde diese Suspension täglich implantiert, so entstanden bei mehr als der Hälfte der Tiere ausgesprochene Geschwüre: im Duodenum und — seltener — im Magen. Auch beim Menschen konnte die Entstehung des Duodenalgeschwüres im Laufe einer Histaminbehandlung beobachtet werden.

CODE und der Großteil der Forscher bezweifelt nicht, daß die Wirkung des Histamins durch die Ätzwirkung der in maximalem Ausmaß erzeugten Magensäure zur Geltung kommt. Ziehen wir die Angaben von CODE und VARCO in Betracht, aus denen hervorgeht, daß sie aus dem HEIDENHAINschen Magen in 24 Stunden 675 ml Magensaft sammeln konnten, wogegen sie bei Tieren, die *nur* Bienenwachs bekamen, insgesamt bloß 15 ml erhielten, so wird man es auch nicht bezweifeln, daß es ihnen gelang mit ihrem Verfahren die Säuretoloranz der duodenalen Schleimhaut wirklich zu übertreffen. Es mehren sich aber die Stimmen, die der Meinung sind, daß bei der Entstehung des Histamingeschwürs nicht nur die gesteigerte Absonderung von *Säure*, sondern auch die toxische Wirkung (prolongierte Stasis), die das Histamin auf die Blutgefäße der Schleimhaut ausübt, eine Rolle spielt: infolge des verminderten Blutkreislaufs wird die Schleimhaut hypoxisch und exulzeriert unter dem Einfluß der in erhöhter Menge erzeugten Säure.

Die geschwürbildende Wirkung des Histamins ist weder durch Atropin, noch durch Vagotomie oder durch Arterienunterbindungen zu verhindern.

Interessante Resultate ergaben die Untersuchungen über die Wirkung der Antihistamine auf die Entstehung des Histamingeschwürs. Der Großteil der Forscher stimmt damit überein, daß man mit *Antihistaminen* die durch Histamin verursachte Magensekretion *nicht* verhindern kann. Dagegen können die übrigen Wirkungen des Histamins, so auch seine angiotoxische Wirkung, völlig ausgeschaltet werden. Diese Tatsache wurde durch PASTEUR—VALLERY—RADOT und Mitarbeiter in den folgenden Versuchen verwertet: sie injizierten intravenös den Meerschweinchen unter dem Schutz von Antihistaminen das 1500fache der tödlichen Dosis und beobachteten bei 100 v. H. der Tiere die Entstehung von Erosionen bzw. von Geschwüren, von denen mehrere auch perforierten. Nach der Beschreibung der untersuchenden Forscher sind die entstandenen Geschwüre den menschlichen Magengeschwüren sehr ähnlich. Injizierte man dieselbe letale Dosis *ohne* Antihistamine, so kamen zwar die Tiere um, wobei aber im Magen keine Geschwüre entstanden.

Diese Versuche scheinen also zu beweisen, daß *in der Entstehung des Histamingeschwürs nicht die Gefäßwirkung, sondern die Säurewirkung ausschlaggebend ist.*

Das über das Histamingeschwür Gesagte zusammenfassend, müssen wir es also für das Wahrscheinlichste halten, daß in seiner Entstehung beide Wirkungen des Histamins zur Geltung kommen bzw. sich kombinieren: vor allem das Auslösen der exzessiven Magensäurebildung, zweitens die angiotoxische Wirkung auf die Gefäße der Magenschleimhaut.

d) *Injektion von cholinergischen Mitteln.* Auf die Wirkung des Azetylcholins (täglich 50—600 mg intravenös am Hund) kann eine allgemeine Hyperämie des Magendarmkanals beobachtet werden, stellenweise mit Blutungen der Magenschleimhaut und mit Erosionen (Hall—Eppinger—Banting, Horswell). Dasselbe Ergebnis erzielten auch Necheles und Masur, die durch ständige Infusion tagelang Azetylcholin verabreichten. Dasselbe sahen wir an unseren Hunden (Hetényi—Kalapos) auch dann, wenn wir Azetylcholin täglich zweimal intramuskulär injizierten. Wener und seine Mitarbeiter konnten bei ¼ der Fälle mit dem radikaleren Mecholyl Geschwüre erzeugen. Das in Bienenwachs suspendierte Mecholyl führte noch häufiger zu diesem Ergebnis. Die entstandenen Läsionen waren aber akut und multiplex. Die nach den Injektionen fast immer auftretende blutige Diarrhöe und das auffallend blutige Äußere der Schleimhaut sprechen stark dafür, daß in der Entstehung der Mecholylgeschwüre das Mittel eher mit seiner *angiotoxischen*, als mit der die Säurensekretion fördernden Wirkung zur Geltung kommt.

e) *Die Verhinderung der Neutralisierung der Magensäure.* Es ist bisher nicht geklärt, was für eine Rolle die aus dem Duodenum regurgitierende Flüssigkeit in der Neutralisierung der Hypersekretion von Salzsäure hat. Diese Flüssigkeit ist — wie bekannt — im Verhältnis zum Magensaft stark alkalisch. Die Ursache davon liegt vor allem in der Alkalinität des Pankreassaftes, und zweitens in der ebenfalls alkalischen—wenngleich in kleineren Mengen abgesonderten — Galle. Es ist daher denkbar, daß sich die Azidität des Mageninhaltes steigert, wenn die Neutralisierung der Magensäure vom Duodenum aus mangelhaft ist oder überhaupt wegbleibt und tatsächlich: bei unseren Untersuchungen mit Vándorfy fanden wir, daß bei den Geschwürkranken die duodenale Regurgitation meistens fehlt oder von sehr geringem Grade ist.

Auf Grund dieser Konzeption wurden mehrere Methoden ausgearbeitet um experimentelle Geschwüre hervorzurufen. Diese sind: die *Gallenabführung*, die *Abführung des Bauchspeicheldrüsensaftes* und die Methoden der *kombinierten Abführung.*

Kölliker und Müller beobachteten schon im Jahre 1856, daß nach dem Anlegen einer Gallenblasenfistel am Hunde in einzelnen Fällen chronische Duodenalgeschwüre entstehen. Später untersuchten viele die Frage, was für eine Wirkung auf Magen und Duodenum ausgeübt wird, wenn wir die Regurgitation der Galle verhindern. Hierbei wurden zwei Methoden verfolgt: die Unterbindung des Ductus choledochus und die Bildung einer äußeren bzw. inneren Gallenfistel.

Von den Untersuchungen, die sich auf den *Verschluß des Choledochus* beziehen sind die Versuche von Bollman und Mann die bedeutendsten. Es wurde an 87 Hunden die zweifache Unterbindung und Durchtrennung des Ductus choledochus vollführt. An den meisten Tieren wurde auch noch eine Cholezystektomie durchgeführt und in einzelnen Fällen auch ein Teil der Leber entfernt. Die Dauer der Beobachtung betrug 5–295 Tage. 64 Hunde blieben am Leben und bei allen waren im Duodenum – mit Ausnahme von 8 – Geschwüre nachweisbar. Als sie bei einer Serie ihrer Tiere diese täglich dreimal mit Blasengalle fütterten, stellte sich heraus, daß dies die Entstehung der Geschwüre nicht verhindern konnte ; das weist wieder darauf hin, daß die Ursache der Entstehung von Läsionen nicht das Fehlen der Galle im Darm ist, sondern etwas anderes : wahrscheinlich der Ikterus, bzw. die in allen Fällen nachweisbare Hepatitis. Nach den zusammenfassenden Angaben von IVY führt der Verschluß der gemeinsamen Gallenleitung an Hunden bei 57 v. H. der Tiere zur Geschwürbildung.

Nach der Bildung von äußeren bzw. inneren *Gallenfisteln* entstehen bei 25, bzw. 36 v. H. der Tiere – meist duodenale – Geschwüre. Dies wurde am häufigsten durch die Anwendung von Cholezystojejunostomie hervorgerufen. Um die Infizierung des Darmes zu verhindern, führte KAPSINOW die Mündung der Gallenblase in das rechte Nierenbecken und dann band er die gemeinsame Gallenleitung ab. Es entstanden bei 40 v. H. der Hunde Duodenalgeschwüre in der Nachbarschaft der Vaterschen Papille. Diese Ergebnisse erscheinen aber infolge der Versuche SCOTTS in einem anderen Licht ; er operierte auf solche Weise 4 Hunde und konnte sie 16 Monate bis $3^1/_2$ Jahre am Leben erhalten, indem er ihnen parenteral in Fett lösbare Vitamine gab. Bei keinem dieser Tiere bildeten sich Geschwüre. Die Geschwürbildung der Tiere mit Gallenfistel konnte auch durch Verabreichung von Gallensäuren, Alkalien, Magenschleim, A- und D-Vitaminen verhindert werden. Also ebenso wie im Falle der Geschwüre, die sich nach der Unterbindung der Gallenleitung entwickeln, scheint es auch hier, daß nicht so sehr der Verlust der Pufferfähigkeit der Galle und der geringe Alkaliverlust, sondern eine infolge *der Gallenausschaltung entstehende Ernährungsstörung die Ursache ist, die die Abwehrfähigkeit der Schleimhaut des Duodenums herabsetzt.*

Ähnlich wie bei der Ausschaltung der Galle wandte man bei der Ablenkung der *Bauchspeicheldrüsensekretion* aus dem Darm ebenfalls zwei Methoden an : die Unterbindung der Ausführungsgänge des Pankreas (oder die Pankreatektomie), und das Anlegen einer inneren oder äußeren Bauchspeicheldrüsenfistel. Durch die erste Methode konnte man bei 7 v. H. der Tiere Duodenalgeschwüre hervorrufen, während die Fistelmethode nur von wenigen angewandt wurde, weshalb die Resultate zur statistischen Bearbeitung nicht geeignet sind. Es steht außer Zweifel, daß die Ausschaltung des Pankreassaftes den säurenneutralisierenden Mechanismus in höherem Maße beschädigt, als die Ausschaltung der Galle. Es spricht aber vieles dafür, daß die Ausschaltung des Pankreassaftes nicht – oder wenigstens nicht hauptsächlich – auf diesem Wege wirkt, obzwar die mäßige Erhöhung der Azidität des Magen- und Duodenuminhaltes regelmäßig nachweisbar ist. Es ist anzunehmen, daß die Ursache in der Verminderung der Abwehrfähigkeit der Magen- und Duodenalschleimhaut liegt.

Die kombinierte Ablenkung der Galle und des Bauchspeicheldrüsensaftes wurde durch MANN und WILLIAMSON am eingehendsten studiert

(1923). Dies erreichten sie durch chirurgischen Eingriff. Ihre Operation ist als die MANN—WILLIAMSONsche Operation bekannt, obzwar sich schon vor ihnen mehrere mit einer ähnlichen Idee versuchten. Ihre Operation besteht aus einer Gastrojejunostomie, zugleich lassen sie aber das Duodenum in das letzte 15 cm lange Stück des Ileums einmünden. Mit dieser „inneren" duodenalen Drainage wird der alkalische Saft der Bauchspeicheldrüse und der Galle von der Stelle der Anastomose abgelenkt. Bei den solcherweise operierten Hunden bilden sich fast ausnahmslos im Jejunum an der Stelle der Anastomose Geschwüre. Die Entwicklungsdauer des Geschwürs liegt zwischen 10 Tagen und 3 Monaten. Das Gewicht der Tiere nimmt zwar beträchtlich ab, die physische Kondition scheint jedoch nicht der entscheidende Faktor zu sein, ebensowenig kann das operative Trauma und die Verschlechterung der Blutversorgung die Ursache sein. Das Geschwür heilt, wenn wir es vor der Einwirkung des Magensaftes schützen können. Die Vagotomie schützt nicht gegen die Ausbildung des Geschwürs (DRAGSTEDT). Es ist sicher, daß die entscheidende Rolle der Ätzwirkung des nicht neutralisierten Magensaftes und der gesteigerten Empfindlichkeit der Jejunalschleimhaut, bzw. ihrer erhöhten Neigung zur Geschwürbildung zufällt. *Das* MANN—WILLIAMSON*sche Geschwür ist das Abbild des postoperativen Jejunalgeschwürs beim Menschen.*

Ad 2. Daß nach dem *experimentellen Verschluß des Pylorus* Magengeschwüre entstehen, beschrieb zuerst TALMA im Jahre 1890. Seine Methode bestand darin, daß er — an Kaninchen und Hunden — das Duodenum genau unter dem pylorischen Sphinkter unterband. Die beschriebenen Veränderungen reichten von herdförmigen Blutungen bis zu perforierenden Geschwüren. Daß sich die Läsionen bei Kaninchen immer und bei Hunden nicht immer ausbildeten, schrieb TALMA dem Umstand zu, daß die Kaninchen nicht fähig sind zu erbrechen, während die Hunde ständig erbrachen. Die ersten eingehenden Untersuchungen führte 1913 LATZEL durch. Er führte die Unterbindung so aus, daß sie die Blutversorgung des Magens nicht störte. Seine Tiere gingen alle ein, die meisten von ihnen schon am zweiten Tag nach der Operation. *Bei Mäusen* und *Ratten* konnte er bei 80 v. H. der Tiere einzelne oder multiple Geschwüre nachweisen. Mit dieser Methode arbeiteten aber nur wenige, bis sie dann 1945 von SHAY und seinen Mitarbeitern wiedereingeführt wurde: sie bestätigten die Ergebnisse LATZELS und erwiesen, daß eine entsprechende Menge des normalen Magensaftes eine entsprechende Zeit lang im Magen bleiben muß, damit sich Geschwüre bilden. Für das pathologisch-histologische Bild der Geschwüre ist eine intensive entzündliche Infiltration charakteristisch. Vagotomie, Atropin und Alkalien schützen die SCHAY-Ratte vollkommen gegen die Geschwürbildung; das SHAY-Geschwür ist also kein Histamingeschwür. ROBACK—GROSSMAN konnten *an Hunden* auch dann nur akute Erosionen hervorrufen, wenn sie halbstündlich Histamin injizierten.

Wenn der Verschluß des Pylorus kein vollkommener ist, entsteht kein Geschwür und die Heilung des akuten experimentell hervorgerufenen Geschwürs tritt — wenn auch verspätet — ein. Dies entspricht der allgemeinen Beobachtung bei Menschen, daß bei den Duodenalgeschwürkranken *im Magen* trotz ausgeprägter Retention und hoher Säurewerte kein Geschwür entsteht.

Ad 3. a) VAN WAGONER und CHURCHILL fanden in ihren Untersuchungen, die in einer anderen Richtung ausgeführt wurden, daß Atophan in einer Dosis von 220 mg pro kg pro die durch den Mund verabreicht, im Magen, im Duodenum oder — seltener — in der Speiseröhre der Hunde in drei Wochen umfangreiche, tiefe Geschwüre in 90 v. H. der Fälle erzeugt. Das Atophan erwies sich auch subkutan, intravenös oder per rectum verabreicht als wirksam. Die entstandenen Geschwüre sind dem Geschwür des Menschen sehr ähnlich. Ein Teil der Hunde geht infolge der Blutung oder der Perforation ein. Wenn wir das Atophan auch nach der Ausbildung der Geschwüre weiter verabreichen, verändert sich das Äußere der Geschwüre kaum, indessen das Ausbleiben der Verabreichung von Atophan eine schnelle Heilung der Geschwüre zur Folge hat und die Tiere in Kürze ihre normale Kondition zurückgewinnen. Der Mechanismus der Entstehung des Atophangeschwürs ist noch nicht geklärt: die Absonderung von Salzsäure verhält sich im ulzerösen Zustand abweichend, was darauf hinweist, daß das Atophan *nicht* durch eine Steigerung der Magensekretion wirkt. Einige bringen die Geschwürbildung mit der bekannten leberschädigenden Wirkung des Atophans in Zusammenhang, andere betonen wieder seine Wirkung auf die Gefäße. GRAULICH ist es tatsächlich gelungen zu beweisen, daß das Atophan eine angiotoxische Wirkung ausübt: es verursacht in den kleinen Arterien sozusagen jeden Organs Blutungen und Thrombosen.

Es ist auffallend, daß *diejenigen Verfahren, die sich in der Behandlung der Geschwürkrankheit am Menschen gut bewähren, auch die Ausbildung des Atophangeschwürs verhindern können.* Dies wurde von Alkalien, Milchdiät und Gastroenterostomie in gleicher Weise bewiesen. Die Vagotomie, subtoxische Dosen von Atropin, bzw. die Leukotomie dagegen verhindern — wie wir darüber in einem anderen Abschnitt sprechen werden — nicht nur das experimentelle Atophangeschwür des Hundes nicht, sondern verschlimmern es entschieden. Es ist also klar, daß die geschwürbildende Wirkung des Atophans nicht durch die Superazidität, sondern durch die Inaktivierung irgendeiner Abwehreinrichtung wirkt.

Das histologische Bild des Atophangeschwürs entspricht der serösen Entzündung (ENDES). Nach ENDES entsteht diese herdförmige oder diffuse Gastritis unabhängig davon, auf welchem Wege wir das Atophan anwandten. Die Entzündung geht in eine Erosion der Oberfläche über. Meistens heilen diese Erosionen, einzelne bilden sich aber zu einem tiefreichenden Geschwür aus, das eine Granulationsgewebebildung von der Umgebung her zu begrenzen versucht. Sie entstehen am häufigsten an der kleinen Kurvatur des Magens, in der Nachbarschaft des Pylorus, aber oft auch im Duodenum.

HÁMORI und SCOSSA verfolgten auf meiner Klinik in neueren Untersuchungen histologisch die Entstehung und Entwicklung des Atophangeschwürs. Mit Hilfe des Tuschverfahrens von Jancsó wurde bewiesen, daß schon kleinste Atophangeschwüre dazu führen, daß Histamin in bedeutendem Maße frei wird und dies kann dann im Laufe der weiteren Entwicklung immer in der Richtung der Ausbreitung des Geschwürs nachgewiesen werden. Das Freiwerden des Histamins ist daher ein wahrhaftiger Vorläufer der Verbreitung des Geschwürs.

b) *Infektion.* Die früheren Ergebnisse, die mit Bacterium coli erreicht wurden und in denen im Magen und im Duodenum angeblich eine Geschwürbildung beobachtet wurde, konnten die neueren — mit genauerer Methodik durchgeführten — Untersuchungen nicht bekräftigen. Dasselbe bezieht sich auch auf die Versuche, die um 1920 ROSENOW durchführte und die seinerzeit großes Aufsehen erregten.

ROSENOW fand, daß die aus menschlichen Ansteckungsherden isolierten Streptokokken intravenös verabreicht an Versuchstieren regelmäßige Magengeschwüre hervorriefen. Diese experimentellen Läsionen entstanden in größerer Zahl, wenn der Mikroorganismus aus den Herden eines geschwürkranken Menschen stammte. Nach ROSENOW zeigt dieser Streptokokkus eine selektive Affinität zur Magenschleimhaut, zerstört das Drüsengewebe der Schleimhaut, das schließich dem aziden Magensaft zum Opfer fällt.

Spätere Forscher bekräftigten zwar teils die Untersuchungen ROSENOWS, kamen aber zugleich zu dem Resultat, daß in den Versuchen außer der Infektion auch noch andere Faktoren eine Rolle spielen. Die so entstandenen Magenveränderungen entsprechen auch ansonsten nicht dem Geschwür des Menschen.

c) *Immunologische Verfahren.* THEOHARI und BABES verfertigten im Jahre 1903 aus der gemahlenen Magenschleimhaut der Hunde mit Salizylsäurelösung von 1 v. H. eine Emulsion und dieses »Gastrotoxin« verabreichten sie subkutan den Hunden. Kleinere Dosen verursachten eine Hypersekretion, größere Dosen Hyperämie und Blutungen. Mit der Frage beschäftigte sich BOLTON am eingehendsten (1904—1916). BOLTON bewies, daß nach subkutaner oder intraperitonealer Injektion von Zellen der Magenschleimhaut des Meerschweinchens in das Kaninchen, das Kaninchenblutserum in die Meerschweinchen injiziert, Blutungen und Geschwüre im Magen verursachte. Die Entstehung der Geschwüre konnte verhindert werden, wenn er vor der Verabreichung des Serums eine Natrium hydrocarbonicumlösung von 4 v. H. in den Magen des Meerschweinchens brachte. Spätere Untersuchungen erwiesen, daß diese Wirkung des Gastrotoxins nicht spezifisch ist und dieselben Resultate auch durch Hepatotoxin, Enterotoxin oder Hämolysin erreicht werden können. BOLTON meinte, daß diese Aspezifizität noch wichtiger ist, als eine etwaige spezifische Wirkung und zugleich auch erklärt, warum das Geschwür des Menschen mit vielerlei Krankheiten verknüpft sein kann.

Wenn diese Geschwüre nicht perforieren, heilen sie schnell.

FILIPP konnte an Katzen Geschwüre im Magen hervorrufen, wenn er parallel mit der Auslösung eines anaphylaktischen Schocks mit Alkohol eine Gastritis verursachte. HÁMORI und OLÁH konnten durch spezifisches Gastrotoxin keine Magen-, wohl aber Nierenveränderungen herbeiführen.

d) *Störung im Blutkreislauf der Magenschleimhaut.* Entsprechend der pathogenetischen Richtung, die im Auftreten des Geschwürs dem Blutkreislauf der Magenschleimhaut eine entscheidende Bedeutung beimißt, wurden zahlreiche Verfahren ausgearbeitet, mit denen man die Entstehung von Geschwüren durch Störung der Blutversorgung des Magens zu fördern versuchte.

Einzelne beobachteten die Entstehung des Geschwürs dann, wenn sie *den größten Teil der Magenwandarterien unterbanden*. Das Ergebnis war bei verschiedenen Tierarten jeweils abweichend. Die neueren Forscher stimmen alle darin überein, daß solcherweise *beim Hunde* kein Geschwür hervorgerufen werden kann.

Das Bild der Läsionen nach den Gefäßunterbindungen ist anders, als das der echten Geschwüre. Es entsteht eine Koagulationsnekrose mit sekundärer Verdauung ; die Nekrose ist oberflächlich und tritt am stärksten in der Mukosa auf. Wenn man in jenen Teil des Magens, dessen Blutversorgung unterbunden war, täglich eine bestimmte Menge von Salzsäure zuführt, so entsteht ein Geschwür. *An Ratten*, wo es zwischen den Magenarterien keine Anastomosen gibt, kann die Unterbindung der Arterien zur Geschwürbildung führen. Selbst an den Hunden, die nach MANN—WILLIAMSON operiert wurden, kann die Unterbindung der Arterien das Auftreten des Geschwürs nicht verhindern. LE VEEN ist sogar der Ansicht, daß nach der Unterbindung der größeren Arterien die Sekretion von Salzsäure in einem Maße abnimmt, daß dies vor der Entstehung von Geschwüren geradezu schützt. Im Abschnitt über die Therapie werden wir sehen, daß neuerdings einzelne Forscher annehmen, die Geschwürkrankheit eben durch Arterienunterbindungen heilen zu können.

Andere versuchten, Geschwüre durch *Embolisierung* oder künstliche *Thrombosierung* der Magenarterien hervorzurufen. Das Ergebnis war im allgemeinen, daß akute Geschwüre entstanden, die innerhalb von drei Wochen vollkommen heilten. Für diesen Zweck benützten sie Quecksilber, Bleichromat, Ölsuspension, Formalin, Alkohol, tierische Kohle, Fett und Lycopodiumsuspensionen. Es wurden auch in der Weise Geschwüre erzeugt, daß man bei den Versuchstieren Knochenbrüche oder Kürettage des Knochenmarks durchführte (WANGENSTEEN und Mitarbeiter). Wurde diesen Tieren zugleich auch Histamin verabreicht, so wurde die Empfänglichkeit der Tiere zur Entstehung von Geschwüren bedeutend größer. Auch am Menschen wurde im Zusammenhang mit Brüchen von Röhrenknochen oder mit ihrer Amputation die Entstehung von Magen- oder Duodenalgeschwüren beschrieben.

Hier ist auch das Pressormaterial des Hinterlappens der Hypophyse : das *Pitressin* zu erwähnen, da seine Wirkung in der Kontraktion der kleinen Arteriolen und der Kapillaren besteht. Seine wiederholte Injektion verursacht eine schwere Gastritis und führt schließlich zur Bildung von Magen- und Duodenalgeschwüren (DODDS, NEDZEL, NECHELES—MASUR).

e) *Vitaminmangel.* Die positiven Versuche, die an A-vitaminarm ernährten weißen Ratten durchgeführt wurden, konnten andere nicht wiederholen. Der Geschwürprozeß meldete sich erst in der Heilungsperiode und konnte mit einer Dosis von E-Vitamin zum Rückgang gebracht werden.

Geschwürbildung wurde auch infolge des künstlich hervorgerufenen Mangels an B-Vitaminkomplex beobachtet. Der Wirkungsmechanismus ist unbekannt. Kleine Blutungen und akute Geschwüre lassen sich manchmal auch an Tieren mit Skorbut feststellen. Die Geschwürbildung, die mit den verschiedenen Formen des Vitaminmangels verbunden ist, kann aber nicht mit den Geschwüren verglichen werden, die im Menschen entstehen. Über das sog. U-Vitamin siehe den Abschnitt über die Therapie!

B) *Verfahren, die über das Nervensystem wirken.*

Der Sitz der experimentellen Nervenläsion die zu einem Magengeschwür führt, kann theoretisch in verschiedenen Ebenen liegen, die von unten nach oben die folgenden sind: 1. die sog. intramuralen Plexus des vegetativen Nervensystems in der Magenwand, 2. der Nervus vagus und sympathicus und 3. das Zentralnervensystem.

Ad 1. Was die Rolle der intramuralen Plexus anbetrifft, ist heute schon die Zahl der Forscher ziemlich groß, die in diesen bei Geschwürkranken destruktive Veränderungen feststellten (Mogilnizki, Sipowski, Singer, Rieder, Marshall, Korchow, Stöhr jr. usw.). Wir wissen nicht, ob diese Veränderungen kausalen oder konsekutiven Charakters sind. Auf die letztere Möglichkeit verweist der Umstand, daß sie sich vor allem an den dem Geschwür naheliegenden Fasern und Zellen ausbilden. Diese Frage wurde bisher nur unzulänglich untersucht. Die Erfahrungen der Chirurgen bei der Vagotomie bewiesen ohne Zweifel, daß die erhöhte Absonderung des Magensaftes einige Zeit nach der Operation wieder in Gang kommt, was bestimmt auf die erhalten gebliebenen intramuralen Ganglien zurückzuführen ist.

Ad 2. Wahrscheinlich war Talma der erste (1890), der durch eine 2—6 Stunden lange *Reizung* des linken Vagus im Kaninchen einen ausgesprochenen Spasmus und eine akute »oberflächliche« Exulzeration der Pylorusgegend hervorrief. Nach ihm versuchte eine ganze Reihe von Forschern die Dauerreizung des Vagus, sowie parasympathikomimetische Mittel: in einzelnen Fällen mit Erfolg, in anderen aber erfolglos. Wie bereits erwähnt, kann durch Azetylcholin — also mit dem bei der Reizung des Vagus freigewordenen Mediator — kein Geschwür hervorgerufen werden.

Noch größer ist die Anzahl der Versuche, in denen die *Ausschaltung* des Vagus durch seine Durchtrennung erreicht wurde. Leider ist der größte Teil der Versuche wertlos, teils infolge der Kürze der Beobachtungszeit, teils infolge der geringen Anzahl der Versuchstiere, teils aber auch infolge der unzulänglichen Beschreibung der entstandenen Läsionen. Wenn wir unsere Meinung nach sorgfältiger Erwägung der Fälle festlegen, müssen wir zu dem Resultat kommen, daß verläßliche Mitteilungen in ziemlich großer Anzahl die Entstehung echter Geschwüre beschreiben. Auf meiner Klinik fanden wir in den mit Hámori und Scossa durchführten Versuchen, daß nach der völligen, transdiaphragmatischen Resektion des Vagus nur selten (von 20 Hunden bei 2) Geschwüre entstanden und zwar 2 Wochen nach der Operation. Die Geschwüre saßen an der kleinen Kurvatur des Magens. Beazell und Ivy fanden, daß bei 60 vagotomierten Hunden, die eine breiige Nahrung erhielten — im Gegensatz zu den Kaninchen — kein einziges Mal Magengeschwüre entstanden. Kombinierten *wir* aber die Vagusresektion mit Atophanvergiftung, konnten wir beweisen, daß die Vagotomie die Entstehung von Atophangeschwüren nicht nur nicht verhindert (Hilsabeck—Hill), sondern sie wesentlich verschlimmert, vergrößert und vertieft, wenn auch zahlenmäßig nicht vermehrt. In einem anderen Abschnitt dieser Arbeit gehen wir auf die interessante Tatsache ein, daß die Geschwüre der vagotomierten Tiere — von seltenen Ausnahmen abgesehen — sich nur im *Magen* entwickelten. Die gleichen Ergebnisse hatten die Versuche in denen wir die Wirkung des Vagus durch *Atropin* ausschalten wollten. Während kleine Dosen die Entstehung der Geschwüre nicht beeinflußten, ja sogar in unseren mit KALAPOS durchgeführten früheren Versuchen von günstiger Wirkung waren, hatten die subtoxischen Atropindosen dieselbe Wirkung wie die Vagotomie und zwar auch darin, daß ausschließlich große *Magen*geschwüre entstanden, sich im Duodenum dagegen keine Geschwüre bildeten. Aus diesen Versuchen schließen wir darauf, daß *die Vagi eine bedeutende Rolle im geschwürabwehrenden Mechanismus der Magenschleimhaut spielen können* und am normalen Widerstand der Magenschleimhaut gegen den Magensaft ebenfalls Anteil haben.

Der Vagus übt also eine zweifache Wirkung auf die Magenschleimhaut aus: a) *er stimuliert die Sekretion des Magensaftes und die Motilität des Magens* und übt eine gefäßerweiternde Wirkung auf den Magen aus (UVNÄS hält dies für die direkte Wirkung des Vagus, denn als er die Arterien der Pylorusgegend unterband, verursachte die Reizung des Vagus kaum mehr eine Sekretion des Magensaftes, und auch dieser Saft war stark schleimig und enthielt kaum Säure) ; b) *er sichert die Eutrophie der Magenschleimhaut.*

Mit dieser zweifachen — und vom Standpunkt der Geschwürbildung gegensätzlichen — Wirkung läßt sich der Widerspruch erklären, der in der Erforschung des experimentellen Geschwürs in den letzten 100 Jahren immer als unverständlich erschien : daß nämlich die einen mit der Reizung des Vagus, die anderen mit seiner Ausschaltung die Exulzeration der Magenschleimhaut hervorriefen. Die Reizung des Vagus wirkt auf dem ersten Weg, seine Durchtrennung dagegen auf dem zweiten.

Bei den Versuchen, in denen die *Sympathikus*versorgung des Magens unterbrochen wurde, führten weder die Durchtrennung der Splanchnici, noch Alkoholinjektionen, weder die Ausrottung des unteren dorsalen und des ganzen abdominalen Grenzstranges, noch die Zerstörung oder Entfernung des Plexus coeliacus zur Entstehung echter Geschwüre. Bloß GUNDELFINGER, sowie VEDOWA berichteten über positive Ergebnisse. Von diesen Versuchen erwarteten wir, daß durch die Ausschaltung des Sympathicus der Vagus prädominierend werde und regelmäßig zur Geschwürbildung führe. Dies trat aber nicht ein. Ein Magengeschwürkranker BURDENKOS dagegen heilte als ihm ein Geschoßsplitter, der im Plexus solaris steckenblieb, entfernt wurde, und WEIL beobachtete Blutungen und Geschwür an Tieren, denen er in den Plexus solaris Petroleum oder Terpentin injizierte und so darin eine Vernarbung hervorrief.

Die *völlige* Denervation des Magens, also die Ausschaltung des Vagus *und* des Sympathikus wurde ebenfalls von mehreren Forschern durchgeführt. Bei der Sektion wurden keine gastroduodenalen Läsionen gefunden. Dasselbe trifft bei Menschen zu (BINGHAM und seine Mitarbeiter), bei denen — infolge der Geschwürkrankheit — eine Vagotomie *und* — infolge einer Hypertoniekrankheit — eine Sympathektomie durchgeführt wurde.

Ad 3. So gelangen wir zur höchsten Ebene; zum Zentralnervensystem. BURDENKO beschrieb Geschwüre im Zusammenhang mit der Verletzung oder mit einem Tumor des thorakalen Teiles des *Rückenmarks*. In einem seiner drei Fälle heilte das Magengeschwür nach der Entfernung des Tumors, der in der Höhe des IV—VII. thorakalen Segments lag. Es wurde aber vor allem die Wirkung der *hypothalamischen* Läsionen untersucht. Wir haben sehr wenige Angaben über Verletzungen der Gehirnteile, die höher liegen als diese.

In den früheren Versuchen rief man (SCHIFF, EBSTEIN, ALBERTONI) durch *akute* Verletzung des Zwischenhirns Blutungen, Erosionen, ja sogar noch tiefer wirkende Läsionen im Magen hervor; diese waren aber akuten oder subakuten Charakters, da die Tiere den Eingriff nur um einige Stunden oder Tage überlebten. Die Rolle des postoperativen Schocks kann leider nicht ausgeschlossen werden. BURDENKO und MOGILNIZKI (1926) führten als erste *längere* Beobachtungen durch. KÁLLÓ und OBERLING sahen nach Verletzung der zentralen grauen Kerne Geschwürbildung im Magen des Hundes und des Kaninchens. KELLER beobachtete an Tieren nach der Verletzung des mittleren Teiles des Hypothalamus Geschwürbildungen. *Chronische* Geschwüre konnten solcherweise nicht hervorgerufen werden.

Auf die wichtige Rolle der vegetativen Zentren des *Zwischenhirns* wies der Versuch SPERANSKIS hin, der durch die Anbringung einer Glaskugel auf die Sella turcica eine ständige Erregung des Zwischenhirns hervorrief und im Magen der so behandelten Hunde Blutungen und Geschwüre fand. WEINBERG beobachtete dasselbe, nachdem er ein trockenes Laminaria-Stück an derselben Stelle anbrachte (die angeschwollene Laminaria übte einen Druck auf den Hypothalamus aus).

Die bisherigen Versuche mit der Verletzung der verschiedenen Stellen der Hirn*rinde* dienten mit keinen überzeugenden Argumenten. Darum begannen wir auf meiner Klinik mit BENKŐ und VARGHA eine Serie von Versuchen, in denen wir beim Hunde die Wirkung der präfrontalen Leukotomie auf den sekretorischen Mechanismus des Magens und auf den Verlauf des Atophangeschwürs untersuchten. Die zweiseitige präfrontale Leukotomie wurde in allen Fällen in einer Sitzung, mit dem Verfahren von FREEMAN—WATTS, durchgeführt. Wir fanden, daß die Ausschaltung des präfrontalen Kortex durch Leukotomie das Atophangeschwür der Hunde verschlimmert. Die Resultate sind denjenigen ähnlich, die wir durch Vagotomie erhielten, mit dem Unterschied, daß einerseits die Verschlimmerung der Magengeschwüre bei weitem nicht den Grad erreichte, wie nach der Vagotomie und andererseits nach der Leukotomie — im Gegensatz zu den vagotomischen Erfahrungen — nicht nur Magen- sondern auch Duodenalgeschwüre entstanden.

*

Abschließend können wir feststellen, daß von den Faktoren, die in der experimentellen Geschwürbildung eine Rolle spielen, der wichtigste die auf verschiedenen Wegen erreichbare *verminderte Widerstandsfähigkeit der Schleimhaut* zu sein scheint. *Diese »Widerstandsfähigkeit« ist durch einen neuralen und einen humoralen Faktor bedingt.*

Wir wollten nicht die ganze Literatur über das experimentelle Geschwür anführen. Wir wollten nur die Methoden in großen Zügen umreißen, durch die die Forscher Geschwüre hervorzurufen versuchten. Ob aus all dem die Erforschung der Geschwürkrankheit irgend einen und wenn ja, so welchen Nutzen hatte, darüber geben die Abschnitte über die Pathogenese und Therapie Aufschluß.

Schließlich fassen wir in einer Tabelle den Gedankengang zusammen, auf Grund dessen in diesem Abschnitt die verschiedenen Verfahren zur Bildung experimenteller Geschwüre gruppiert und in ein System gebracht wurden.

Verfahren zur Bildung experimenteller Geschwüre.

I. Angriffspunkt: Magen.

1. *Steigerung der Azidität des Mageninhalts.*
   a) *Das Trinken von Säure.*
   b) *Steigerung der Säureabsonderung des Magens.*
   Scheinernährung.
   Histamin.
   Azetylcholin.
   c) *Mangelhafte Neutralisierung der Magensäure.*
   Gallenabführung.
   Abführung des Pankreassaftes.
   Die Operation von MANN—WILLIAMSON.
2. *Verhinderung der Entleerung des Magens.*
   Die SHAY-Ratten.
3. *Schwächung der Abwehrfähigkeit der Magenschleimhaut.*
   a) Atophan.
   b) Infektion.
   c) Gastrotoxin.
   d) Kreislaufstörung.
   e) Vitaminmangel.

II. Angriffspunkt: Nervensystem.

1. Intramurale Plexus.
2. Vaguserregung. Vagusdurchtrennung. Ausschaltung des Sympathikus. Völlige Denervation.
3. Läsion des Zwischenhirns.
4. Leukotomie.

Wir haben bis nun keine einwandfreien Angaben darüber, ob durch die experimentelle Störung der höheren Nerventätigkeit regelmäßig ein Geschwür hervorgerufen werden kann. Auf Grund der vegetativen (kortikoviszeralen) pathogenetischen Auffassung muß in der Zukunft vor allem diese Frage untersucht werden.

LITERATUR

BARONOFSKY, Gastroenterology 10, 301, 1948.
BEAZELL—IVY, Arch. Path. 22, 213, 1936.
BENKŐ—VARGHA—HETÉNYI, Magy. Belorv. Arch. 1952, 1. (ung.)

Berg, Am. J. dig. dis. 35. 1949,
Bingham und Mitarbeiter, J. A. M. A. 146, 1406, 1951.
Boles und Mitarbeiter, Am. J. dig. dis. 6, 632, 1939.
Bollman—Mann, Arch. Surg. 24, 126, 1932.
Bolton, J. Path. Bact. 20, 133, 1915/16.
Bolton, Lancet 1908 I. 1330.
Burdenko—Mogilnizki, Zft. ges. Neur. Psych. 103, 42, 1926.
Code, Surg. Clin. N. Am. 23, 1091, 1943.
Code—Varco, Proc. soc. exp. biol. med. 44, 475, 1940.
Cummins—Ivy, Gastroenterology 10, 714, 1948.
Dodds, Lancet 1935, I. 1099.
Dragstedt, Surg. Gyn., Obst. 87, 749. 1948.
Endes (Eiserth), Magy. Orv. Arch. 45, 1, 1944. (ung.)
Filipp, Orv. Lapja 1947, 1284. (ung.)
Fogelman—Ivy, Surgery 25, 60, 1949.
Graulich, Rev. Belge Sc. Méd. 11, 93, 1939.
Gundelfinger, Mitt. Grenzg. Med. Chir. 30, 189, 1918.
Hall—Eppinger—Banting, Can. Med. A. J. 34, 9, 1936.
Hámori—Oláh, Orv. Hetilap 1950, 1455. (ung.)
Hámori—Scossa—Hetényi, Magy. Bel. Arch. 1951, 3. (ung.)
Hetényi, Akad. Osztályközl. II, 1, 1950. (ung.)
Hetényi—Kalapos, Orvostud. Közl. 1942, 585. (ung.)
Hetényi—Kalapos, Orvostud. Közl. 1944, 284. (ung.)
Hetényi—Vándorfy, Wien, Arch. inn. Med. 1921.
Hilsabeck—Hill, Proc. soc. exp. biol. med. 66, 155, 1947.
Horswell, Am. Heart J. 22, 116, 1941.
Ivy, Peptic ulcer, Philadelphia 1950.
Kapsinow, Ann. Surg. 83, 614, 1926.
Kirsner und Mitarbeiter, Arch. int. med. 86, 443, 595, 1950.
Kölliker—Müller, Verh. phys.-med. Ges. 6, 436, 1856.
Latzel, Arch. Verdauungskr. 19, 1, 1913. (Erg.-Heft).
Le Veen, Surg. Gyn. Obst. 86, 164, 1948.
Mann—Bollman, J. A. M. A. 99, 1576, 1932.
Mann—Williamson, Ann. Surg. 77, 409, 1923.
Matthews—Dragstedt, Surg., Gyn., Obst. 55, 265, 1932.
Necheles—Masur, Am. J. dig. dis. 6, 389, 1939.
Nedzel, Arch. Path. 26, 988, 1938.
Panow, Zbl. Grenzg. Med. Chir. 2, 318, 1899.
Pasteur—Vallery—Radot und Mitarbeiter, Presse méd. 1947, 185.
Roback—Grossman, siehe Ivy, Peptic ulcer.
Rosenow, J. A. M. A. 61., 1947, 1913.
Rosenow, J. infect. dis. 19, 333, 1916.
Rosenow, J. infect. dis. 33, 248, 1923.
Scott, Am. J. phys. 144, 626, 1945.
Schmidt—Fogelson, Am. J. Phys. 120, 87, 1937.
Shay, Gstroenterology 5, 43, 1945.
Silbermann, Zbl. Chir. 54, 2385, 1927.
Talma, Zft. klin. Med. 17, 10, 1890.
Theohari—Babes, Compt. rend. soc. biol. 55, 459, 1903.
Uvnäs, Acta phys. scand. 4, Suppl. 13, 1942.
Van Wagoner—Churchill, Arch. path. 14, 860, 1932.
Varró—Bachrach—Kovács, Gastroenterologia 78, 295, 1952.
Vedowa, Arch. f. Verd. kr. 8, 255, und 401, 1902.
Wangensteen und Mitarbeiter, Bull. Am. Coll. Surg. V, 30, 58, 1945.
Wener—Hoff, Can. med. ass. J. 59, 115, 1948.
Wener und Mitarbeiter, Gastroenterology 11, 904, 1948.
Wener und Mitarbeiter, Gastroenterology 12, 1949.

DRITTER ABSCHNITT

DIE PATHOGENESE DER GESCHWÜRKRANKHEIT

Die Vergangenheit

Die Entwicklung unserer Auffassung über die Entstehung der Geschwürkrankheit kann am kürzesten in der Weise charakterisiert werden, daß sie anfangs für eine an der Schleimhaut des Magens und des Duodenums entstehende lokale Erscheinung gehalten wurde. Später schrieb man extragastrischen Faktoren, insbesondere dem Zentralnervensystem eine immer größere Rolle zu. Unserer heutigen Auffassung nach ist dagegen die Geschwürkrankheit eine Systemkrankheit, wobei die gleichwertigen Glieder dieses Systems sind: der Magen — das Zentralnervensystem — die Umwelt. So wurde in der klinischen Anschauung aus dem Magengeschwür die Geschwürkrankheit.

Es liegt außer Zweifel, daß auch noch heute die am meisten verbreitete und zugleich älteste Auffassung dahin konkludiert, daß die Entstehung des Geschwürs die Folge der Aktion des Magensaftes ist, eines Magensaftes, der — zumindest zeitweise — einen höheren Säuregehalt aufweist als der normale. Dieser Magensaft von hohem Säuregehalt übersteigt die Toleranz der Schleimhaut des Magens und des Duodenums, bricht ihren Widerstand, infolgedessen eine herdförmige Nekrose eintritt. Da der höhere Säuregehalt des Magensaftes häufig eine ständige Erscheinung ist, kann dies laut dieser Auffassung auch als Erklärung der chronischen Natur des Geschwüres betrachtet werden.

Diese Auffassung wird durch folgende Tatsachen unterstützt: 1. Geschwür entsteht nur an den Teilen des Verdauungskanals, auf die der Magensaft einwirkt; vor allem pflegt man sich hier auf das Beispiel des postoperativen Ulcus jejuni zu berufen, das in der Tat nie dann entsteht, wenn die vorausgegangene Operation an einem anaziden Magen (z. B. wegen eines Karzinoms) durchgeführt wird; im großen und ganzen kann man eine Parallele zwischen der Entstehung des Ulcus jejuni nach Ulkusoperationen und der postoperativen Azidität des Magensaftes beobachten; in den seltenen Fällen der Exulzeration des Meckelschen Divertikel kann immer eine aberrante Schleimhaut nachgewiesen werden und das Geschwür sitzt nicht in der Magen-, sondern in der Darmschleimhaut;

2. bei den meisten Geschwüren, besonders in den Fällen von Duodenalgeschwüren kann eine Superazidität festgestellt werden;

3. Alkalien fördern sowohl die Heilung des experimentellen, als auch des menschlichen Geschwürs;

4. bei keinem Falle der gegen das Histamin refraktären Achylia gastrica konnte bisher unanfechtbar die Entstehung des Geschwürs bewiesen werden (nach WOOD kommt sie an Geschwürkranken mit Diabetes vor). Ein einziger anazider Befund ist natürlich nicht entscheidend : in solchen Fällen kann nach einer Probemahlzeit oder nach Histamininjektion noch eine reichliche Sekretion von Säure erfolgen ; der Antagonismus zwischen der Anaemia perniciosa und der Geschwürkrankheit ist gleichfalls allbekannt;

5. bei den meisten experimentellen Geschwüren gelingt es Geschwüre durch Verfahren hervorzurufen, die eine Steigerung der Azidität des Magensaftes auslösen (Histamin-Bienenwachs, MANN—WILLIAMSONsche Operation, Gallenausschaltung) und diesen Geschwüren können chirurgische Eingriffe, die eine Neutralisierung der Säure ermöglichen, vorbeugen, bzw. sie heilen.

Tatsächlich erhellt aus den aufgezählten Umständen, daß ein Geschwür dort entstehen kann, wo ein Magensaft von hohem Säuregehalt längere Zeit auf die Schleimhaut einwirkt. So ergab sich die Feststellung : »keine Säure — kein Geschwür«.

Trotz der aufgezählten Argumente kann diese Säuretheorie an sich nicht ausschließlich gelten. Es können ihr die folgenden Argumente gegenübergestellt werden : 1. nicht ein jeder Geschwürkranke hat einen superaziden Magen. Zwar ist bei den meisten *Duodenal*geschwüren eine erhöhte Sekretion von Säure und eine ständige Absonderung von Säure — auch in der Nacht — nachweisbar. Aber im Falle des Magengeschwürs verhält es sich bereits so, daß wir z. B. in unserem Material eine Superazidität nur bei 17 v. H. der Fälle beobachteten; 30 v. H. hatten eine normale Azidität, 53 v. H. waren dagegen an- oder subazid. Wir müssen auch darüber nachdenken, warum so selten neben dem Ulcus duodeni gleichzeitig auch ein Ulcus ventriculi auftritt, da im Magen derselbe azide Magensaft ist wie im Duodenum ; warum die Geschwüre größtenteils nicht im säureproduzierten Magen entstehen, und warum sich — wie wir sahen — die relative Häufigkeit der Magen- und Duodenalgeschwüre zeitweise verändert?

2. es findet sich eine große Anzahl von Menschen, die mehr oder minder ihr ganzes Leben lang superazid sind und doch niemals geschwürkrank werden ;

3. die Geschwüre des Magens und des Duodenums sind umschriebene Läsionen : dies ist schwer damit in Übereinstimmung zu bringen, daß sie durch Säure verursacht werden, da doch die ganze Magenschleimhaut der Wirkung der Säure ausgesetzt ist, obzwar — wie wir sahen — die anhaltende Infusion von exzessiven Säuremengen bei den Versuchstieren ebenfalls herdförmige Läsionen hervorruft ;

4. es kann oft die Heilung von Geschwüren beobachtet werden, ohne daß die Superazidität des Magensaftes sinken würde. Dies bewies ROSENTHAL bei uns schon 1919 und neuerdings bestätigte dies NOVASZEL. Auch ich selbst sah wegen eines Ulcus duodeni vagotomierte Kranke, deren Geschwür nach der Operation heilte, ihre Superazidität jedoch unverändert blieb ; es wurden auch Fälle beschrieben, in denen die Heilung des Geschwürs auch dann erfolgte, wenn inzwischen per os Histamin injiziert oder Salzsäure verabreicht worden war (BERNSTEIN) ;

5. was die experimentellen Geschwüre anbelangt, dürfen wir nicht vergessen, daß die entstehenden Geschwüre akut sind und an Tieren zustande kommen, bei denen im Verdauungskanal die Verdauung und die Resorption nicht normal ist, oder die schwer vergiftet sind.

Angesichts der Widersprüche versuchten die Forscher Umstände zu suchen, mit deren Hilfe man die Säuretheorie auch weiterhin aufrechterhalten kann. Nach Büchner entstehen Geschwüre, wenn im Verhältnis des Magensaftes und der Magenschleimhaut eine Störung eintritt. Dies kann entweder so entstehen, daß Magensaft von erhöhter digestiver Tätigkeit abgesondert wird, dessen Wirkung der normale Abwehrmechanismus des Magens nicht ausgleichen kann (Duodenalgeschwür!?) — oder aber so, daß sich die Widerstandsfähigkeit der Magenschleimhaut auch gegenüber dem Magensaft von *normaler* Azidität vermindert (Magengeschwür!?). Selbstverständlich ist auch heute noch sehr wenig über diese Abwehreinrichtung bekannt. Wir vermuten nur, daß sie einen neuralen und humoralen Teil hat. Wir kennen gewisse Zustände, die wahrscheinlich auf diesen Abwehrmechanismus wirken. So sahen wir, daß die Durchtrennung der Vagi die Entstehung des experimentellen Geschwürs in grossem Maße fördert. Daraus schließen wir, daß als der neurale Faktor der Abwehreinrichtung der Magenschleimhaut der Vagus zu betrachten ist. Was den humoralen Faktor anbetrifft — von dem wir wissen, daß er seinerseits ebenfalls unter der Regelung des Nervensystems steht —, so ist vor allem die Schleimabsonderung des Magens, sowie ihre sog. alkalische Sekretion in Betracht zu ziehen. Eine weitere Möglichkeit bietet die mangelhafte Regurgitation des alkalischen Pankreassaftes und der ebenfalls alkalischen Galle in den Magen, was die Neutralisierung der Magensäure zweifellos erschwert. Auf diese Störung machten wir mit Vándorfy schon im Jahre 1923 aufmerksam. Es können auch die in neuerer Zeit entdeckten Hormone des Verdauungskanals eine Rolle spielen. Auf Grund unserer Untersuchungen mit Borbola und Bikich zeichnen sich ebenfalls die Umrisse eines Mechanismus ab, mit dessen Hilfe sich die Magenschleimhaut gegen die überschüssige Anhäufung des Histamins wehren kann. Diese Versuche werden an einer anderen Stelle dieser Arbeit mitgeteilt.

Zusammenfassend kann also über die Rolle des Säurenfaktors in der Pathogenese der Geschwürkrankheit folgendes festgestellt werden:

1. *das Fundussekret des Magens ist unter gewissen Umständen zur Verdauung der lebenden Schleimhaut fähig.*

2. *Der gesunde Magen verfügt über verschiedene Abwehreinrichtungen, die seine Schleimhaut gegen Selbstverdauung vollkommen schützen können.*

3. *Geschwüre entstehen, wenn das Gleichgewicht zwischen der Säure und dem Widerstand der Schleimhaut nicht erhalten bleibt. Die Bedeutung des Resistenz-Faktors ist dabei größer als die des Säurenfaktors.*

4. *Die Säure ist kaum die »Ursache« des Geschwürs. Ihre Bedeutung dürfte eher im Nicht-Heilen des entstandenen Geschwürs liegen.*

Was über die Rolle der Salzsäure gesagt wurde, bezieht sich in großer Allgemeinheit auch auf die mögliche Rolle des *Pepsins*. Die beiden sind auch schwer voneinander zu trennen: viele sind der Meinung, daß die oberflächliche Zerstörung der Schleimhaut durch die Salzsäure bewirkt wird, daß dagegen in den tieferen Schichten das Pepsin seine verdauende Wirkung ausübt. Die Gegenwart von Pepsin erhöht beträchtlich die verdauende Wirkung der Salzsäure (von den beiden ist jedoch die Salzsäure wichtiger). Die sog. basale Pepsinsekretion der Duodenalgeschwürkranken ist im Durchschnitt dreimal so groß wie die der Nicht-Magenkranken (Janowitz—Holländer), während das Verhalten der Magengeschwürkranken in keiner Hinsicht von dem der Gesunden abweicht. Varró, Faredin und Novaszel bewiesen, daß das Verhältnis zwischen dem Pepsingehalt des Magens und der Menge des mit dem Urin ausgeschiedenen Uropepsins (der sog. pepsinsekretorische Quotient) höher ist, als bei Gesunden. Dies führen sie darauf zurück, daß bei der ständigen Absaugung des Magensaftes der Geschwürkranke mehr Pepsin mit dem Magensaft ausscheidet, wodurch das ins Blut übergehende Pepsinogen und somit die Ausscheidung von Uropepsin vermindert wird.

Immer wieder taucht im Laufe der Zeit der Gedanke auf, daß bei der Entstehung von Geschwüren die Störung der Magen*schleim*sekretion eine Rolle spielt. Tatsächlich ist die die peptische Verdauung verhindernde, neutralisierende und epithelschützende Wirkung des Schleims gut bekannt, und es ist vorstellbar, daß im Falle einer mangelhaften Schleimbildung die Wirkung der Säure auf die Schleimhaut stärker zur Geltung kommt. Exakte Beweise fehlen aber und aus den Untersuchungen Brunners (1947) ergab sich, daß der Muzingehalt des Magensaftes bei den Geschwürkranken nicht kleiner ist als bei gesunden Menschen.

Die größte Schwierigkeit der Säuretheorie, und im Grunde genommen jeder Theorie, liegt darin, daß sie schwer die Frage beantworten kann, warum die Geschwüre fast immer auf einem verhältnismäßig kleinen und streng umgrenzten Raum des Magens und des Duodenums entstehen. Auf diese Frage kann selbst die experimentelle Geschwürforschung keine Antwort geben, da auch bei experimentellen Geschwüren Einwirkungen tätig sind, die sich auf *das Ganze* der Schleimhaut des Magens und des Duodenums erstrecken und die entstandenen ulzerösen Veränderungen doch herdförmig und umschrieben sind. Sie sind zwar den Versuchsbedingungen gemäß verschieden, doch entwickeln sie sich bei jedem der Versuche an der für diese typischen Stelle. Wir sahen, daß die Embolisierung einzelner Magenarterien, die vielleicht allein den umschriebenen Charakter der entstehenden ulzerösen Veränderungen erklären vermag, kein wirkliches Geschwür, sondern nur eine umschriebene, schnell heilende Nekrose hervorruft.

Welche Stellen exulzerieren mit Vorliebe im Laufe der Geschwürkrankheit? Es sind dies: *die kleine Kurvatur des Magens* und ihre unmittelbare Umgebung (80—95 v. H.), *die Pylorusgegend* (3—12 v. H.); im *Duodenum* die Vorder- oder Hinterwand innerhalb eines Abstandes von 3 cm vom Pylorus gerechnet (95 v. H.).

Aschoff erklärte diese immer wieder festgestellte Tatsache mechanisch und war der Meinung, daß die Nahrung von der Kardia bis zum Pylorus an der kleinen Kurvatur entlanggeht. Auf der Schleimhaut des geöffneten und flach ausgebreiteten Magens scheint es tatsächlich so, als wenn sich an der bezeichneten Stelle ein Kanal entlangzöge, der von

2—4 Längsfalten gegen die übrigen Teile des Magens abgegrenzt ist. Dies ist die sog. »*Magenstrasse*«.

Die Theorie Aschoffs fand bei den Klinikern eine günstige Aufnahme. Später wurden weitere anatomische Sonderheiten im Verhalten dieser Teile beschrieben. Mehreren schien es, daß die submukösen Arterien der kleinen Kurvatur dünner und länger seien als jene an den übrigen Teilen des Magens und daß die Anzahl der Anastomosen viel geringer sei. Dieselben Verschiedenheiten wurden auch am Bulbus duodeni nachgewiesen. Es wurde also angenommen, daß auf diesen Stellen der Blutkreislauf langsamer ist, was zu Ernährungsstörungen und Geschwürbildung führen kann. Andere wiesen auf den Unterschied in der Nervenversorgung in dem Sinne hin, daß an der kleinen Kurvatur und in der Pylorusgegend in größerer Dichte Nerven nachzuweisen und in den Plexus mehr Ganglienzellen vorhanden sind als an der großen Kurvatur.

Von der »Magenstraße« haben wir aber heute schon eine ganz andere Auffassung, als die veraltete und mechanische. Es ist das Verdienst Bykows und seiner Schule, daß sie an die Frage von der biologisch-funktionellen Seite herangingen und die Funktion der kleinen Kurvatur des Magens mit der Methode des Pawlowschen isolierten Magens untersuchten.

Bei Hunden wurde an der kleinen Kurvatur ein isolierter Magen angefertigt. Im Gegensatz zu den alten Anschauungen Aschoffs, laut dessen es auf der Magenstraße zu keiner Säureabsonderung kommt, wurde festgestellt, daß die Umgebung der kleinen Kurvatur fähig ist, Magensaft von hoher Azidität und von stark peptischer Fähigkeit auszuscheiden (Dawidow). Wurden am Hunde *zwei* isolierte Mägen angefertigt, von denen der eine der kleinen Kurvatur, der andere der großen Kurvatur entnommen wurde, so konnte nachgewiesen werden, daß die Ausscheidung des Magensaftes auf der kleinen Kurvatur des Magens begann und dann erst auf die große Kurvatur überging. Es stellte sich also heraus, daß außer den beiden sezernierenden Zonen des Magenfundus und der Pylorusgegend noch eine dritte vorhanden ist: die kleine Kurvatur, die ihre Wirkung in engem Zusammenhang mit den übrigen sekretorischen Zonen ausübt. *Als Ausgangspunkt des Sekretionsprozesses kann die Zone der kleinen Kurvatur des Magens mit dem Sinusknoten des Herzens verglichen werden.*

Die Sekretion beginnt auf der kleinen Kurvatur nicht nur im Falle der Nahrungsaufnahme, sondern auch dann, wenn die Magenrezeptoren, besonders aber die Mechanorezeptoren unmittelbar gereizt werden. Die kleine Kurvatur reagiert aber auch auf inadäquate Reize. Wurde eine experimentelle Neurose am Hund hervorgerufen, begann die Störung der Magensaftausscheidung immer mit der Funktionveränderung der Drüsen an der kleinen Kurvatur: dies ist also der „in Gang setzende" Teil des saftausscheidenden Apparates.

Diese Feststellungen wurden seitdem durch zahlreiche Physiologen erhärtet.

Was die Pylorusgegend des Magens anbelangt, so ist bekannt, daß dieses Gebiet eine bedeutende biologische Rolle spielt. Diese kann sowohl bei der saftausscheidenden, wie auch bei der motorischen Tätigkeit des Magens bewiesen werden. Wir wissen, hauptsächlich seit den Untersuchungen

Popelskis, daß sich im Pylorus ein lokales Reflexzentrum befindet, das die sezernierende Tätigkeit der parietalen Zellen und zugleich auch die Entleerung der Nahrung aus dem Magen gegen das Duodenum regelt. Wir wissen, daß in der Schleimhaut des *Pylorus* das Gastrin erzeugt wird, sowie, daß 80 v. H. des in den Magenzellen freiwerdenden Histamins ebenfalls aus diesem Gebiet gewonnen werden können. Die zahlreichen, in der Wand der Pylorusgegend nachweisbaren Nervenelemente erklären es auch, daß die Pylorusgegend derjenige Teil des Magens ist, der auf die reflektorischen Einwirkungen, die aus den übrigen Bauchorganen zum Magen einlaufen, als erster reagiert. Wir kennen alle gut den Spasmus des Pylorus beim akuten Gallensteinanfall und bei der akuten Appendizitis.

Was schließlich den ersten Abschnitt des Duodenums betrifft, bewiesen zahlreiche Forscher — unter den ungarischen Forschern : Bársony und Egan —, daß der Übergang der Nahrung aus dem Magen ins Duodenum durch den Anfangsabschnitt des Duodenums geregelt wird. Mehrere Verfasser bewiesen, daß in der Schleimhaut des oberen Abschnittes des Duodenums Substanzen vorhanden sind, die die Magensaftsekretion stimulieren. So übt also auch der obere Abschnitt des Duodenums eine sehr wichtige Tätigkeit in der neurohumoralen Regelung der Funktion der Verdauungsorgane aus, und zwar sowohl hinsichtlich der Sekretion, als auch der Motilität des Magens. Die Störung dieser Regelung kann zur Entstehung von Duodenalgeschwüren führen (Shay).

Auf Grund von all dem kann Bykow mit Recht behaupten, daß der Geschwürprozeß auf der kleinen Kurvatur, auf der Pylorusgegend und im Duodenum nicht deswegen eintritt, weil diese Teile »aspezifische Abschnitte« des Digestivsystems sind, wie dies Aschoff und seine Anhänger behaupteten, sondern weil diese Teile des gastro-duodenalen Systems zur Verrichtung einer sehr wichtigen biologischen Funktion berufen sind und im Gegensatz zu den übrigen »spezifischen Teilen« im Verdauungsprozeß eine große und komplizierte Aufgabe versehen. Eben dies ist die Ursache dafür, daß die Störungen der normalen physiologischen Regelung im Organismus sich vor allem in diesen sehr empfindlichen Zonen des Verdauungsapparates äußern. Dies läßt sich damit erklären, daß diese Teile die »Schläge« der zahlreichen Insulte auffangen, die der Magen von den höheren Teilen des Zentralnervensystems und von den verschiedenen inneren Organen erhält, sooft im Organismus ein pathologischer Prozeß beginnt. Dies ist auch die Ursache davon, daß vor allem diese Teile auch die Störungen der neurohumoralen Mechanismen erleiden.

Kurzin kam bei Hunden mit doppeltem kleinem Magen auf die beachtenswerte Feststellung, daß die sezernierende Funktion der Drüsen in den verschiedenen Zonen des Magens auch dissoziiert sein kann und es ist auch möglich, daß die Drüsen der einen Zone einen aziden Magensaft absondern, während zur selben Zeit, die Zellen der anderen Zone überhaupt nicht tätig sind. Er hält es für möglich, daß dies auch in der Entstehung des Geschwürs eine Rolle spielt und die eine gewisse Zeit lang zur Sekretion unfähigen Schleimhautgebiete durch den Magensaft verdaut werden können.

Eine andere Theorie, die besonders in Deutschland populär ist, ist mit dem Namen KONEZNYS verknüpft. Nach KONEZNYS Auffassung geht das Geschwür des Magens bzw. des Duodenums auf die *Entzündung* der Schleimhaut zurück, die zur Entstehung von Erosionen und schließlich zu Geschwüren führen kann. Mit diesen Gedanken befaßten sich schon CRUVEILHIER und MATHIEU.

Es steht außer Zweifel, daß in Begleitung von schwereren Gastroduodenitiden in der Schleimhaut des Magens — und ebenso auch in den übrigen Teilen des Verdauungskanals — Substanzdefekte entstehen können. Wir können auch feststellen, daß die Gastritis im Magen der Geschwürkranken bei Operationen häufig in Erscheinung tritt. Im Gegensatz hierzu steht die Erfahrung der Untersuchungen mit dem Gastroskop, wonach im Magen von Geschwürkranken bei weitem nicht immer eine Gastritis nachgewiesen werden kann. Da die Gastritis häufig auch das Magenkarzinom begleiten kann — die sog. hypertrophische Gastritis wird sogar neuerdings für eine präkanzeröse Veränderung gehalten —, sind viele der Meinung, das die organischen Veränderungen des Magens : das Geschwür oder der Krebs das Primäre darstellen und die Gastritis nur begleitenden Charakters sei.

Aus den Untersuchungen HENNINGS und seiner Mitarbeiter, die sie mit dem Exzisionsgastroskop durchführten ging neuerdings hervor, daß zwischen dem gastroskopischen und histologischen Bild kaum eine Übereinstimmung besteht : im Falle der gastroskopisch festgestellten schweren Gastritis ist das histologische Bild meistens völlig normal. Durch diese Befunde wird die KONEZNYsche primäre gastritische Geschwürtheorie noch hinfälliger.

Nach unserem heutigen Standpunkt ist es wahrscheinlich, daß die Gastritis ebenso wie das Geschwür als eine Manifestation der Geschwürkrankheit zu betrachten ist. *Die Gastritis* ist in den meisten Fällen *die Manifestation der präulzerösen Periode der Geschwürkrankheit.* Hierbei sehen wir häufig, daß die typischen Symptome der Geschwürkrankheit auftreten und die röntgenologische Untersuchung nur eine Gastritis und eine »motorische Unruhe«, aber kein Geschwür zeigt. Zur selben Zeit ist auch eine gesteigerte Sekretion zu beobachten. Nach dem Ablauf der Symptome folgt eine kürzere oder längere inaktive Periode, dann aktiviert sich — wie gewöhnlich — die Krankheit von neuem. Früher oder später erscheint in der aktiven Periode das floride Geschwür. In anderen Fällen kommt es aber nie zur Entwicklung eines Geschwürs : die Geschwürkrankheit, ebenso wie jede andere vegetative Krankheit, kann in der zweiten Periode »stehen bleiben«. Die Gastritis der Geschwürkranken kann daher — tritt sie selbständig oder in Begleitung des Geschwürs auf — als eine Manifestation der Geschwürkrankheit betrachtet werden. Die Gastritis, bzw. die Duodenitis kann auch das Fortschreiten der Geschwürkrankheit in das dritte Stadium dadurch verursachen, daß sie die ständige Erregung der Interorezeptoren des Magens zustande bringen.

Heute hält nur mehr eine kleine Anzahl der Kliniker, die Geschwürkrankheit für die unmittelbare Folge einer *Infektion.* Akute Geschwüre oder noch häufiger Petechien, bzw. hämorrhagische Erosionen findet der Prosektor bei akuter, septischer Infektion ziemlich häufig. Besonders die subakute bakteriale Endokarditis, der Scharlach und eine zur akuten Peritonitis führende Sepsis können solche Veränderungen verursachen. Diese Fälle laufen im allgemeinen ohne Symptome ab, oder wenn es auch Symptome gibt, so treten sie neben dem Bild der schweren primären Krankheit völlig in den Hintergrund. BROWN beobachtete, daß eine epidemische Streptokokkenpharyngitis mehrmals mit Bluterbrechen verbunden war. Es ist klar, daß in diesen Fällen die pathogenen Bakterien, die mit der Blutströmung in die Magenwand gelangen, dort eine Thrombose und einen Infarkt hervorrufen, oder die Toxine der Bakterien sind es, die eine akute — schnell heilende — Geschwürbildung verursachen. Es fragt sich jedoch, ob diese Läsionen mit der Zeit chronische Magen- und Duodenalgeschwüre werden können. Dies ist sehr schwer zu beweisen. Wenn ja, können wir auch dann nicht bezweifeln, daß nicht die lokale Veränderung — verursacht durch die Bakterien oder durch ihre Toxine — zur »öfters rezidivierenden« chronischen Krankheit wird, sondern daß es die Wirkung der Krankheitserreger auf das zentrale oder in der Magenwand befindliche peripherische Nervensystem ist, die zur Entstehung einer wirklichen Geschwürkrankheit führen kann.

Der Kliniker sieht zeitweise Geschwürkranke, bei denen die ersten Beschwerden oder die Reaktivierung der vorhandenen Krankheit sich unmittelbar irgendeiner akuten Infektion anzuschließen scheinen. Einige Kranke behaupten, daß ihre Krankheit stets nach einer akuten Infektion der oberen Luftwege wieder aktiv wird. Als die Theorie von der krankheitserregenden Rolle der »Infektionsherde« noch in voller Blüte war, maßen noch viele der Erkrankung der Mandeln, der Zähne usw. eine ähnliche Bedeutung bei. Es gibt keine einzige umfangreichere statistische Zusammenstellung, die diese Frage beruhigend entscheiden könnte. Da wir jedoch wissen, wie häufig bei der erwachsenen Bevölkerung solche Infektionsherde nachgewiesen werden können, ist es nicht als wahrscheinlich anzunehmen, daß sie in der Entstehung der Geschwürkrankheit eine Rolle spielten.

Im Zusammenhang mit den experimentellen Geschwüren erwähnten wir die Arbeiten von ROSENOW: mit Streptokokken, die aus den Infektionsherden von Geschwürkranken oder von der Oberfläche ihrer Geschwüre stammten, konnte er an Kaninchen Magengeschwüre erzeugen. Diese waren aber akute Geschwüre, somit Folgen bakterieller Thrombosen, die nicht mit den Geschwüren der Geschwürkranken verglichen werden können. Sie sind experimentelle Abbilder der akuten Geschwüre, über die wir im Zusammenhang mit der akuten Sepsis bereits sprachen.

Eine größere Aufmerksamkeit müssen wir der *neuroreflektorischen Theorie* RÖSSLES widmen. Seiner Meinung nach ist die Geschwürkrankheit immer sekundär und die primäre Ursache ist in der Erkrankung anderer Bauchorgane zu finden. Diese Krankheit breitet sich aber nicht auf dem Wege der Lymphgefäße auf den Magen bzw. auf das Duodenum aus, sondern durch viszero-viszerale Reflexe, also auf dem Wege des Nervensystems: die Reflexe, die von dem primär entzündeten Organ ausgehen, lösen den Krampf der Muscularis mucosae des Magens aus, der eine lokale Ischämie verursacht. Nach RÖSSLES Erfahrungen, die von vielen bestätigt wurden, kommt besonders die Appendizitis als sehr häufiger Ausgangspunkt vor. TEODOROVITSCH stellte im Jahre 1947 bei seinen Geschwürkranken auf röntgenologischem Wege in 73 v. H. der Fälle Veränderungen in der Appendix fest. Da wir die große Bedeutung der Reflexe kennen, die von der Ileozökalgegend zum Nervengeflecht des Pylorus gelangen und da der — oben behandelte — bedeutende Einfluß der Pylorusgegend auf die sekretorische und motorische Funktion des Magens bekannt ist, kann die Möglichkeit nicht zurückgewiesen werden, daß solche Störungen reflektorischen Ursprungs zur Desorganisation der Magenfunktion und zu häufigen sich wiederholenden Erregungen der Interozeptoren der Magenwand führen können, wenn ihnen der Magen öfters ausgesetzt wird.

Von den Theorien, die die Entstehung der Geschwürkrankheit zu erklären versuchen, ist eine der ältesten diejenige, die das Geschwür auf eine lokale *Kreislaufstörung* in der Magenwand zurückführt. Der erste, der dieser Ansicht Ausdruck gab, war VIRCHOW. Nach ihm wäre das Geschwür der Infarkt eines Teiles der Schleimhaut, der durch Thrombose, Arteriosklerose, Spasmus oder Embolie hervorgebracht wird. Als Folge tritt die Nekrose eines umschriebenen Gebietes ein, das durch den aziden Magensaft allmählich verdaut wird. Diese Anschauung war lange vorherrschend, obzwar sie durch die auf diesem Prinzip aufgebauten Versuche nicht gerechtfertigt wurde. VIRCHOW schreibt noch im Jahre 1885 folgendes über die neurogene Theorie: »sie ist völlig spekulativ und fand niemals eine verbreitete Annahme«. Es wurden die verschiedensten Stoffe in die Magengefäße der Versuchstiere injiziert um einen Infarkt hervorzurufen. Dies war auch leicht zu erreichen. In einer Anzahl von Fällen entstanden auch Geschwüre, aber auch diese heilten in drei Wochen völlig zu.

Auch die histologische Untersuchung der chirurgisch entfernten oder auf dem Seziertisch beobachteten Geschwüre führte zu interessanten Resultaten. Während im Falle der *akuten* Geschwüre die Anzahl der Blutgefäße in der Submukosa entschieden zunimmt und in der Anordnung der Gefäße eine Unregelmäßigkeit zu beobachten ist, kann dagegen auf dem Grund und an der Wand der *chronischen* Geschwüre ein diffuser Arterienverschluß nachgewiesen werden, und dieser obliterierende Arterienprozeß ist auch in der Umgebung des Geschwürs in sehr beträchtlicher Entfernung vorhanden (EDER, HAUSER, KEY).

HOCHREIN und SCHLEICHER sammelten in ihrem klinischen Krankenmaterial Angaben darüber, wie häufig an Geschwürkranken *allgemeine* Kreislaufstörungen zu beweisen sind. Ihren Untersuchungen nach können periphere Kreislaufstörungen fast bei einem jeden Geschwürkranken nachgewiesen werden, besonders im Gebiete der Gefäße der Extremitäten und der Koronargefäße des Herzens. Zum selben Ergebnis kam auch NOTHAAS. Diese Erscheinungen können aber kaum eine pathogenetische Bedeutung haben.

Auf Grund der Untersuchungen TRUETAS bewiesen BARCLAY und BENTLEY mittels der mikroarteriographischen Methode, daß unter den Arterien der Submukosa und Mukosa des Magens reichliche Anastomosen bestehen. Unter gewissen Umständen entsteht auch hier ein »Shunt«, und zwar so, daß die volle Menge des durchfließenden Blutes durch die Gefäße der Submukosa fließt und die Schleimhaut völlig anämisch wird. Dieser Shunt kann anscheinend durch das Nervensystem (z. B. durch hohe Rückenmarkanästhesie) beeinflußt werden. Sollten sich diese Untersuchungen bestätigen, so könnte der Shunt zur Erklärung der Entstehung von Geschwüren, besonders von akut-penetrierenden oder perforierenden Geschwüren dienen. Die akuten Geschwüre nach Gehirnoperationen könnten vielleicht auch solcherweise erklärt werden.

In neuem Lichte erschien diese vaskuläre Theorie der Geschwürkrankheit auf Grund der Arbeiten v. BERGMANNS. Statt der organischen Veränderungen der Magengefäße bezeichnete v. BERGMANN funktionelle Gefäßveränderungen als Ursache der Geschwürkrankheit. v. BERGMANN stand zweifelsohne unter dem Einfluß der Lehren von LANGLEY, der die vegetativen Funktionen für selbständig hielt. Aber es übten auch EPPINGERS und HESS'Lehren über die Vagotonie und Sympathikotonie einen Einfluß auf ihn aus.

Nach v. BERGMANN tritt das Geschwür des Magens und des Duodenums nur bei bestimmten Personen auf: bei denen eine »Dysharmonie« des vegetativen Nervensystems besteht. Für diese Menschen ist eine gewisse vegetative Labilität charakteristisch, infolge deren sie die verschiedenen Einwirkungen mit schneller, gesteigerter und nur langsam verebbender Reaktion beantworten. Nach v. BERGMANN entsteht das Geschwür so, daß sich die Muskulatur des Magens auf die soeben geschilderten, anhaltenden und sich oft wiederholenden Reizeffekte krampfhaft zusammenzieht und dadurch die durch die Muskeln ziehenden Gefäße einengt. Es tritt eine Ischämie ein, die die Wiederstandsfähigkeit der Gewebe schwächt und zur Verdauung eines umschriebenen Teiles der Magenwand durch den Magensaft führt.

Zweifellos nimmt das vegetative Nervensystem an der Erzeugung der Geschwürkrankheit teil: die Veränderungen der lokalen vegetativen Innervation sind gut zu erkennen. v. BERGMANNS unanfechtbares Verdienst liegt in der Betonung der Bedeutung der nervösen Faktoren. Seine Theorie hat aber zwei Fehler: der eine liegt in der Gebundenheit an einen gewissen konstitutionellen Typ (die nie bestätigt werden konnte), der andere in der Anschauungsweise, mit der er einen Teil des einheitlichen Nervensystems absonderte und die Entwicklung der Geschwürkrankheit *isoliert* – völlig abgesondert von den höheren Regelungszentren – darauf zurückführte.

Interessant ist die Feststellung von WOLF und WOLFF, daß die vasodilatatorischen Mittel im allgemeinen die Magensäurensekretion erhöhen, die vasokonstriktorischen dagegen von entgegengesetzter Wirkung sind!

In der Literatur wurde die Theorie von T. BÁRSONY nur wenig beachtet, der die Geschwürkrankheit auf die »Vasoneurose« des Magens zurückführte und als Analogon des RAYNAUDschen Symptomenkomplexes betrachtete. Der Hungerschmerz ist nach ihm die Folge der Kontraktion der Gefäße während der Ruhezeit der Magenmuskulatur: alles, was die Funktion der Magenmuskulatur in Bewegung bringt (Essen, Wärme, Soda) behebt die schmerzverursachende und während der Funktion der Muskulatur aufhörende Arterienverengung. »*Das Geschwür ist nur ein Symptom der Vasoneurose*«.

Wahrhaftig eine moderne Auffassung im Jahre 1925!

Die vaskuläre Theorie wurde in den vergangenen Jahren durch französische Kliniker (CATTAN—FRUMUSAN) neu belebt. Anatomisch berufen sie sich auf die nachweisbar entzündlich-thrombotischen Veränderungen der Gefäße des Geschwürs und der Geschwürgegend, klinisch auf den periodischen Verlauf, auf die häufigere Erkrankung der Männer, auf die Rolle der emotionellen Faktoren und auf die schädliche Wirkung des Rauchens. Sie weisen auch darauf hin, daß die Geschwürkrankheit sich mit der BÜRGERschen Krankheit, mit der Erkrankung der Koronarien, mit der Arteriosklerose kombinieren kann.

Es kann aber bezweifelt werden, inwiefern diese letzteren Beobachtungen statistisch unterstützt werden können.

Die weite Verbreitung der Lehre von der *Allergie* macht für uns auch das Auftauchen des Gedankens verständlich, daß die Geschwürkrankheit im Grunde genommen die hyperergische Reaktion der Magenschleimhaut ist. Von den ungarischen Autoren schreiben DZSINICH und GALLÉ in der Entstehung der Geschwürkrankheit den allergischen Faktoren eine Bedeutung zu : »das im Laufe des allergischen Mechanismus frei werdende endokrine Histamin« ist es, das »nach dem Grad der Veränderungen in den Zellen entweder zur Schleimhautentzündung oder zur Exulzeration führt«. Über die durch Gastrotoxin erzeugten Geschwüre sprachen wir schon im experimentellen Abschnitt. Hier kann hinzugefügt werden, daß einzelne Forscher auch im anaphylaktischen Schock über die Entstehung von Geschwüren berichteten. Was die klinischen Erfahrungen anbelangt, ist es eine Tatsache, daß bei einem ziemlich beträchtlichen Teil der Geschwürkranken eine nutritive Allergie nachgewiesen werden kann : am meisten gegenüber Milch und Ei. Die Bedeutung dieses Befundes wird aber durch die folgenden beiden Feststellungen wesentlich geschmälert : *a)* bei der überwiegenden Mehrheit derer, die an nutritiver Allergie leiden, entsteht nie eine Geschwürkrankheit, und *b)* es kann meistens festgestellt werden, daß bei Individuen, die an nutritiver Allergie *und* an Geschwürkrankheit leiden, die allergischen Symptome *nach* der Entfaltung der Geschwürkrankheit auftreten. Da hat es selbstverständlich eine weit größere Wahrscheinlichkeit für sich, daß das Primäre das Geschwür : der Substanzdefekt der Magenschleimhaut sei, und erst dies den Weg für die Resorption der Antigene aus dem Magen öffne.

Die allergischen Krankheiten sind in mancher Hinsicht den vegetativen Krankheiten ähnlich : die meisten Charakterzüge der vegetativen Krankheiten können auch bei ihnen vorgefunden werden. Es wäre aber ein Fehler, aus all dem darauf zu schließen, daß die vegetativen Krankheiten allergische Krankheiten seien. Das gemeinsame Verhalten erklärt sich dadurch, daß der Weg der Auslösung der allergischen Organreaktion mit dem der vegetativen Krankheiten identisch ist, d. h. es ist das vegetative Nervensystem, sowie weiterhin dadurch, daß die Empfindlichkeit *eines* »Shockorgans« gegenüber dem Antigen-Antikörperprodukt größer ist, als diejenige der übrigen Organe. Die Unterschiede sind : die strenge Ursachenspezifizität der allergischen Krankheiten, die Eosinophilie usw. Die umfassende Gruppe bilden die vegetativen Krankheiten, zu denen

— als Untergruppe — die durch Allergene ausgelösten Krankheiten zu zählen sind.

Neuerdings haben sich die Theorien vermehrt, die die Geschwürkrankheit dem *Mangel* an gewissen Stoffen zuschreiben. Der fehlende Stoff hätte die Aufgabe, die Schleimhaut des Magens und des Duodenums gegen die schädigenden Einflüsse zu schützen. Diesen Stoff suchen einzelne Forscher in gewissen Aminosäuren, andere in Vitaminen, wieder andere sind bemüht, die Richtigkeit ihrer Theorie dadurch zu rechtfertigen, daß sie mit dem Magensaft oder mit Extrakten aus der Schleimhaut des Magens und des Duodenums Heilerfolge zu erreichen suchten. Überzeugende Argumente stehen noch aus. Im Abschnitt über die Therapie werden wir auf diese Frage noch zurückkommen.

Bálint bezeichnete die Ursache der Geschwürkrankheit in der *allgemeinen Azidose der Gewebssäfte;* diese Azidose verursacht durch die Steigerung des Vagustonus, durch die Hypersekretion und durch den Muskel- und Gefäßkrampf die Entstehung des Geschwürs und verhindert dessen Heilung. Seine Untersuchungen konnten aber nicht vollauf bestätigt werden.

Zusammenfassend können wir aussagen, daß die bisher erörterten Theorien über die Pathogenese der Geschwürkrankheit den Grund ihrer Entstehung entweder in der gesteigerten Azidität des Mageninhalts oder in der abgeschwächten Abwehrfähigkeit der Magenschleimhaut sehen; diese Theorien sind also im wesentlichen alle lokalistisch. In dem Maße aber, wie die Medizin sich sukzessive von der Anschauung der »Monoorganopathologie« lossagt und statt der »Organ-Ebene« in der »Organismus-Ebene« und schließlich in der »Umwelt-Organismus-Ebene« zu denken begann, wurde es immer klarer, daß diese Organe am meisten nur »Erfolgsorgane« sind und daß die »primäre« Störung öfters ganz wo anders, auf höchster Ebene zu suchen ist, auch wenn im Magen oder im Duodenum irgendwelche Anomalien auf dem Versuchswege erzeugt oder klinisch beobachtet werden können. Die Pathogenese der Geschwürkrankheit ist nicht allein durch die Beobachtung des Magens zu enträtseln. Diese Erkenntnis lenkte die Aufmerksamkeit der Forscher immer mehr auf das Nervensystem.

*

Die wichtige und vielleicht grundlegende Rolle des Nervensystems in der Pathogenese der Geschwürkrankheit wurde schon längst erkannt. Jäger war wahrscheinlich der erste, der im Jahre 1811 diesen Zusammenhang feststellte. Rokitansky beschrieb 1839 sezierte Fälle, bei denen eine mit Gehirn- und Gehirnhautläsionen verknüpfte Gastromalazie und Geschwürbildung zu beobachten war, und er erklärte schon damals diesen Zusammenhang damit, daß zwischen den Veränderungen des Gehirns und des Magens eine kausale Korrelation bestehe, die in der Störung der Vagusinnervation und in der dadurch verursachten gesteigerten Sekretion der Magensäure zum Ausdruck komme. Die neurogene Theorie trat aber nur im zweiten Jahrzehnt unseres Jahrhunderts — auf Grund der erwähnten Tätigkeit v. Bergmanns — in den Vordergrund und die entscheidende Wendung brachten die Arbeiten der sowjetischen Forscher (Speranski, Bykow).

Die neurogene Theorie der Geschwürkrankheit basiert teils auf Versuchen, teils auf klinischen Beobachtungen. Wir haben uns schon in dem vorhergehenden Abschnitt mit den experimentellen neurogenen Geschwüren befaßt und festgestellt, daß die Verletzung von zahlreichen Gebieten des Zentralnervensystems, wie etwa die Verletzung gewisser Stellen der Gehirnrinde, des Hypothalamus, der Gegend der Vaguskerne im verlängerten Mark, der mittleren thorakalen Segmente des Rückenmarks, des Plexus solaris und des Nervus vagus zur Geschwürbildung führen können. Diese Stellen stimmen im allgemeinen mit denen überein, bei deren Verletzung nach dem Befunde der Kliniker auch am Menschen Geschwüre entstehen können. Wahrscheinlich sind dies die Stellen, wo sich der Innervationsapparat des Magens befindet, bzw. die er durchläuft.

Die Geschwürbildung, die nach den organischen Läsionen des Zentralnervensystems auftritt, wurde durch die grundlegenden Beobachtungen CUSHINGS (1932) wieder in den Mittelpunkt des Interesses gerückt. Er veröffentlichte Fälle, in denen nach der Operation cerebellarer Tumoren, teils im Duodenum, teils im Magen und teils an der untersten Stelle des Ösophagus akute, perforierende, peptische Geschwüre entstanden. Nach ihm beschrieben viele (GRANT, MOGILNIZKI) ähnliche Befunde und zwar nicht nur nach Gehirnoperationen, sondern auch bei verschiedenen Gehirnerkrankungen (basale Tumoren, Gehirnödem, Meningitis tuberculosa, Stirnlappenverletzungen). HEYDE—ROBINSON beschrieben in Zusammenhang mit einer bulbären Poliomyelitis akute Geschwüre, BALÓ und später FREISINGER—LAPIS—BALÓ beschrieben nach Gehirnblutung — einzelne oder mehrere — akute heilungsfähige Duodenal-, Magen- oder Ösophagusgeschwüre. Chronische Geschwüre wurden nicht beobachtet. CUSHING verweist in diesen Fällen auf den folgenden Mechanismus der Geschwürentstehung: aus dem Vaguszentrum im Dienzephalon gehen Bahnen hinunter zum Zwischenhirn und zum verlängerten Mark. Wo immer diese Bahnen intrakranial verletzt werden, erfolgt ein starker Reiz des Vagus, infolgedessen eine Magenerosion, -perforation oder -geschwür entstehen kann.

Diese Geschwüre sind akut und in CUSHINGS großem Material kamen nur ausnahmsweise Kranke vor, die an chronischen Magen- oder Duodenalgeschwüren litten.

Beachtenswert sind die Angaben von KÁLLÓ (1953), nach denen Gehirnkatastrophen nicht nur im Magen, sondern im ganzen Organismus (vor allem in der Milz und in der Lunge) zu blutenden pathologischen Veränderungen führen können.

Auf den Zusammenhang zwischen dem Zentralnervensystem, namentlich zwischen der Hirnrinde und der Geschwürbildung verweisen auch die bekannten Befunde, nach denen Emotionen, psychische Erregungen zur Geschwürkrankheit — oder bei vorhandener Geschwürkrankheit — zu ihrer Reaktivierung führen können. Diese Tatsache kennt ein jeder praktische Arzt. WOLF und WOLFF veranschaulichten ad oculos auf ihrem gastrostomierten Versuchsobjekt, daß eine gewisse emotionelle Reaktion zu einer beträchtlichen Hypersekretion im Magen führen kann, ähnlich derjenigen, die nach Injizierung von Histamin-Bienenwachs — also während einer prolongierten Histaminresorption — festgestellt werden kann. Furcht oder Zorn verursachten eine schwere prolongierte Schleimhauthyperämie mit Hypermotilität und Hypersekretion. In diesem Zustand rief schon ein ganz geringes Trauma die Entstehung von Schleimhauterosionen und von kleineren Blutungen hervor. Wurden diese kleinen Erosionen vier Tage lang in ständiger Berührung mit dem Magensaft des Kranken gehalten, wuchs ihr Durchschnitt auf 4 mm und zeigte vollkommen das Äußere eines Geschwürs. Die beobachteten, kleinen Erosionen wurden zeitweise von Schleim bedeckt; sie heilten im allgemeinen binnen 24 Stunden. Der Schleim absorbierte die Säure und so blieb die Azidität auf der Oberfläche der Schleimhaut gering. Die Autoren schreiben folgendes: »Es ist wahrscheinlich, daß die Folge der Ereignisse, die mit Angstgefühlen und mit einem Konflikt beginnen und mit Blutung oder Perforation enden, dieselbe ist, die im Verlauf der Geschwürkrankheit des Menschen eine Rolle spielt«.

Obzwar sich mit dieser Theorie das Auftreten der Geschwürkrankheit an Säuglingen, Kleinkindern und an einer großen Anzahl von Jugendlichen nicht leicht erklären läßt, kann sie völlig damit in Einklang gebracht werden, was der Kliniker bei den erwachsenen Kranken so oft wahrnimmt. Emotionen, lang anhaltende Angstgefühle und mit einer chronischen Ermüdung verknüpfte Erschöpfung des Nervensystems sind als Vorläufer sowohl der Geschwürkrankheit als auch ihrer Reaktivierung sehr gut bekannt. Dies stimmt mit der praktischen Erfahrung überein, daß in solchen Fällen körperliche und geistige Ruhe von sehr ersprießlicher Wirkung sein kann.

Heute bezweifeln es schon wenige, daß das Zentralnervensystem an der Bildung der Geschwürkrankheit in bedeutendem Maße beteiligt ist. Wir dürfen aber nicht in den Fehler verfallen, den diejenigen begingen, die ihren Blick nur auf den Magen richteten. Ein Großteil der Geschwürkranken hat keine Gehirnverletzung und lebt nicht in Angstneurose. Der aber so lebt, wird nicht immer geschwürkrank. Auch die neurogene Auffassung kann lokalistisch sein! *Die Geschwürkrankheit ist weder eine reine Magenkrankheit, noch eine reine Nervenkrankheit.* Wollen wir ihre Entstehung verstehen, so benötigen wir eine umfassende Theorie. Dies erörtern wir im nächsten Abschnitt.

ZUSAMMENFASSUNG

Übersicht der älteren Theorien über die Geschwüre:

1. Magensäure
2. Magenpepsin
3. Das Fehlen von Magenschleim
4. »Magenstraße«
5. Gastritis
6. Infektion
7. Neuroreflektorische Theorie
8. Störung im Blutkreislauf
9. Allergie
10. Nervensystem

LITERATUR

Aschoff, Med. Kl. 1928, 50.

Baló, Wien. kl. Woch. 1941, 326.

Barclay—Bentley, Brit. J. Radiol. 22, 62, 1949.

Bálint, Ulcusproblem und Säurebasengleichgewicht Berlin, 1927.

Bársony, Orv. Hetilap, 1925/588. (ung.)

Bársony—Egan, M. m. W. 1924, 549 und 1925, 1242.

v. Bergmann, Münch. med. Wschr. 1913, 169. Klin. Wschr. 1913, 2374.

Bernstein, Rev. Gastroent. 14, 129, 1947.

Bykow—Kurzin, A fekélybetegség keletkezésének corticoviscerális elmélete (Die kortiko-viszerale Theorie über die Entstehung der Geschwürkrankheit), Budapest 1950.

Borbola—Bikich—Hetényi, Akad. Osztályközl. III, 463, 1952.

Brown, Oxford Loose-Leaf Med. 1945.

Brunner, siehe Hetényi, Akad. Osztályközl. II. 1951.

Buday, Beitr. path. Anat. allg. Path. 44, 327, 1908.

Büchner—Siebert—Malloy, Beitr. path. Anat. 81, 391, 1928.

Cattan—Frumusan, Arch. mal. l'app. dig. 42, 502, 1953.

Cushing, Surg., Gyn. Obst. 55, 1, 1932.

Dzsinich—Gallé, Z. kl. Med. 135, 669, 1939.

Eder, Zschr. Path. Frankf. 62, 269, 1951.

Freisinger—Lapsis—Baló, Orv. Hetilap, 1950, 801.

Frumusan, Presse méd. 1950, 209.

Grant, Ann. Surg. 101, 156, 1935.

Hauser, Das chronische Magengeschwür etc. 1883.

Henning—Heinkel—Elster, Klin. Wochensrift 32, 1088, 1954.

Hetényi—Vándorfy, Wiener Arch. inn. Med. 1923.

Hetényi, Akad. Osztályközl. II, 1, 1951. (ung.)

Heyde—Robinson, Gastroenterology 11, 519, 1948.

Hochrein—Schleicher, D. m. W. 1951, 936.

Janovitz—Hollander, J. clin. invest. 31, 338, 1952.

Jäger, J. pract. Heilk. 32, 3, 1811.

Kálló, Orv. Het. 1953. 1429. (ung.)

Key, Brit. med. J. 1950. II, 1464.

Konezny, Die Geschwürsbildung im Magen, Duodenum und Jejunum. Stuttgart 1947.

Konezny—Puhl, Med. Kl. 1927.

Mogilnizki, Das vegetative Nervensystem und seine Pathologie, 1925.

Nothaas, Klin. Wschr. 1943, 408.

Nothaas, Med. Wschr. 1947, 343.

Rokitansky, Med. Jahrbuch 18, 189, 1839.

Rosenow, J. infect. dis. 33, 248, 1923.

Rosenthal, Orvosképzés 1919. (Sondernummer). (ung.)

Rössle, Mitt. a. d. Grenzgeb. Med. Chir. 25, 766, 1913.

Shay, Bull. N. Y. Acad. Med. 20, 264, 1944.

Teodorowitsch, siehe Bykow—Kurzin.

Varró—Faredin—Novaszel, Klin. Wschr. 1952, 108.

Virchow, Arch. path. Anat. 5, 632, 1853.

Wolf—Wolff, Human gastric function, Oxford 1947.

Wolf und Wolff, J. A. M. A. 120, 670, 1942.

Wood, Am. J. dig. dis. 14, 1, 1947.

VIERTER ABSCHNITT

DIE PATHOGENESE DER GESCHWÜRKRANKHEIT

Die Gegenwart

Im Gegensatz zur analytischen Richtung der früheren Epochen nimmt heute die Forschung über die Pathogenese der Geschwürkrankheit vor allem eine synthetische Richtung. Die Angaben der experimentellen Forschung und der klinischen Beobachtung wollen wir heute in ein System zusammenfassen und damit die Frage der Pathogenese der Geschwürkrankheit von einem höheren Standpunkt betrachten. Diese Richtung reiht die Geschwürkrankheit in eine größere Gruppe der Krankheiten, die durch eine gemeinsame Pathogenese verbunden sind. In diesem Sinne wuchs also die Frage der Pathogenese der Geschwürkrankheit weit über den Rahmen der Geschwürkrankheit hinaus und führte zum allgemeinen Problem der Pathogenese.

Diese synthetische Betrachtung der Geschwürkrankheit hat zur Zeit vor allem drei Vertreter, u. zw. in der Sowjetunion SPERANSKI und BYKOW und in unserem Land den *Verfasser dieses Werkes*. SELYE (Kanada) bezweckte mit seiner sog. »stress«-Theorie ebenfalls eine gewisse Synthese.

SPERANSKI, der im Institut Pawlows den chirurgischen Teil der Versuchsarbeiten leitete, legte seine Ansichten zusammenfassend zuerst in seinem 1930 erschienenen Werk »Das Nervensystem in der Pathologie« dar. Er entwickelte PAWLOWS Nervismus weiter und vertritt auch selber den Standpunkt, daß im Organismus die verschiedenen Prozesse — sowohl unter gesunden als auch unter pathologischen Verhältnissen — durch das Zentralnervensystem gelenkt werden, und zwar auch diejenigen, die die Zerstörung des Organismus zur Folge haben, somit auch die Krankheiten: »Ohne Zentralnervensystem gibt es keine Krankheit«. Seiner Anschauung nach beginnt die Krankheit im allgemeinen durch irgendeinen Reiz oder mehrere Reize, denen der Organismus ausgesetzt ist. Dies ist der sog. Start-Reiz. Diese Reize dringen durch die Nervenbahnen ins Zentralnervensystem und werden dort im entsprechenden Gehirnsegment »eingraviert«. Damit endet auch die Rolle der auslösenden Reize und die Krankheit »taucht« im Zentralnervensystem »unter«. Nach einer bestimmten Latenzzeit kann sie aber schon als selbständig gewordene sog. neurodystrophische Störung in Form von Stößen und Remissionen an der Peripherie von neuem zum Vorschein kommen. Dies erfolgt besonders dann, wenn das einmal schon beschädigte — aber eine lokale oder allgemeine Reaktion nicht auslösende — Nervensystem von einem zweiten Insult getroffen wird (damit läßt sich die »praedispositio« und der »locus minoris resistentiae« erklären).

Hier spielen nicht so sehr die großen, massiven Läsionen, sondern eher die schwachen, aber anhaltenden Reize eine Rolle. Sie sind es, die die schwersten allgemeinen Folgen haben können. Eine »lokale« Reaktion gibt es eigentlich nicht: die als solche erscheint, ist eigentlich auch mit der Reaktion des gesamten Organismus verbunden.

Nach SPERANSKI beginnt somit eine Krankheit in dem Augenblick, da der inadäquate Reiz mit dem Nervenrezeptor in Berührung kommt; die Krankheit tritt also immer plötzlich auf. Gleichzeitig entscheidet sich nicht nur die Form des Krankheitsprozesses, sondern auch sein Verlauf.

Der Teil des Zentralnervensystems, der in der Entstehung der Krankheiten eine entscheidende Rolle spielt, liegt nach SPERANSKI im Zwischenhirn bzw. in den darin befindlichen vegetativen Zentren.

Der Hypothalamus steht nur seit kurzem im Mittelpunkt des Interesses: jedenfalls seit einer viel kürzeren Zeit, als die mit ihm so eng verknüpfte Hypophyse. In letzter Zeit wenden sich jedoch auf der ganzen Welt Anatomen, Physiologen und Kliniker mit erhöhter Aufmerksamkeit ihm zu, so daß ihr Studium heute schon eine erdrückend große Literatur hat. Kein Wunder, daß ein Teil der eifrigen Forschungsarbeiten auf dieser terra incognita zu Feststellungen führte, die sich später nicht aufrechterhalten ließen. Der Hypothalamus wurde »mit funktionellen Verantwortungen« überlastet und oft vergaß man auch, daß *die Lokalisation einer Läsion noch nicht die Lokalisation einer Funktion bedeutet.* Die Versuche führen in immer größerer Zahl zu dem Ergebnis, daß — können auch einzelne Gruppen im Gebiete des Hypothalamus voneinander abgesondert werden — als wirkliche Zentren nur diejenigen zu betrachten sind, die, mit der Hypophyse verknüpft, die Sekretion eines spezifischen Hormons regeln. Unserer heutigen Auffassung nach besteht die Grundfunktion des vegetativen Systems in der Aufrechterhaltung des milieu interne, die nicht nur vom Standpunkte der entsprechenden Funktion des Körpers, sondern auch der der Gehirnrinde nötig ist. *Die Physiologie des Hypothalamus kann mit Recht die Physiologie des milieu interne genannt werden.* Jede Form der vegetativen Tätigkeit steht im Zusammenhang mit dem Hypothalamus. Diese Funktion übt er in enger Korrelation und Zusammenarbeit mit der Gehirnrinde aus. Seine Reizung oder mangelhafte Funktion wirkt sich auf einem großen Gebiet aus, und zwar auch dann, wenn die Erregung oder Zerstörung sich nur auf ein ganz kleines Gebiet erstreckt. Schon dieser Zustand läßt das Vorhandensein von selbständigen »Zentren« mit spezifischen Funktionen als ein wenig zweifelhaft erscheinen.

Laut der Lehre PAWLOWS, die er immer hervorhob und die von seinen Schülern, insbesondere von BYKOW auf die menschliche Pathologie angewendet wird, kann der Hypothalamus nicht als die zerebrale Endstation des neuralen Mechanismus betrachtet werden. Seine Zerstörung kann ohne sichtbare spezifische Symptome erfolgen. Die entscheidende Rolle spielt die Gehirnrinde und der *Hypothalamus* ist nur *der wichtigste subkortikale Teil des mit der vegetativen Funktion verknüpften neuralen Mechanismus.*

Das Gebiet der vegetativen Regelung befand sich ursprünglich in den tiefer liegenden Teilen des Zentralnervensystems und stieg im Laufe der Jahrtausende langen Entwicklung immer höher. Tatsächlich: bei den niedrigeren Tieren — und so war es wahrscheinlich auch beim Urmenschen — liegt dieses Gebiet auch heute noch tiefer. Seine Höherverlegung war ein langsamer aber ununterbrochener Prozeß und es sprechen sehr triftige Angaben dafür, daß der Mensch gegenwärtig in jenem Stadium seiner Entwicklung ist, in dem diese Verlegung größtenteils schon die Gehirnrinde erreicht hat.

Das grundlegende Verdienst der Lehre SPERANSKIS liegt darin, daß er mit der Betonung der dominierenden Rolle des Zentralnervensystems unsere Auffassung über die pathologischen Prozesse des menschlichen und tierischen Organismus umgestaltete. Sein Hauptfehler ist es, daß er die Rolle der Gehirnrinde nicht genügend betont und daß einzelne seiner Feststellungen im Unklaren bleiben. Da er ferner seine Theorie nach dem Modell der ansteckenden Krankheiten und Vergiftungen ausgearbeitet hat, können seine Feststellungen nicht so leicht auf die Geschwürkrankheit und auf andere, in ihrer Natur der Geschwürkrankheit ähnliche Krankheiten übertragen werden.

Meine eigene Konzeption brachte ich zuerst 1937 vor die Öffentlichkeit. Im Budapester Ärzteverein und in den Spalten des Ärztlichen Wochenblattes (»Orvosi Hetilap«) wies ich darauf hin, daß es eine große Gruppe interner Krankheiten gibt, die durch auffallende Ähnlichkeiten verbunden sind und daß wir von deren Pathogenese beinahe nichts wissen. Diese Krankheiten zählen heute zu den behandelbaren, aber nicht heilbaren Krankheiten. Folgende Krankheiten gehören angenommenermaßen in diese Gruppe: von den Erkrankungen der Kreislauforgane die Angina pectoris, die Raynaudsche Krankheit, die paroxysmale Tachykardie, die Arteriosklerose und die Hypertoniekrankheit, von den Krankheiten des Respirationstraktes die allergischen Erkrankungen der Atmungsorgane, auf dem Gebiete der Verdauungsorgane die Geschwürkrankheit, die chronische Enteritis und die Colitis ulcerosa, von den Stoffwechselkrankheiten die Fettsucht und die Magersucht, sowie die Gicht, unter den Gelenkskrankheiten die rheumatoide Arthritis (und vielleicht das rheumatische Fieber) und schließlich von den Erkrankungen des Nervensystems die Migräne, die Tetanie und die Epilepsie. Vieles spricht dafür, daß auch die Steinkrankheiten hier einzureihen sind.

Es ist kein neueres Bestreben, diese Krankheiten zu einer Gruppe zusammenzufassen. Denken wir nur an den Arthritismus und Hepatismus der französischen Ärzte des vergangenen Jahrhunderts! Wenn von gewissen Standpunkten aus der Versuch auch nötig ist, die Krankheiten voneinander scharf zu trennen und es auch stimmt, daß in der ärztlichen Praxis die klaren und entschiedenen Diagnosen — vor allem in akuten pathologischen Zuständen — von unschätzbarem Werte sind, birgt das Streben nach einer definitiven Abgrenzung bei den chronischen Krankheiten oft die Gefahr, daß sie den Arzt davon ablenkt, den Kranken als Ganzes zu betrachten, und ihn zum mühsamen, oft unfruchtbaren Studium kleinerer Einzelheiten verleitet. Diese Gefahr ist — wie wir wissen — auch bei der Geschwürkrankheit gegeben.

Die hierher gezählten Krankheiten bezeichnete ich als »vegetative Krankheiten«, da meiner Auffassung nach den vegetativen Nervenzentren in ihrer Entstehung und ihrem Verlauf sicherlich eine bedeutende Rolle zufällt.

Die *klinische* Ähnlichkeit der vegetativen Krankheiten liegt vor allem darin, daß der Verlauf dieser Krankheiten *periodisch* ist und zwar derart, daß die Perioden des Leidens durch Perioden unterbrochen werden, in denen der Kranke scheinbar vollkommen gesund ist. Der Anfang der Krankheitsperioden tritt entweder plötzlich (Anfälle), oder aber allmählich ein, d. h. der Übergang vom guten Befinden zum Unwohlsein ist in diesem Falle nicht scharf. Die »schlechte« Periode kann durch verschiedene Ursachen ausgelöst werden, doch sind nicht sie, sondern die durch sie bedingten gleichartigen Reaktionen als charakteristisch anzusehen. Oft kann die auslösende Ursache gar nicht wahrgenommen werden. Sehr charakteristisch ist die Veränderung, die die Krankheit in ihrem weiteren Verlauf durchmacht. Die Anfälle, die Krankheitswellen verlaufen zuerst ohne jedes anatomische Substrat, bzw. kann nach ihrem Verlauf keine pathologische Veränderung bewiesen werden. Mit der Zeit entsteht jedoch in irgendeinem Organ eine dauerhafte anatomische Veränderung, womit parallel auch die Periodizität der Symptome im allgemeinen aufhört; die Beschwerden nehmen eher einen ständigen Charakter an und sind immer mehr an *ein* Organ gebunden. Man kann sagen, daß *die Endphase dieser Krankheiten dort einsetzt, wo die pathologische Anatomie beginnt.* Es ist für diese Krankheiten weiterhin charakteristisch, daß sie in ihren typischen Formen *nur am Menschen* auftreten und der geschilderte periodische Verlauf an Tieren nicht einmal dann auf experimentellem Wege hervorgerufen werden kann, wenn es gelingt die betreffende Organkrankheit oder eine ihr ähnliche Krankheit zu verursachen. In diesen Krankheiten können *Erbfaktoren* eine große Rolle spielen: die Erblichkeit zeigt sich teils darin, daß irgendein Vertreter der Krankheitsgruppe in derselben Familie häufig vorkommt, sie kann jedoch auch so auftreten, daß die verschiedenen vegetativen Krankheiten in derselben Familie auffallend oft alternieren. Höchst charakteristisch sind weiterhin die *Korrelationen* dieser Krankheiten *mit dem vegetativen Nervensystem,* sehr häufig die Anzeichen für eine veränderte Reizbarkeit des vegetativen Nervensystems und auffallend der Einfluß der psychischen Reize bzw. der Emotionen auf den Verlauf der Krankheit; es sind Fälle bekannt, bei denen die Erkrankung oder Verletzung des Zentralnervensystems zur Ausbildung der einen oder der anderen Krankheit geführt hat. In den sog. schlechten Perioden kann eine Erregung des vegetativen Nervensystems nachgewiesen werden, besonders die Neigung zur krampfhaften Kontraktion der durch das vegetative Nervensystem versehenen glatten Muskelelemente. Diese Erscheinung kann in den Gefäßen ebenso beachtet werden wie im Verdauungskanal oder im Bronchialsystem. Mit der Funktion der vegetativen Zentren hängt auch die Störung des Wasserhaushaltes zusammen, die bei den meisten dieser Krankheiten gut zu beobachten ist und darin besteht, daß die Krankheitsperioden (Anfälle) mit Retention des Wassers verbunden sind, nachher jedoch eine gesteigerte Wasserentleerung erfolgt. Bei einzelnen Krankheiten ist während des »Anfalls« zu beobachten, daß sich gewisse Stoffe im Urin in verminderter Konzentration entleeren (Harnsäure bei Gicht,

Kalk bei Tetanie usw.). Auch in der Zusammensetzung des *Blutes* sind charakteristische Unterschiede in der Periode des Unwohlseins, bzw. des Wohlbefindens zu bemerken: in der ersteren können eine Leukopenie und Eosinophilie, die Veränderung der aktuellen Reaktion des Blutes, die Verschiebung der Bluteiweißkörper in Richtung der Fraktionen von feinerer Dispersität, sowie niedrigere Blutkörperchensenkung beobachtet werden, indessen in der guten Periode all diese Befunde normal sind. Diese regelmäßigen Veränderungen beobachtete ich im Laufe der Migräne- und der Geschwürkrankheit. Als letzte, aber sehr auffallende Ähnlichkeit erwähne ich, daß sich *gewisse therapeutische Eingriffe* auf diese Krankheiten gleichermaßen gut auswirken. Solche sind: 1. das künstliche Fieber und die sog. aspezifische Reiztherapie (auch das Fieber von etwaigen anderen interkurrenten Krankheiten kann die gleiche Wirkung haben), 2. die sog. vegetativen Mittel (Atropin, Adrenalin, Kalzium), 3. Medikamente, die den Krampf der glatten Muskelelemente lösen und Vasodilatatoren, und schließlich 4. gewisse Operationen, die am vegetativen Nervensystem durchgeführt wurden.

Aus diesen Erörterungen folgt, daß in der Gruppe der vegetativen Krankheiten — und in diese gehört auch die Geschwürkrankheit — die Krankheit viel früher beginnt, als das erste Organsymptom erscheint. In dieser latenten Periode bieten diese Krankheiten ein ziemlich gleiches Bild, und oft läßt es sich nicht einmal feststellen, welches Organ später erkranken wird. Diese Periode kann als *vegetatives* Stadium der Krankheit bezeichnet werden, da allem Anschein nach zu dieser Zeit im vegetativen Nervensystem sich irgendetwas abspielt, das später, in der Periode der organischen Krankheit zu einem gut umschreibbaren Leiden eines oder mehrerer Organe wird. Dieses »vegetative« Stadium entspricht wahrscheinlich der zunehmenden Überbeanspruchung der vegetativen Zentren oder der peripherischen vegetativen Apparate (in den inneren Organen). Bricht ihre Abwehr zusammen, entstehen Funktionsstörungen in einem — oder seltener — in mehreren Organen. Diese Periode bezeichneten wir als das *organotrop-funktionelle* Stadium in Anbetracht dessen, daß hier die Organlokalisation bereits manifest geworden ist, vorläufig aber nur in der Form von Funktionsstörungen. Wenn diese Periode lange besteht und keine Abhilfe erfolgt, entwickelt sich die *organische Krankheit.* Die pathologische Reaktion der Organe ist streng spezifisch, so daß *auf die beschriebene Weise im Organ stets dieselbe Krankheit entsteht, und andererseits kann diese Krankheit auf keinem anderen Wege zustande kommen.* Die auslösenden Ursachen können vielerlei sein, die Art des Reagierens bleibt die gleiche!

Falls sich die äußeren Umstände günstig gestalten, oder unter dem Einfluß einer richtigen Behandlung kann sich diese organische Krankheit völlig zurückentwickeln. In solchen Fällen können wir von einer Periode *der vollkommenen Latenz* sprechen. Sie kann anfangs sehr lange dauern, ja bei einem Teil der Fälle ist auch eine endgültige Genesung möglich. Bei der überwiegenden Mehrzahl läßt sich jedoch beobachten, daß die organische Krankheit früher oder später wieder in Erscheinung tritt. Arzt und Kranker sprechen in diesem Falle von einem »Rückfall«. Das

Stadium der völligen Latenz und der organischen Krankheit können öfters miteinander abwechseln, doch wird die Latenzzeit immer kürzer. Erfolgt dieses Alternieren häufig, so bemerken wir gewöhnlich, daß im Organ allmächlich Veränderungen auftreten, die »sich fixieren« und darüber hinaus — immer unabhängiger von dem Grundprozeß — ihren eigenen Weg verfolgen. Dieses Stadium bezeichnen wir als die Periode der *fixierten organischen Veränderungen.*

Die folgende Aufstellung veranschaulicht diesen Verlauf der vegetativen Krankheiten:

1. *»Vegetatives Stadium«* (noch ohne Organlokalisation).
2. *»Organotrop-funktionelles« Stadium* (Funktionsstörungen in irgendeinem Organ).
3. Ausbildung der *spezifischen organischen Krankheit.*
4. Stadium der *völligen Latenz.*
5. Stadium der *fixierten organischen Veränderungen.*

Beziehen wir das Gesagte auf die Geschwürkrankheit als auf eine der vegetativen Krankheiten, so können wir in ihrem Verlauf folgende Perioden unterscheiden:

1. *»Vegetatives«* (»extragastrisches«) *Stadium.*
2. *»Präulzeröses« Stadium* (der »Reizmagen« Westphals: Störungen in der Sekretion der Magensäure und in der Motilität des Magens).
3. Das *floride* »Ulcus pepticum«.
4. Stadium der *völligen Latenz.*
5. *Fixierte organische Veränderungen* (Pylorusverengerung, perigastrische Verwachsungen usw.).

Diesen Stadien entsprechen die folgenden *klinischen* Symptome: 1. die nicht charakteristischen und nicht spezifischen Symptome der vegetativen Überempfindlichkeit, 2. superazide Beschwerden, Hypertonie der glatten Magenmuskulatur, 3. die typischen Geschwürsymptome, 4. die völlige Beschwerdenfreiheit und 5. das »atypisch« gewordene Geschwürsyndrom.

Was die zeitlichen Verhältnisse des Auftretens der organischen Krankheit anbelangt, so wird es auch Kranke geben, bei denen die Krankheit nie über das vegetative oder präulzeröse Stadium hinaus geht. Im letzteren Fall können wir von einer *Geschwürkrankheit ohne Geschwür* sprechen. Bei anderen Kranken kann hinwieder aus dem vegetativen Stadium nicht nur die vegetative Krankheit eines Organs, sondern die zweier, ja sogar dreier Organe entstehen (*Kombinationsformen*), wobei nach den Feststellungen Bykows *und* seiner Mitarbeiter auch davon die Rede sein kann, daß die Erkrankung des zweiten Organs die Folge von Erregungen ist, die von den Interorezeptoren des Magens reflektorisch auf andere Systeme übergingen. Die Reizung der Interorezeptoren kann auch bedingte Reflexe hervorrufen. Wir sahen auch Fälle, in denen einmal der Magen ein anderes Mal irgendein anderes Organ erkrankte (*Alternieren der vegetativen Krankheiten*). Es ist z. B. gut bekannt, daß bei ein und derselben Person die Angina pectoris oder die Asthmakrankheit mit der Geschwürkrankheit alternieren kann. Auf Grund unserer Beobachtungen spricht auch vieles dafür, daß in den Fällen, in denen die *angeborene* Hypersensibilität des Zentralnervensystems oder des Magens vorliegt, die organische Krankheit schon früh ausbricht *(Geschwürkrankheit der Jugendlichen*, die oft einen auffallend schweren Verlauf nimmt), dagegen die *erworbenen* Fälle sich nur *später* manifestieren und die Aussichten auf Genesung viel günstiger sind.

Die Pathogenese der vegetativen Krankheiten charakterisierte ich in meiner ersten, 1937 erschienenen Mitteilung folgendermaßen: *diese Krankheiten können auf die unzulängliche Funktion eines Regelungssystems zurückgeführt werden, das sich aus drei Faktoren zusammensetzt: aus der Umwelt, aus den vegetativen Nervenzentren und aus irgendeinem inneren Organ*. Normalerweise sind die drei Faktoren in Gleichgewicht, unter pathologischen Umständen jedoch kann die Funktion eines jeden Faktors dieses Systems eine Störung erleiden.

1. Übertreffen die Reize der *Umwelt* längere Zeit das gewöhnliche Ausmaß, so führt dies zur Überlastung des vegetativen Nervensystems. Die vegetativen Nervenzentren haben die Bestimmung, auch gegen die abwechslungsreichsten Einwirkungen der Umwelt, seien sie nun emotionellen, traumatischen, oder meteorologischen Ursprunges oder aber durch eine Infektionskrankheit bedingt, als Puffer zu wirken und die Kraft dieser Impulse nach Möglichkeit abzudämpfen. Als Folge der *Überlastung* des Nervensystems bleibt diese Pufferfunktion aus und die an den vegetativen Nerven entlanglaufenden Impulse wirken sich auf die inneren Organe schockartig aus. Dadurch erfolgt eine Funktionsstörung der inneren Organe.

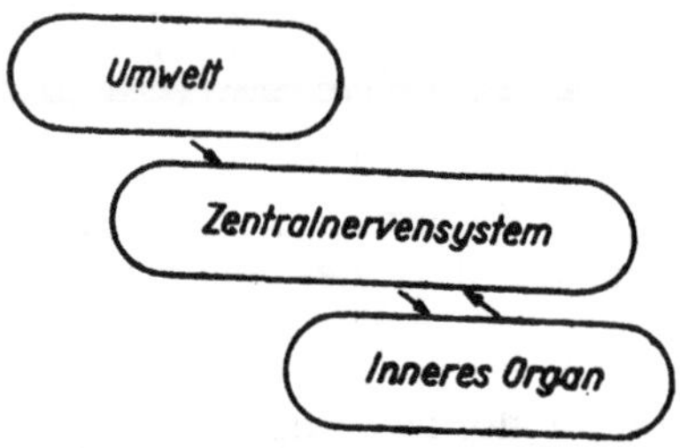

Abb. 3 Das Dreierschema der vegetativen Krankheiten

Da Cannons Untersuchungen bewiesen, daß das vegetative System — besonders auf stärkeren Reiz —, immer als eine Einheit reagiert, ist es klar, daß sich jeder Reiz des vegetativen Nervensystems auch auf den Magen, sowie auf die durch das Nervensystem innervierten übrigen Eingeweide erstreckt. Wenn nun der *Magen* — entweder infolge einer erblichen Belastung oder als Residuum einer erworbenen Krankheit — das Organ ist, das als rezeptives Organ auf die ihn plötzlich treffenden und intensiven Erregungen am stärksten reagiert, so wird aus dem Individuum ein Geschwürkranker. Unter anderen Umständen wird eine Migräne, ein Asthma oder eine Angina pectoris usw. entstehen.

2. Auch die Reizbarkeit der *vegetativen Nervenzentren* kann sich steigern: entweder infolge der Unregelmäßigkeit der aus der Gehirnrinde kommenden Reize, oder infolge einer Verminderung der kortikalen Hemmung. In beiden Fällen erhalten wir dasselbe Resultat: normale, sogar vielleicht unterschwellige Reize können schon eine große Erregung verursachen, die jedesmal auch auf die inneren Organe übergreift. Die Erregungen summieren sich und als Folge dauern die einzelnen Reizungs-

perioden immer länger und länger, klingen immer langsamer und langsamer ab und es tritt oft bereits eine neuere Reaktion auf, da sich die durch den vorhergehenden Reiz ausgelöste Erregung noch nicht gelegt hat. Diese gesteigerte Reizbarkeit der vegetativen Nervenzentren kann ebenfalls angeboren, aber auch erworben sein.

3. Die Reizbarkeit eines oder mehrerer *innerer Organe* kann sich ebenfalls verändern. Die Reizschwelle des einen Organs kann höher oder tiefer liegen, als die der anderen. Auch dies kann angeboren oder erworben sein. Das Organ von gesteigerter Reizbarkeit antwortet auf jeden Reiz mit einer stärkeren und zugleich auch langsamer abklingenden Reaktion. Daraus folgt wieder, daß das Organ in einen fast ununterbrochenen Erregungszustand geraten kann, von dem anzunehmen ist, daß er zuerst funktionelle, später aber auch anatomische Folgen zeitigt.

Wie wir sehen, können verschiedene Ursachen zur selben Funktionsstörung und schließlich zur Erkrankung irgendeines Organs führen. Die bekannt gegebenen Anomalien können sich außerdem kombinieren und so noch mehr die Entstehung der Krankheit fördern.

Es ergibt sich die Frage: können wir — wenn theoretisch eine »zentrale« und eine »peripherische« Geschwürkrankheit angenommen werden kann — sie auch klinisch unterscheiden? Wir sind der Meinung, daß eine solche Unterscheidung *derzeit* noch nicht möglich ist.

Interessant ist die folgende Frage, die wir aber vorläufig noch nicht beantworten können: was ist der Grund dafür, daß bei einem Teil der »vegetativen Kranken« der Magen, bei anderen die Lunge, und bei anderen wieder das Herz usw. erkrankt? Oder mit einem anderen Worte: was bestimmt die Organwahl?

TSCHERNORUZKI meint, daß der Typus des Nervensystems das ausschlaggebende sei und daß bestimmte Typen zur Erkrankung bestimmter Organe neigen. Es mag sein, daß hier »der Organtypus« die Hauptrolle spielt, also z. B. daß bestimmte Typen der Magenfunktion die Disposition zur Geschwürkrankheit schaffen. Da jedoch, unserer Ansicht nach, weder die Qualität oder Intensität der einwirkenden Reize, noch der Typus des Nervensystems oder des Organs beim Individuum erklären kann: 1. warum die vegetative Krankheit nicht an jedem entsteht, der z. B. viele Erregungen erleidet, oder 2. warum nicht jeder geschwürkrank wird, der zu einem bestimmten Typ des Nervensystems oder des Organs gehört, — müssen wir die Antwort auf diese Frage anderswo suchen. Ich stelle die Frage, ob nicht die Reaktionsweise verschiedener Leute auf plötzliche, starke äußere Einwirkungen ausschlaggebend ist. Wir wissen, daß es Menschen gibt, die in solchen Fällen zittern oder sich erbrechen, andere reagieren mit Herzklopfen oder mit gesteigerter Darmperistaltik, dann gibt es solche, die erröten, wieder andere schnappen nach Luft oder fühlen einen Krampf im Magen. Alle diese Symptome kommen auch physikalisch zum Ausdruck, wovon wir uns leicht überzeugen können, wenn wir zur Zeit der Einwirkung des Reizes den Blutdruck, die Frequenz der Herztätigkeit, den Blutzucker, die Sekretion von Magensäure oder die Magendarmmotilität kontrollieren.

Nach BYKOW und KURZIN sind 5 Typen der Magensekretion zu unterscheiden: 1. *Normal;* charakteristisch ist hier, daß die Reizbarkeit der Drüsen in der reflektorischen und chemischen Phase der Sekretion gleicherweise mäßig ist; 2. *Reizbar;* die Reizbarkeit der Drüsen ist sowohl in Anbetracht auf den Einfluß der mechanischen, als auch der chemischen Reize gesteigert; 3. *Gehemmt;* die Reizbarkeit der Drüsen ist eine verminderte. Die freie Salzsäure fehlt, der Tonus hat abgenommen, die Peristaltik bleibt aus, oder ist schwach ausgeprägt (Akinesie oder Hypokinesie); 4. *Asthenisch;* die sekretorische Reaktion kommt in der ersten Phase stark zum Ausdruck, in der neurochemischen Phase ist dagegen die Reizbarkeit der Drüsen schwächer; 5. *Inert;* die Reizbarkeit der Drüsen ist in der reflektorischen Phase geringer, aber in der neurochemischen Phase ist sie normal oder erhöht.

Bei ihren Untersuchungen fanden sie diesen Typen entsprechend unter den Geschwürkranken 60 v. H. reizbar, 16 v. H. gehemmt, 7 v. H. asthenisch, 7 v. H. inert und 10 v. H. normal. *Dies erhärtet nicht die Auffassung, daß die Geschwürkrankheit an eine »Magenkonstitution« gebunden sei!*

Zur Erkennung der präulzerösen Periode empfiehlt EDLÉN die Untersuchung der alimentären Hyperglykämie. Bei einer Zuckerbelastung beobachtete er in 96 v. H. der Fälle eine abnormale Erhöhung des Blutzuckers, in 50 v. H. Glykosurie. Seine Kranken berichteten über typische Beschwerden, aber das Resultat ihrer Röntgenuntersuchung war negativ, obzwar es später manchmal positiv ausfiel.

Die in der *Behandlung* der vegetativen Krankheiten — und darunter auch der Geschwürkrankheit — angewandten Verfahren können danach gruppiert werden, gegen welches Glied des Regulationssystems sie gerichtet sind. Wie wir sehen werden, setzen unsere bei der Behandlung der Geschwürkrankheit derzeit angewandten Verfahren größtenteils beim *Magen* ein: zweifelsohne eine ziemlich primitive Heilungsmethode, die am besten dem Verfahren vergleichbar ist, das der Dermatologe verfolgt, der irgendeine mit dem inneren Milieu des Organismus zusammenhängende Hautkrankheit nur mit Schutzsalben oder mit Öl heilen will. Zeitweise sind wir auch bemüht, den Kranken von den ungünstigen Einwirkungen der *Umwelt* fernzuhalten. In diese Gruppe gehören u. a. die Liegekuren, eingeschaltete Ruheperioden. Neuerdings können wir ein wenig mehr unternehmen um das *Nervensystem* zu beeinflussen. Selbstverständlich läßt sich — bis die Frage der Pathogenese der Geschwürkrankheit nicht vollkommen gelöst ist — mit unseren gegenwärtigen Verfahren nicht mehr erreichen, als daß wir die vorhandene Neigung zur Genesung der Geschwürkrankheit stützen und dadurch den Übergang aus der schlechten Periode in die gute Periode fördern. Von einer kausalen Heilung der Geschwürkrankheit sind wir noch weit entfernt.

Zusammenfassend können wir über die »vegetative« Auffassung der Geschwürkrankheit folgendes sagen: die Geschwürkrankheit ergibt sich aus der Störung des dynamischen Gleichgewichts der Einheit: Umwelt — Zentralnervensystem — Magen. Die Störung kann von jedem Faktor dieser Einheit ausgehen.

Bevor ich die Abänderungen mitteile, die ich an der ursprünglichen Konzeption der vegetativen Krankheiten vornahm, muß noch die Auffassung BYKOWS über die Pathogenese der Geschwürkrankheit, bzw. der ihr ähnlichen Krankheiten dargelegt werden.

Nach der Auffassung BYKOWS, die auf den Pawlowschen Lehren basiert, spielt in der Entstehung und Ausbildung der Geschwürkrankheit das höchste Regelungszentrum, die Gehirnrinde, die Hauptrolle. Die Veränderungen der höchsten Nerventätigkeit, die als Folge der »Konflikte« der aus der Umwelt kommenden Reize in der Gehirnrinde und in den subkortikalen Ganglionen auftreten, können zur neuen, pathologischen Integration des Magens – bzw. irgeneines anderen Organs – führen. Die lokale Organschädigung wird durch die Gehirnrinde wahrgenommen. Die Gehirnrinde registriert ja ununterbrochen die mit den Impulsen verbundenen »Empfindungen«, die aus dem »inneren Haushalt« des Organismus kommen, und dies auch dann, wenn diese Empfindungen nicht ins Bewußtsein gelangen; die Impulse, die aus den inneren Organen kommend – durch die Impulse der Umwelt umgestaltet – pausenlos auf die Gehirnrinde einwirken, verändern den kortikalen Mechanismus und den funktionellen Zustand der subkortikalen Zentren, was dann in der Ausbildung der pathologischen Prozesse in entsprechender Weise zum Ausdruck kommt. Wie dies besonders von GUBERGRIZ betont wurde, kann der »Reizherd« an jeder Stelle des Reflexbogens entstehen (Gehirnrinde, subkortikale Ganglionen, vegetatives Nervensystem, Erfolgsorgan, innere Umwelt des Organismus). Diesen Mechanismus faßt BYKOW unter dem Namen der kortiko-viszeralen Dynamik zusammen. »Die Geschwürkrankheit muß somit aufgefaßt werden als ein neuer und fest fixierter Komplex der kortiko-viszeralen bedingten Reflexe und als eine neu entstandene Integration von pathologischem Charakter zwischen der Gehirnrinde und den inneren Organen. Der Beginn und die Ausbildung der Krankheit hängen mit den Störungen der höchsten Regelungsmechanismen zusammen, die als das Resultat der Konflikte in den beiden Informationssystemen der Hirnrinde oder infolge Störungen der interorezeptiven Signalisation auftreten. Die Dysharmonie des vegetativen Nervensystems und die Veränderung der endokrin-humoralen Regelungsmechanismen ist nur die Manifestation der sekundären Erscheinungen der Geschwürkrankheit.«

Unter normalen Verhältnissen verhindert die Tätigkeit der Hirnrinde, die sich aus der ununterbrochenen Analyse und Synthese der extero- und interorezeptiven Reize zusammensetzt, die Funktion der subkortikalen Zentren, mit Ausnahme der Gebiete, die zur Verrichtung der koordinierenden Funktion der Rinde genügen. Bei Überanstrengung der Gehirnzellen werden die subkortikalen Zentren von der Beeinflussung durch die Rinde frei: die Funktion der subkortikalen Zentren wird intensiver, aber auch chaotisch. Dieser Zustand zeigt sich vor allem in der thalamo-hypothalamischen Gegend, in der zu solcher Zeit ein »stagnierender« Reizherd entsteht. Die Steigerung der Reaktivität der subkortikalen Zentren kann einen dauernden Krampf der Muskulatur und der Gefäße des Magens zur Folge haben. So einen Zustand kann am ehesten ein besonders starker emotioneller Reiz verursachen, der die Reizbarkeit der Hirnrinde steigert und sie schnell bis an, ja sogar über die Grenze ihrer Arbeitsfähigkeit erhöht. Die Störungen der kortikalen und subkortikalen Dynamismen können anfangs, auf die vegetativen Nerven übertragen, in den Organen — vor allem durch den Vagus — funktionelle Schädigungen verursachen, später können jedoch, je nach dem Grad der Schädigung und der Dauer der funktionellen Störung, organische Veränderungen sich entwickeln. Das Auftreten des Geschwürs im Magen und Duodenum erfolgt unter dem Einfluß der anhaltenden und ständig zur Geltung kommenden zentrifugalen Impulse, die die Spasmen in der Muskulatur und in den Gefäßen der Magenwand in Begleitung der allgemeinen trophischen Funktionsstörung der Gewebe auslösen. Infolgedessen nimmt die Abwehrfähigkeit der Schleimhaut ab und so kann schließlich der Magensaft daran seine verdauende Wirkung ausüben.

»Es entsteht ein eigenartiger circulus vitiosus : aus dem Zentrum gehen ununterbrochen Impulse zum Organ, die seine Funktion schädigen und verändern ; aus dem Organ laufen dagegen Impulse in die Richtung des Zentrums, die die pathologische Funktion des Regelungssystems noch mehr erschweren. Dieser circulus vitiosus besteht solange, bis die normale Tätigkeit des Regelungsapparates durch irgend etwas wieder hergestellt wird«.

Wie aus dem Gesagten ersichtlich ist, zeigt die Theorie Bykows sehr viel Ähnlichkeit mit unserer vegetativen Theorie. Bei der Aufstellung der Lehre über die vegetativen Krankheiten waren die Pawlowschen Lehren über das Zentralnervensystem bei uns noch nicht bekannt. Hätte ich Gelegenheit gehabt sie zu kennen, so hätte ich in meiner ursprünglichen Auffassung schon damals zwei Abänderungen vorgenommen :

1. Ich schrieb der Hirnrinde ebenfalls die Rolle der »*Schalttafel*« zu, doch wurde ich durch den Umstand beeinflußt, daß — wie wir sahen — in der Symptomatologie dieser Krankheiten Erscheinungen dominieren, die auf das vegetative Nervensystem zurückführbar sind und ich erkannte nicht, daß dies nur sekundäre Erscheinungen sind : das normale Leben hängt von der Reaktion der Gehirnrinde, von den dort entstandenen — und von psychischen Erlebnissen gewöhnlich nicht begleiteten — periodischen, bedingten Reflexverbindungen ab, die unter dem Einfluß der alltäglichen Reize zustandekommen. Die Vereinigung der animalen und vegetativen Funktionen findet in der Hirnrinde statt : das vegetative Nervensystem des Menschen und der höheren Tiere ist nicht autonom, sondern ist ein Teil des unter der Kontrolle der kortikalen Mechanismen stehenden einheitlichen Nervensystems. (In diesem Fehler — den Gorisontow übrigens sehr zutreffend als »enthaupteten Nervismus« nennt — stimmten wir mit Speranski überein). Die relativ inerten subkortikalen Zentren sind nur durch Vermittelung der Hirnrinde fähig, sowohl auf die verschiedenen Reize der Umwelt als auch auf die der inneren Welt des Organismus zu reagieren. Zwar ist die Repräsentation der inneren Organe wahrscheinlich auch im Zwischenhirn aufzufinden, aber die Endstation ist die Hirnrinde.

2. Es waren mir auch die Untersuchungen unbekannt, die sich auf das — heute auch schon morphologisch charakterisierbare (Lawrentjew, Altsul, Ábrahám usw.) — Vorhandensein der Interorezeptoren und ihren ständigen Einfluß auf die Gehirnrinde (die sog. Signalisation) beziehen.

Die Bedeutung der Peripherie haben wir zwar hervorgehoben, jedoch nur als die eines Erfolgsorgans und nicht als die eines aktiven Organs, das in das Gehirn physiologische oder pathologische Reize sendet.

Die Konzeption der vegetativen Krankheiten ließe sich demnach heute – mit Beachtung der angeführten Ergänzungen – folgendermaßen schematisch darstellen:

Umwelt (Exterorezeptoren)	——————→	**Hirnrinde**
		↑↓ (wahrnehmbar)
		Vegetative Zentren
		↓↑ (präsensorisch)
		Inneres Organ (Interorezeptoren)

Dieses Schema ist nichts anderes als Bykows »kortiko-viszeraler Dynamismus«. *Die Lehre über die vegetativen Krankheiten ist also die klinische Erscheinungsform dieses kortiko-viszeralen Dynamismus.* Nehmen wir diesen Satz an, so ergibt sich für die klinische und theoretische Forschung ein neues Gebiet, auf dem die Physiologie die führende Rolle spielen wird und die berufen sein wird den Weg aufzuklären, auf dem die Störung des geschilderten physiologischen Gleichgewichts zum klinischen Bild der vegetativen Krankheiten führt. Weitere Forschungen müssen entscheiden, wie sich aus dem kortiko-viszeralen Dynamismus die von uns festgestellten klinischen Charakteristika ergeben.

Tschernoruzki hält es schon in seiner 1951 erschienenen Arbeit für nötig, die Hypertoniekrankheit, die Geschwürkrankheit, das Asthma, die Erkrankungen der Koronargefäße und die »Organneurosen« in einer besonderen Gruppe zu klassifizieren: »diese Krankheiten bilden auf Grund ihrer kortiko-viszeralen Pathogenese wirklich eine gemeinsame Gruppe, genetisch aber hängen sie in bedeutendem Maße mit den persönlichen psychoemotionellen Erlebnissen des Kranken zusammen, und zwar auf Grund dessen, daß eine Störung im Verhältnis des Individuums zur Umwelt und zur ganzen Gemeinschaft eintritt.« Von hier ist es nur ein Schritt bis zur Erkenntnis des klinischen Zusammenhanges (der vegetativen Krankheiten)!

Schließlich muß ich noch die Auffassung von Selye erwähnen. Bekanntlich kann sich der Organismus gegen die Läsionen von außen auf zweierlei Art verteidigen: *a)* durch spezifische und *b)* durch aspezifische Abwehrreaktionen. Während die ersteren gegen eine gewisse, bestimmte Einwirkung zur Geltung kommen, treten die letzteren gegen *jedwede* Einwirkung völlig stereotypisch auf. Die letztere Form der Abwehr spielt sich in drei »Akten« ab. Diese sind: die Perioden der Alarmreaktion, des Widerstandes und der Erschöpfung. Dieses aspezifische Reagieren des Organismus nannte Selye »stress« und die in seinem Verlauf durch die adaptative Reaktion verursachte Symptomengruppe bezeichnete er als »allgemeines Adaptationssyndrom«. Selye wies nach, daß der Organismus vor allem gegen die schädlichen Einwirkungen durch Aktivierung der ACTH-glykokortikoiden Achse reagiert, da er jedoch das Problem nicht am entscheidenden Punkte erfaßte, konnte er auch nicht zum richtigen Ergebnis gelangen, ja er lenkte die Aufmerksamkeit von den Fragen, die hinsichtlich des Wesens dieses Prozesses die wichtigsten sind, bis zu einem gewissen Grade ab. Die »Entgleisungen« des von Selye angenommenen Mechanismus, d. h. seine fehlerhafte Funktion, können nach ihm zur Entstehung gewisser Krankheiten führen. Diese Krankheiten nennt Selye *Krankheiten der Adaptation*. Das Wesentliche an diesen Krankheiten sieht Selye somit in der pathogenen Adaptation zum »stress« und vor allem in der unverhältnismäßigen Überproduktion der Mineralokortikoiden. Er rechnet zahlreiche Krankheiten hieher: im allgemeinen diejenigen, die man Krankheiten der Zivilisation oder Aufbrauchskrankheiten zu nennen pflegt. In Anbetracht der Geschwürkrankheit besagt die Auffassung von Selye, daß emotionelle oder andere »Stressoren« eine Sekretion von ACTH und schließlich von Kortison in Bewegung setzen, die eine gesteigerte Säure- oder Pepsinsekretion der Magendrüsen hervorrufen. Bis jetzt fehlen aber die direkten Beweise dafür, daß an Geschwürkranken eine Hyperaktivität der Nebennierenrinde bestünde. Die Hyperaktivität der Nebennierenrinde ist im allgemeinen nicht mit Geschwürbildung verbunden.

Wie ich auf dem Korányi-Kongreß 1952 in Budapest ausführlich darlegte, gibt die Stress-Konzeption von Selye nur einen Teil der Prozesse, die sich im Organismus abspielen, wenn eine plötzliche Gefahr die Intaktheit des milieu interieur bedroht. Dieser Teil ist der Endokrinteil. Die Bewahrung der Intaktheit des milieu interieur ist jedoch die Funktion von Hirnrinde und Subkortex, die durch die äußere Einwirkung reflektorisch in Bewegung gesetzt werden und deren Reaktion auf neuro-humoralem Weg verläuft.

Die Lehre der Adaptationskrankheiten ist weder experimentell, noch klinisch ausreichend begründet. Meines Erachtens geht die Lehre der Adaptationskrankheiten unter Einschaltung der reflektorisch hervorgerufenen führenden Rolle der Gehirnrinde und der subkortikalen Ganglien in der kortikoviszeralen (vegetativen) Pathologie auf.

Die Frage der Pathogenese der Geschwürkrankheit ist noch bei weitem nicht gelöst. Die gegenwärtigen Theorien, die sich auf die Synthese der Geschwürkrankheit beziehen, können zweifellos als bedeutender Fortschritt verbucht werden. Einem roten Faden gleich zieht sich auch durch dieses Buch die veränderte Auffassung mit der wir heute allen Problemen der Geschwürkrankheit begegnen. Eine Arbeitstheorie gleicht einem Gerüst, das dem Bau eines Gebäudes dient; ist diese Arbeit beendet, so kann das Gerüst ohne Schaden abgetragen und zerstört werden. Die Lösung der Pathogenese der Geschwürkrankheit — und mit ihr die der vegetativen Krankheiten — wird uns vielleicht auf dem Wege zum Verständnis der Prozesse im gesunden und pathologischen Organismus am weitesten führen. Gleichzeitig wird uns die Möglichkeit der Heilung einer ganzen Menge von Krankheiten geboten werden, deren allgemeine Mortalität heute schon die der sog. Volkskrankheiten erreicht und die hinsichtlich ihrer Verbreitung, der mit ihnen verbundenen Leiden und Arbeitsunfähigkeit ganz bestimmt nicht mehr hinter diesen bleiben, ja deren Zahl immer mehr zunimmt und die Volkskrankheiten von gestern auch mit Hinblick auf die Anzahl der Fälle in absehbarer Zeit übertreffen wird. Wir müssen daher alles daransetzen um die Aufmerksamkeit auf diese Krankheiten zu lenken und sie in den Mittelpunkt der experimentellen und klinischen Forschung zu stellen.

LITERATUR

Bykow—Kurzin, A fekélybetegség keletkezésének kortiko-viszcerális elmélete (Die kortiko-viszerale Theorie der Entstehung der Geschwürkrankheit), Budapest 1951.

Edlén, Acta med. scand. 138, 161, 1950.

(Gubergriz) Губергриц, Терапевт. Архив, М. 1949, 6 (Sowj. Med. Berichte, 1950, 2.)

Hetényi, Akad. Osztályközl. 1952, III. 227. (ung.)

Hetényi, Akad. Osztályközl. 1952, III. 513. (ung.)

Hetényi, Orv. Hetilap, 1938, 23. (ung.)

Hetényi, Schweiz. med. Wschr. 1950, 263.

Selye, Stress I—III, Montréal, 1950—51—52.

Speranski, A basis for the theory of medicine, New York 1943.

FÜNFTER ABSCHNITT

MODELLVERSUCHE ZUR KLÄRUNG DER PATHOGENESE DER GESCHWÜRKRANKHEIT

In diesem Abschnitt teile ich die Versuche mit, die dem Bestreben dienten, die Richtigkeit der Konzeption der vegetativen Krankheiten am Modell der Geschwürkrankheit mit Hilfe meiner Mitarbeiter zu untersuchen.

Seit den Untersuchungen von Löwy und Dale ist bekannt, daß die Erregung der vegetativen Nerven das Freiwerden spezifischer chemischer Stoffe zur Folge hat, daß also die Übertragung der Nerveneffekte durch chemische Stoffe geschieht.

Die motorische und sezernierende Funktion des Magens steht vor allem unter der Herrschaft des N. vagus und so verursacht der vom Zentralnervensystem in die Magenwand gelangende Reiz in jedem Falle das Freiwerden von *Azetylcholin*. Tatsächlich bewiesen Dale und Feldberg, daß auf die Reizung des Magenvagus im Blut der Magenvenen Azetylcholin erscheint. Bloch und Necheles fanden im Magensaft eines jeden Menschen Azetylcholin. (Dies konnten wir in unseren Untersuchungen mit Oláh und Varró nicht beweisen.) Die Wirkung des Azetylcholins auf den Magen ist eine zweifache : sie ruft die Erregung der Schleimhaut hervor, steigert dort die oxydativen Prozesse, andererseits verengert sie — im Gegensatz zu der bekannten auf die Extremitätengefäße ausgeübten vasodilatatorischen Wirkung — die Gefäße, die die Magenschleimhaut versehen : sie ruft also letzten Endes einen gesteigerten Sauerstoffbedarf hervor und verschlechtert gleichzeitig die Sauerstoffversorgung. Daß diese doppelte Wirkung zur Hypoxie der Schleimhautzellen und mit der Zeit vielleicht zu ihrer Zerstörung führt, ist weitgehend anzunehmen.

1941 entschlossen wir uns mit Kalapos, die Theorie der vegetativen Krankheiten experimentell zu prüfen und die Wirkung des Azetylcholins auf den Verlauf der Geschwürkrankheit auf Grund der obigen Auffassung an Tierversuchen zu studieren.

Obzwar die Geschwürkrankheit nur die Krankheit des *Menschen* ist und an Tieren nicht hervorgerufen werden kann, macht die starke spontane Heiltendenz der Krankheit und das Fehlen der Möglichkeit einer direkten Kontrolle den Menschen zu experimentellen Untersuchungen ungeeignet. Unsere erste Aufgabe bestand also darin, daß wir ein experimentelles Magengeschwür finden, bei dem 1. das Bild des Geschwürs dem eines im Laufe der spontanen Geschwürkrankheit entwickelten Geschwürs am Menschen verhältnismäßig am nächsten steht und 2. dessen regelmäßiger und gesetzmäßiger Verlauf eine genaue Bewertung der Resultate verschiedener experimentell gesetzten Einwirkungen ermöglicht. Diesen Erfordernissen entspricht am besten das am Hunde hervorgerufene Atophangeschwür. Die auffallende Ähnlichkeit in der anatomischen Lage, im histologischen Bild, in der Heilungsart und in der therapeutischen Beeinflußbarkeit — samt dem Vorteil einer Regelmäßigkeit in der Geschwürbildung — machte das Atophangeschwür für unsere Versuche sehr geeignet.

Abb. 4 zeigt das Atophangeschwür an einem Sektionspräparat des Magens; Abb. 5 zeigt es in vivo durch eine aus dem Dickdarm gebildete Magenfistel (VARRÓ—JÁVOR) mit einem Gastroskop betrachtet.

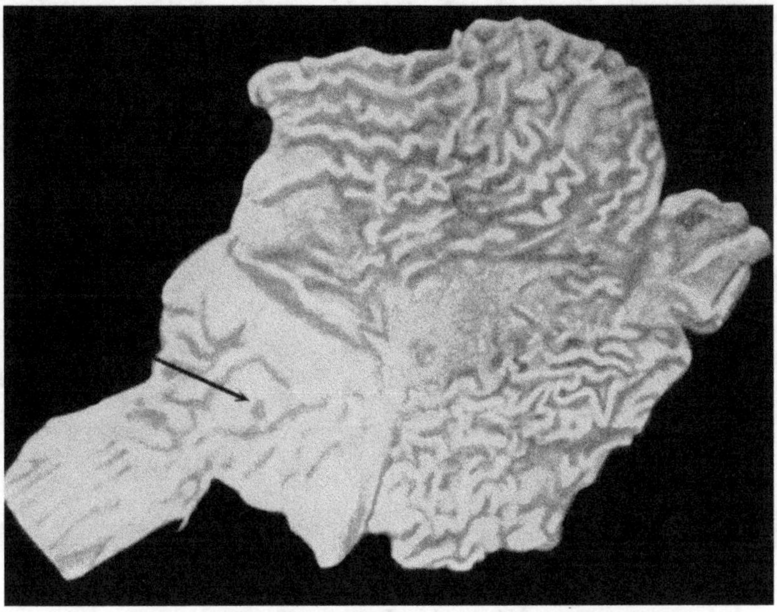

Abb. 4 Das Atophangeschwür des Hundes

In der ersten Serie unserer Versuche wiederholten wir die ursprünglichen Versuche von VAN WAGONER und CHURCHILL, denen wir die Beschreibung des Atophangeschwürs verdanken. Unseren Hunden, die eine gemischte Nahrung erhielten, wurde pro kg täglich 0,1 g Atophan intravenös verabreicht. In unseren sämtlichen Versuchen gebrauchten wir das RICHTERsche Tophosannatrium. Die Injektionen verabreichten wir 21 Tage lang; am Ende der Versuchsperiode ließen wir die Hunde verbluten und sezierten sie sogleich. Wir konnten uns davon überzeugen, daß das Atophan bei 85—100 v. H. der Tiere eine Geschwürbildung hervorruft. Ein Teil der Geschwüre trat im Magen, ein anderer im Duodenum auf und beim Großteil der Fälle entstanden mehrere Geschwüre.

Danach untersuchten wir die Wirkung des *Azetylcholins* auf den Magen. Das Azetylcholin verabreichten wir intravenös drei Wochen lang in einem Quantum von 0,02 g täglich. Das Ergebnis war, daß das Azetylcholin in der Schleimhaut des Magens und des Duodenums zwar eine Entzündung mit kleinen lokalen Blutungen hervorrief, jedoch in keinem Fall Geschwüre verursachte.

In der folgenden Versuchsserie erhielten die Hunde gleichzeitig täglich 0,1 g pro kg Körpergewicht *Tophosannatrium* und 0,02 g *Azetyl-*

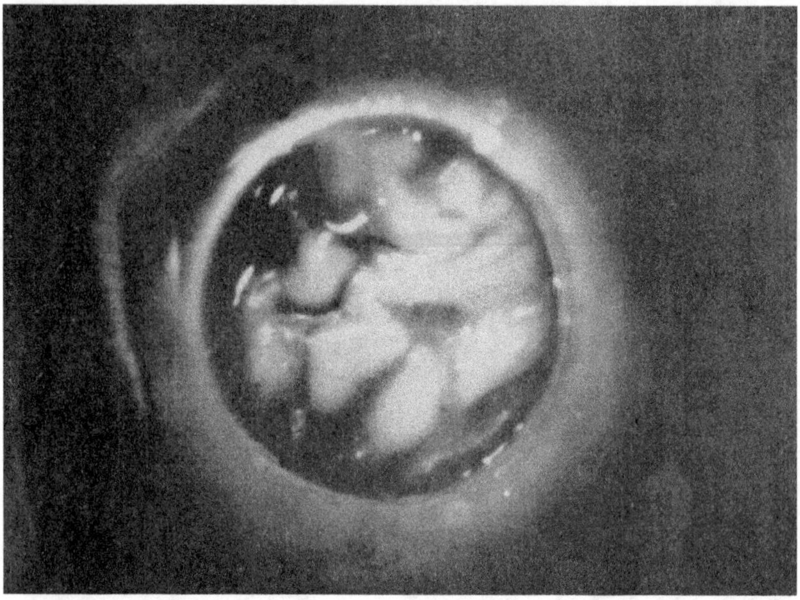

Abb. 5 Das Atophangeschwür des Hundes (Gastroskopie durch das Varró—Jávorsche »Darmkanül«)

cholin drei Wochen lang intravenös verabreicht. An jedem Tier entstanden Geschwüre, die im allgemeinen ärger als die einfachen Atophangeschwüre waren. Auch die Perforation von mehreren Geschwüren konnte beobachtet werden.

Zum Beweis, daß das Azetylcholin tatsächlich die Bildung des Atophangeschwürs fördert, boten sich uns mehrere Verfahren : 1. wir hätten versuchen können, das Atophan *in Dosen* zu verabreichen, die an sich noch kein Geschwür erzeugen, aber gleichzeitig mit Azetylcholin verabfolgt vielleicht zu Geschwüren führen können ; 2. hätten wir auch versuchen können, die Dauer der Atophanverabreichung bis auf eine *Zeitspanne* abzukürzen, in der das Atophan an sich noch kein Geschwür hervorruft und 3. hätten wir auch die Geschwürbildung durch Röntgenuntersuchung kontrollieren können.

Infolge technischer Schwierigkeiten mußten wir von der dritten Lösung abstehen und wählten zu unseren Untersuchungen die zweite Möglichkeit.

Wir mußten vorerst die Zeitspanne feststellen, während der das Atophan bestimmt *keine* Geschwürbildung hervorruft.

Wenn wir unseren Tieren Atophan nur zwei Wochen lang verabreichten und sie dann am 14. Tage töteten, fanden wir in keinem der Fälle Geschwüre: die wahrgenommenen Veränderungen waren im allgemeinen akut und entsprachen dem Bilde einer blutenden Entzündung.

Dann untersuchten wir die Veränderungen in dem Falle, wenn wir unseren Hunden Atophan *und* Azetylcholin gleichzeitig — *aber nur 14 Tage lang* — verabreichten. An sämtlichen Tieren konnte die Entstehung von Geschwüren nachgewiesen werden. Unsere beiden letzten Versuchsserien führten somit zu der Folgerung, daß Azetylcholin fähig ist, die Ausbildung des Atophangeschwürs zu beschleunigen.

Bekanntlich hebt *Atropin* die Wirkung von Azetylcholin, das an den Nervenendigungen freiwird, auf. War also tatsächlich Azetylcholin die Ursache der schnelleren Entwicklung der Atophangeschwüre, so durften wir erwarten, daß eine gleichzeitige Atropinbehandlung diesen Prozess schwächen werde. In unserer folgenden Versuchsserie erhielten die Hunde also außer Atophan und Azetylcholin täglich zweimal auch 1 mg Atropin subkutan verabreicht. An diesen Hunden traten tatsächlich keine Geschwüre auf. Die Anzahl der Tiere war aber zu klein um endgültige Schlüsse zu ziehen.

Obzwar in der Literatur keine Angaben darüber vorliegen, daß man mit kleinen Dosen den Organismus an Azetylcholin »gewöhnen könnte«, hielten wir es doch für angebracht, unsere Untersuchungen auch in diese Richtung zu erstrecken. Wir untersuchten also die Entstehung des Atophangeschwürs nach *Azetylcholininjektionen, die vor der Atophanverabreichung in kleinen Dosen* gegeben wurden. Die Tiere erhielten 14 Tage lang täglich steigende Dosen von 1 mg bis 10 mg intravenös verabreicht. Danach gaben wir drei Wochen lang die gewöhnlichen Atophandosen. Die Ergebnisse waren nicht einheitlich: bei der Hälfte der Tiere traten Geschwüre auf. Darum mußten wir die Frage offen lassen, ob Azetylcholin — in kleinen Dosen »präventiv« verabreicht — die Ausbildung des Atophangeschwürs verhindern kann.

Aus all diesen Versuchen konnten wir hinsichtlich der Richtigkeit unserer Auffaßung über die vegetativen Krankheiten gewisse Schlüsse ziehen. Wir sahen, daß das Azetylcholin — dessen Wirkung mit der Reizung des vegetativen Nervensystems beim Menschen gleichgesetzt wird — an sich nicht einmal in großen Dosen verabreicht, Geschwüre hervorrufen kann. Damit ein Geschwür entstehe, ist außerdem noch nötig, daß in der Magenwand selbst irgendeine »präulzeröse« Disposition oder Veränderung vorhanden sei. Dies letztere riefen wir in unseren Versuchen durch die Injektionen von Atophan hervor, die aber nur *zwei* Wochen lang vorgenommen wurden. Wie wir sahen, genügte diese Zeit übrigens nicht, um Geschwüre hervorzurufen.

Wenn wir also annehmen, daß in unseren Versuchen das Azetylcholin mit der Erregung des vegetativen Nervensystems beim Menschen und das Atophan in einer an sich noch keine Geschwüre erzeugenden Menge mit der verminderten Verteidigungsfähigkeit (»Geschwürdisposition«) der Magenschleimhaut ersetzt werden kann, dann scheinen unsere Versuche tatsächlich unsere Auffassung zu bestätigen, nach der *zur Entstehung eines Magengeschwürs zwei Faktoren notwendig sind: 1. die gesteigerte Erregung des vegetativen Nervensystems und 2. eine sog. Geschwürdisposition des Magens.* Eine Geschwürkrankheit kann also nur auf Grund der gemeinsamen Wirkung dieser beiden Faktoren entstehen und kann daher ebensowenig für eine ausschließliche *Magen*krankheit wie als eine Krankheit des *Nervensystems* betrachtet werden.

Bieten nun unsere Untersuchungen eine Aufklärung über die unmittelbaren Umstände der Geschwürentstehung? Die Wirkung des Atophans wird im allgemeinen auf die von ihm verursachten Gefäßveränderungen: auf Phlebitiden, Endarteriitiden und Thrombosen (Graulich) zurückgeführt. Ähnliche Erscheinungen beobachtete Graulich an den menschlichen Mägen, die wegen Geschwüren entfernt wurden. Das im Laufe der menschlichen Geschwürkrankheit entstehende Geschwür ist ebenfalls immer eine Nekrose, und hinter der Nekrose kann selbstverständlich in jedem Fall die Verschlechterung der Zirkulation aufgezeigt werden. Dürfen wir somit annehmen, daß im ersten Stadium der Geschwürkrankheit eher die Innervationsstörungen der Magengefäße (wiederholte und schließlich anhaltende Vasokonstriktion), während im vorgeschrittenen Stadium der Krankheit bereits organische Veränderungen in den Wänden der Gefäße entstehen? In der Entstehung des Geschwürs können wir somit vielleicht ebenso eine »spastische« und eine »organische« Periode unterscheiden, wie wir es auf irgendeinem anderen Arteriengebiet des Blutkreislaufes, z. B. bei der Erkrankung der Arterien der unteren Extremitäten tun.

In späteren Experimenten untersuchten wir die Rolle der Ausschaltung des Zentralnervensystems am selben Modell: am Atophangeschwür des Hundes.

I. Im Jahre 1938 studierten wir in den mit Magyar durchgeführten Untersuchungen die Wirkung der emotionellen Einflüsse in der Weise, daß wir eine Serie von Hunden im Laufe der Atophanbehandlung am Schlafen hinderten. An diesen Hunden traten ungewöhnlich schwere Geschwüre auf. Zur selben Zeit schalteten wir in einer anderen Versuchsserie die Gehirnrinde durch Schlafmittel aus, d. h. wir hielten also die Hunde während der ganzen Dauer der Atophanbehandlung — mit kurzen Unterbrechungen — im Schlaf. An diesen Hunden bildeten sich entweder überhaupt keine Geschwüre oder die ausgebildeten Geschwüre waren außerordentlich leichten Verlaufes. Daraus schlossen wir, daß sich eine erfolgreiche Fernhaltung der aus der Hirnrinde zum Magen kommenden Reize auf die Geschwürbildung hindernd auswirkt, die Überanstrengung und Erschöpfung der Hirnrinde dagegen die entgegengesetzte Wirkung ausübt, d. h. die Geschwürbildung fördert.

Diese Versuche scheinen die Heilungsmöglichkeit des Geschwürs durch Dauerschlaf zu bestätigen.

II. Hámori und Scossa untersuchten auf meiner Klinik die Wirkung der vollkommenen Vagotomie auf das Atophangeschwür der Hunde. Aus diesen Versuchen ergab sich die überraschende Tatsache, daß die Vagotomie — die seinerzeit auf der ganzen Welt zur Heilung der Geschwürkrankheit diente — in außerordentlich großem Maße die Ausbildung des Atophangeschwürs *verschlimmert:* unter der gemeinsamen Wirkung von Vagotomie und Atophanvergiftung entstanden mächtige *Magen*geschwüre. Die Vagotomie ist also kein indifferenter, sondern ein schädlicher Eingriff. Sie ist als chirurgische Heilmethode abzulehnen. Gleichzeitig ergab sich auch die Tatsache, daß die Durchtrennung der Vagi einen gewissen Schutz gegen *Duodenal*geschwüre bietet. Aus diesem Gegensatz folgerten wir einerseits, daß die Entstehung des Magen- und Duodenalgeschwürs nicht in der gleichen Art erfolgt (siehe Abschnitt VIII), andererseits, daß die sog. psychische Hypersekretion, die durch den Vagus vermittelt wird, nur in der Entstehung des *Duodenal*geschwürs eine Rolle spielen kann. Die Entstehung des *Magen*geschwürs geschieht auf irgendeinem anderen Wege.

Aus unseren Versuchen schlossen wir darauf, daß *der Vagus die Eutrophie des Magens sichert, dadurch auch den geschwürabwehrenden Mechanismus der Magenschleimhaut lenkt und einer der Hauptfaktoren dieser Abwehr ist.*

Bei der Untersuchung der Wirkung der einfachen Vagotomie auf die Schleimhaut des Magens, ergab es sich, daß sich von 20 Hunden nur in 2 Fällen Magengeschwüre bildeten. Diese Geschwüre lagen entlang der kleinen Kurvatur.

Hámori und Scossa unterwarfen auch die Wirkung des *Atropins* einer neuerlichen Untersuchung. In ihrer ersten Versuchsserie verabreichten sie täglich zweimal 2 mg Atropin und diese Behandlung setzten sie gleichzeitig mit der Atophanvergiftung drei Wochen lang fort. Diese Dosierungsweise hatte keine Wirkung auf den pathologischen Prozeß des Atophangeschwürs. Als sie aber in einer anderen Versuchsserie Atropindosen anwandten, die subtoxisch waren, indem sie den Hunden am ersten Tage eine Dosis von 7,5 mg/kg und in den folgenden Tagen Dosen von zweimal 1,25 mg/kg subkutan injizierten, entstanden — im Verhältnis zur Kontrollgruppe — fast in jedem Hund große Geschwüre und es bildete sich auch hier kein *Duodenal*geschwür; dagegen entstanden bei 1/3 der Fälle ohne Atropin Duodenalgeschwüre. *Die subtoxischen Dosen des Atropins verschlimmern also den pathologischen Prozeß der Entstehung des Magengeschwürs in der gleichen Weise, wie die Vagotomie,* und ebenso schützt es anscheinend auch gegen Entstehung von Duodenalgeschwüren.

III. Benkő und Vargha untersuchten auf meiner Klinik die Wirkung der *Leukotomie* auf das Atophangeschwür der Hunde. Die präfrontale Leukotomie unterbricht die Verbindungen zwischen der frontalen Gehirnrinde und dem Hypothalamus. Da die »Repräsentation« des Magens in der Hirnrinde nach übereinstimmenden Untersuchungen vor allem in der frontalen Hirnrinde liegt (Bailey und Bremer), wollten wir mit der Leukotomie die Wirkung des in der frontalen Hirnrinde liegenden Vagusgebietes auf den Magen ausschalten. Zur Ausführung benutzten wir die für Hunde ausgearbeitete Methode von Vargha—Bentzik—Kozma. Die Leukotomie führten wir jedesmal beiderseitig durch. 3—4 Wochen nach der Leukotomie, als die Folgen des Operationstrauma verschwunden waren, begannen

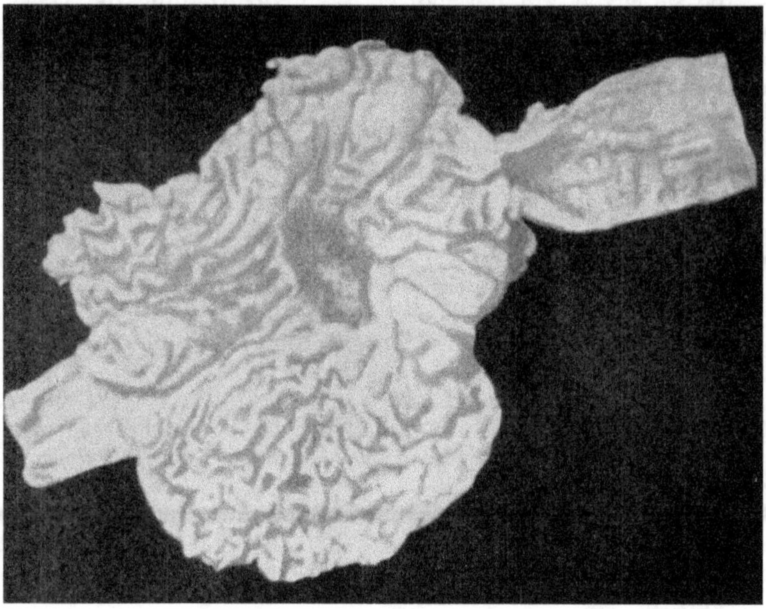

Abb. 6 Atophangeschwür nach kompletter Vagotomie

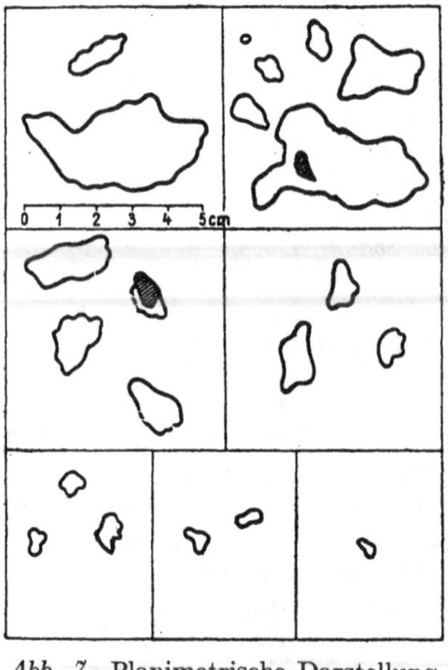

Abb. 7 Planimetrische Darstellung von Atophangeschwüren nach Vagotomie

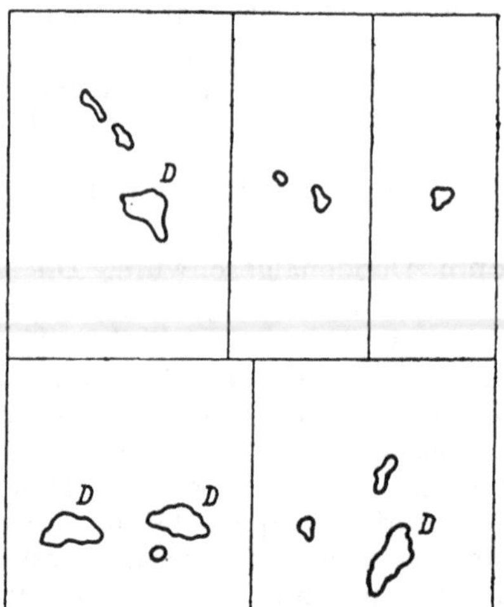

Abb. 8 Planimetrische Darstellung einfacher Atophangeschwüre (Kontrollgruppe)

wir mit den Atophaninjektionen und wandten sie auf die übliche Art drei Wochen lang an. Bei den Hunden der Kontrollgruppe führten wir keine Leukotomie durch; sie erhielten nur Atophan. Die Versuche ergaben, daß die Ausschaltung der präfrontalen Rinde durch die Leukotomie das Atophangeschwür der Hunde ebenso wie die Vagotomie *verschlimmert*. Im Gegen-

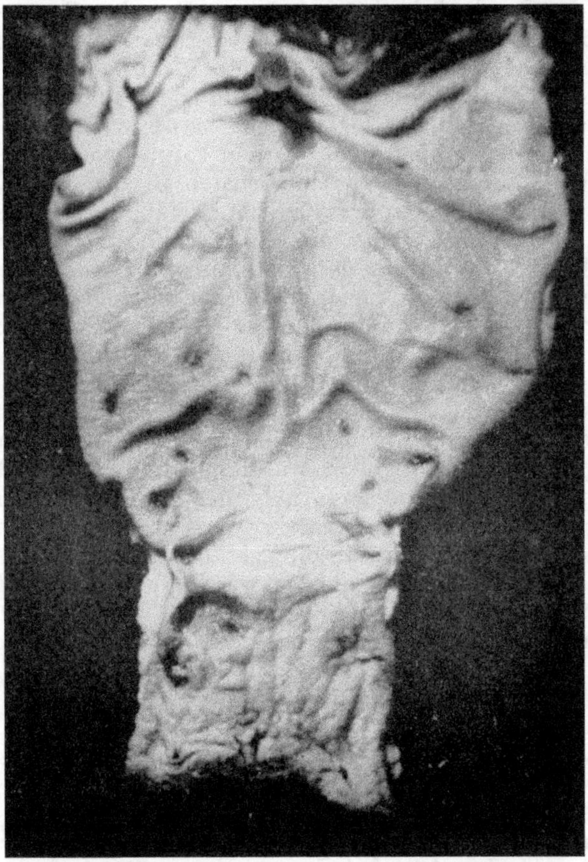

Abb. 9. Atophangeschwür nach frontaler Leukotomie

satz zu dieser zeigte sich der Unterschied darin, daß die Verschlimmerung der Geschwüre bei weitem nicht den Grad erreichte, den man nach der Vagotomie beobachten konnte, weiterhin darin, daß — im Gegensatz zu den Erfahrungen mit der Vagotomie — nach der Leukotomie nicht nur Magen-, sondern auch Duodenalgeschwüre entstanden. Die Versuchsergebnisse mit der Leukotomie zeigen also, daß *in der Aufrechterhaltung der Abwehrfähigkeit der Magenschleimhaut auch die frontale Gehirnrinde eine Rolle spielt, diese Rolle jedoch nicht so bedeutend ist, wie die der Vagusnerven.* Die Ausschaltung des sekretorischen und motorischen Nerves im Magen bedeutet für die Magenschleimhaut einen schwereren Insult als die des höherliegenden kortikalen Gebietes. Daraus können wir schließen, daß *der Magen außer dem frontalen Vagusgebiet gewiß auch noch eine andere kortikale Repräsentation hat, die nötigenfalls — zumindest teilweise — die Funktion der frontalen Rinde übernimmt.*

Nun berichten wir über die Versuche, die sich auf die Rolle des *Histamins* in der Geschwürbildung beziehen. Von den chemischen Stoffen, die der menschliche Organismus erzeugt, wirkt zweifelsohne das Histamin am stärksten auf den Magen.

Wir wissen, daß das Histamin ein ständiger Bestandteil der tierischen und menschlichen Gewebe ist (Dale und Laidlaw) und in gebundenem Zustand in jeder Zelle aufgefunden werden kann. Schon die kleinste Verletzung der Zellen, die auf die verschiedensten Reize eintritt, genügt, daß das Histamin frei wird und in den Kreislauf gelangt. Darum rechnen viele das Histamin zu den chemischen Mediatoren und stellen das System, das wahrscheinlich zur Freiwerdung des Histamins führt, als histaminergisches System neben die adrenergischen und cholinergischen Systeme.

Die Wirkung des Histamins auf den Organismus ist eine dreifache: 1. es erweitert bedeutend die Kapillaren, 2. es führt zur Zusammenziehung der glatten Muskeln und 3. es fördert die Funktion der Drüsen. Dies bedeutet in Hinblick auf den Magen folgendes: 1. die Wand der Kapillaren wird gelähmt, ihre Durchläßigkeit steigert sich stark; das Plasma dringt durch die Wand der Gefäße und die Gefäße überfüllen sich mit Formelementen (Stasis). Auch die Arteriolen dehnen sich aus, während die größeren Arterien eher enger werden; 2. die glatten Muskeln kontrahieren sich unter Histaminwirkung gerade im Verdauungssystem besonders stark. (Es ist bekannt, daß die biologische Bestimmung des Histamins gerade auf dieser Erscheinung basiert); 3. die Wirkung auf die Drüsen des Magens ist spezifisch, insofern sie fast ausschließlich die Funktion der sog. parietalen Zellen fördert.

Über die Geschwüre, die mit Histamin experimentell hervorgerufen werden können s. Seite 36.

Diese Versuche führten wir ebenfalls mit Kalapos gemeinsam aus. In unserer ersten Versuchsserie beobachteten wir die Wirkung des Histamins auf den Magen und verabreichten aus diesem Zwecke den Hunden intravenös täglich 1 mg Histamin. Ein Teil unserer Hunde ging am 8—12. Tage ein; die am Leben blieben, töteten wir am 14. Tage. Bei jedem Tier waren eine schwere Entzündung, Erosionen, Blutungen nachweisbar, Geschwüre fanden wir jedoch in keinem Falle.

Dann verabreichten wir in unserer nächsten Versuchsserie drei Wochen lang *gleichzeitig mit dem auf üblicher Weise verabreichten Atophan* täglich 1 mg *Histamin* intravenös. An den Hunden, die das Ende der Behandlung überlebten, waren ohne Ausnahme Geschwüre nachweisbar. Eine Geschwürbildung konnte jedoch auch dann beobachtet werden, wenn wir das Atophan und Histamin in der oben beschriebenen Weise und Dosis verabreichten, aber nur *2 Wochen lang*. Eine große Dosis Histamin beschleunigt die Ausbildung des Atophangeschwürs ebenso wie das Azetylcholin.

In unserer folgenden Versuchsserie erhielten die Hunde *vor* der dreiwöchigen Atophanperiode in stetig wachsender Menge kleine Dosen von Histamin subkutan (in drei Wochen von 1/100 mg bis 1/2 mg ansteigend): *nur bei nahezu 20 v. H. unserer Versuchstiere traten Geschwüre auf.*

Die auffallende Ähnlichkeit in den Ergebnissen der Histamin- und Azetylcholinversuche springt einem sofort ins Auge. Beide beschleunigen erheblich die Entstehung des Atophangeschwürs ; in sehr kleinen, steigenden Dosen verabreicht können beide Mittel die Ausbildung des Atophangeschwürs bis zu einem gewissen Maße verhindern. (Diese Wirkung ist im Falle des Histamins viel ausgeprägter). Auf Grund dieser Ähnlichkeiten konnten wir darauf schließen, daß — falls es ein eigenes histaminergisches Nervensystem gibt — *die Impulse, die bei einer vorhandenen Geschwürdisposition zur Manifestation des Geschwürs führen, teils durch das cholinergische, teils durch das histaminergische System vermittelt werden können.*

Interessanterweise kann auf die Möglichkeit des Zusammenhanges zwischen den cholinergischen und histaminergischen Systemen in der Literatur kaum ein Hinweis gefunden werden. Es gibt einige Angaben, die für einen solchen Zusammenhang sprechen : so wurde z. B. nachgewiesen, daß durch die Reizung des Vagus in den inneren Organen Azetylcholin, in der Haut dagegen Histamin freiwird.

Wenn wir versuchen, die in großen Zügen übereinstimmenden Ergebnisse unserer Untersuchungen mit Azetylcholin und Histamin auf einen einheitlichen Mechanismus zurückzuführen, so läßt sich der Zusammenhang zwischen Cholinergie und Histaminergie in zweierlei Formen vorstellen. Entweder müssen wir annehmen, daß in gewissen Fällen oder Geweben das infolge der Vagusreizung entstehende Azetylcholin des weiteren Histamin freigibt, oder aber, daß die Reizung des Vagus einmal das Freiwerden des Azetylcholins, das anderemal die des Histamins verursachen kann. Ich erinnere an die Untersuchungen von WENT und seinen Mitarbeitern, aus denen hervorgeht, daß im Laufe des anaphylaktischen Schocks in der Lunge Histamin, im Herzmuskel Cholin freiwird. Auch ist es nicht unmöglich, daß im Organismus beide Schaltungsmöglichkeiten vorhanden sind. Dieser »nacheinander« oder »nebeneinander« geschaltete Mechanismus kann folgendermaßen veranschaulicht werden :

I. Vagus → Azetylcholin → Histamin
II. Vagus → Azetylcholin
↘ Histamin

Was den *unmittelbaren* Mechanismus der Histaminwirkung anbelangt, scheint es im Gegensatz zu unserer Auffassung zu stehen, daß Histamin gewöhnlich als ein Vasodilatator bekannt ist sowie, daß in der Umgebung des Magengeschwürs — gastroskopisch untersucht — immer die Anzeichen eines Blutreichtums (»Ulkusröte«) nachgewiesen werden können. Wir erwähnten zwar, daß die durch Histamin verursachte Kapillarlähmung in den Arteriolen zur Stasis führt, die in den Kapillaren, Arteriolen (und Venulen) den Blutkreislauf *vereitelt* (RICKERS »rote Stasis«). Hierzu kommt noch, daß das Histamin die größeren Arterien (und Venen) verengt. Diese Kreislaufsstörungen führen gemeinsam — im Falle ihrer Prolongierung oder ihrer häufigen Wiederkehr — zur Verschlechterung der Blutversorgung und schließlich zur Devitalisation der Schleimhaut.

Wir vertraten demnach den Standpunkt, daß das auf die Erregung der Vagi entstandene Azetylcholin zum Freiwerden von Histamin führt und daß das Histamin der *unmittelbare* Erreger des Geschwürs ist. Diese unsere Arbeitshypothese versuchten wir auf zwei Wegen zu untersuchen: 1. auf morphologisch-histochemischem und 2. auf biologischem Wege.

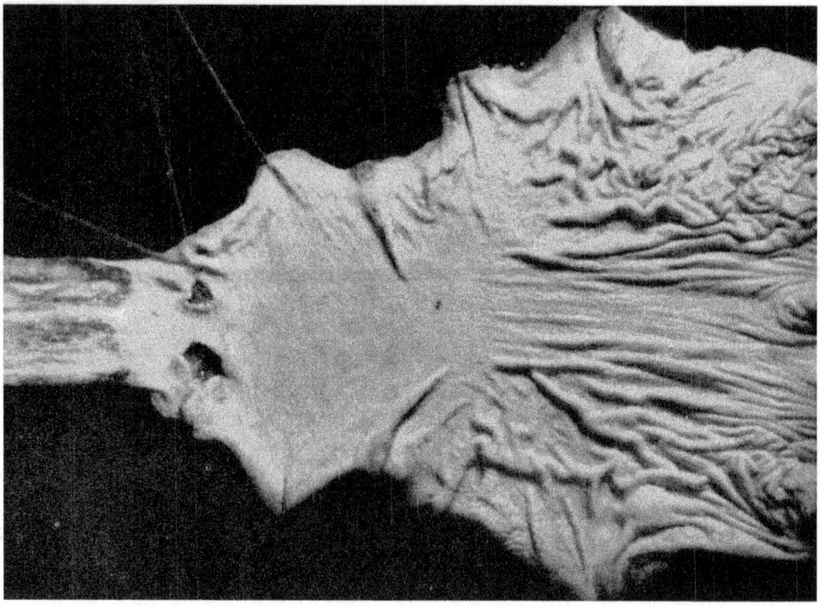

Abb. 10 Atophangeschwüre (Anwendung der Jancsóschen Tuschemethode

Hámori und Scossa untersuchten in weiteren Versuchen an den mit Atophan behandelten Hunden mit dem Tuscheverfahren Jancsós das Freiwerden des Histamins bei der Entstehung des Atophangeschwürs. Das Wesentliche dieser Methode besteht darin, daß die in das Gefäßsystem des Tieres injizierte Tusche in dem durch das Histamin aktivierten Kapillarendothel erscheint und so die Stelle des Freiwerdens des Histamins indirekt anzeigt. Es wurde nachgewiesen, daß nach Tuschinjektionen die Atophangeschwüre in den getöteten Tieren pechschwarz waren. Diese Erscheinung können wir schon in den anfänglichsten, ganz kleinen Atophangeschwüren gut bemerken und in den histologischen Präparaten zeigt sich gut wahrnehmbar, daß selbst bei Veränderungen, in denen ein Epithelschwund eben erst einsetzt, die Tusche in der Gegend um den anfänglichen Epithelschwund in großer Menge erscheint.

Wir untersuchten sodann, ob ein ähnliches Freiwerden des Histamins nachweisbar ist, wenn wir auf der Magenschleimhaut auf andere Weise, künstlich Läsionen hervorriefen. Schnitt man am Tage vor dem Tuscheversuch aus der Schleimhaut des Antrums etwa ein Stück von der Größe eines 10-Pfennigstückes, so war die Läsionsstelle bei der Sektion — im Gegensatz zur pechschwarzen Farbe der Atophangeschwüre — grau. Injizierte man weiter in die eine Arterie des Fornix eine Stärkesuspension

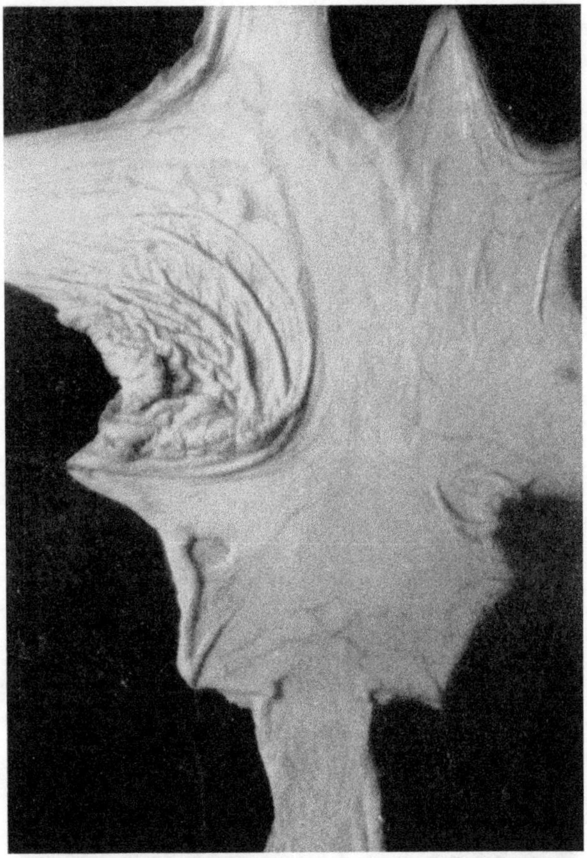

Abb. 11 Künstlich hervorgerufene Läsion der Magenschleimhaut (Anwendung der Jancsóschen Methode)

und führte man am anderen Tage den Tuscheversuch durch, so konnte man feststellen, daß an der Stelle des Arterienverschlusses ein hämorrhagischer Infarkt entstanden war, die Tuscheaktivierung jedoch geringer war als um die Atophangeschwüre.

Während der Untersuchungen fiel uns auf, daß die Tusche das Geschwür sehr häufig kragenartig umgibt. Die histologische Untersuchung dieser Stelle bewies, daß das durch die Tusche bezeichnete Histaminfreiwerden subepithelial unter dem noch unversehrt gebliebenen Epithel vorwärts schreitet, und daß diese Verbreitung als wahrhafter Vorläufer des Geschwürs betrachtet werden kann, da sie immer in der Richtung des vordringenden Geschwürs liegt.

Auf Grund dieser Daten kamen wir zu der Folgerung, daß *das Atophan in der Magenschleimhaut ein Histaminfreiwerden auslöst; das Atophangeschwür entspricht also einem indirekten Histamingeschwür.*

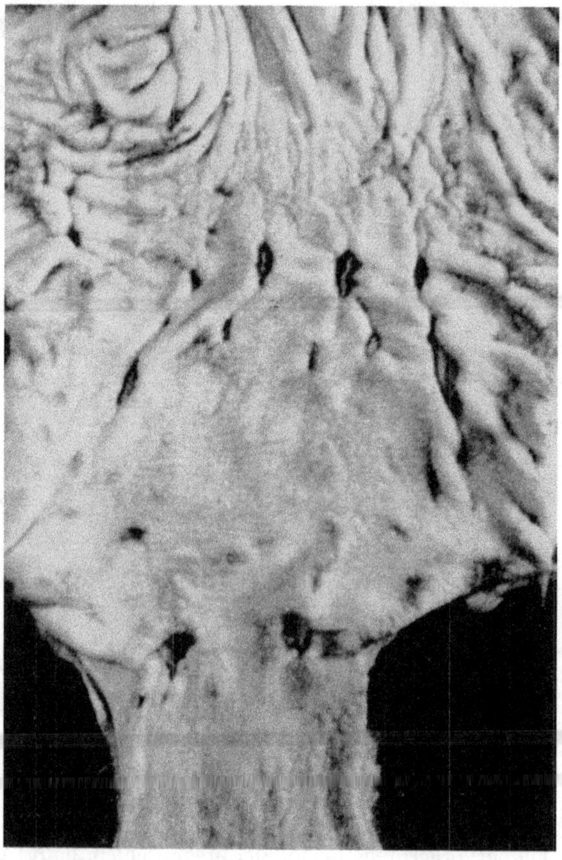

Abb. 12 Kragenartige Anhäufung des Histamins um das Geschwür

Die oben bekanntgegebenen Histaminversuche richteten unser Augenmerk *auf den Histaminhaushalt der Magenschleimhaut.* Als Arbeitshypothese wurde angenommen, daß die Schleimhaut des Magens und des Duodenums unter physiologischen Umständen gegenüber dem zu ihr gelangenden oder in ihr freiwerdenden Histamin irgendeine Abwehrfähigkeit besitzt und daß die mangelhafte Funktion dieser Abwehreinrichtung der Schleimhaut zur Entstehung von Geschwüren führen mag.

Auf meiner Klinik führten BORBOLA und BIKICH zuerst Histaminbestimmungen im menschlichen Magensaft durch, wobei sie die Duodenalgeschwürkranken im aktiven und inaktiven Stadium voneinander trennten. Bei den Kranken an denen auch die eingehende klinische Untersuchung keinerlei organische Veränderungen vorfand, schwankte der Histamingehalt des Magensaftes, den wir mit der bekannten Methode von BARSOUM—GADDUM—CODE bestimmten, zwischen 0 und 17 γ/Liter. Im wahllosen Krankenmaterial der Klinik, aus dem nur die Geschwürkranken herausgenommen waren, fanden wir verschiedene Werte vor: von 38 Fällen erhielten wir in 27 Fällen Werte, die zwischen 0 und 20 γ/Liter lagen. Bei einzelnen Kranken erhielten wir sogar noch höhere Werte.

Die Geschwürkranken, die an Ulcus duodeni litten, wurden in zwei Gruppen untersucht: in die eine Gruppe kamen die Geschwürkranken im aktiven Stadium ihrer Krankheit, in die zweite Gruppe dagegen diejenigen, die im inaktiven Stadium waren. Die Ergebnisse der beiden Gruppen waren auffallend verschieden. Bei Kranken im aktiven Stadium wurde nur in einem einzigen Fall ein Wert über 20 γ/Liter und in 9 Fällen Werte zwischen 10 und 20 γ/Liter vorgefunden; in 24 Fällen waren wiederholt Nullwerte feststellbar, also das völlige Fehlen des Histamins. Der Histamingehalt im Magensaft von Geschwürkranken im inaktiven Stadium verteilte sich dagegen folgendermaßen: in drei Fällen 0, in 12 Fällen zwischen 0 und 20, in 17 Fällen höhere Werte als 20 γ/Liter. Es kann somit nicht bezweifelt werden, daß das Histamin im Magensaft der Geschwürkranken während des aktiven Stadiums der Krankheit beim Großteil der Fälle, sich vermindert oder verschwindet, in aktiven Stadium zeigt es dagegen eine Verlagerung zu hypernormalen Werten.

TABELLE XI

Histamingehalt des Magensaftes von Individuen ohne organische Krankheit

No	Name, Alter, Geschlecht	Zeitpunkt der Untersuchung	Histamingehalt γ/liter			
			nüchtern	20′	40′	60′
1	E. P. 32 j. ♀	30. I.	—	∅	∅	∅
2	M. P. 51 j. ♂	16. V.	∅	—	—	—
3	M. L. 26 j. ♂	14. V.	∅	12	—	—
	M. L. 26 j. ♂	20. V.	∅	—	—	—
4	F. H. 22 j. ♂	26. V.	∅	10	—	—
5	E. K. 19 j. ♀	4. VI.	7	—	—	—
6	I. Cs. 39 j. ♀	28. II.	10	—	—	—
7	F. Cs. 14 j. ♂	7. IX.	7	5	5	11
8	M. S. 35 j. ♂	8. IX.	10	∅	∅	10
9	F. H. 48 j. ♂	7. IX.	16	—	—	7
10	I. Cs. 22 j. ♀	11. IX.	∅	∅	2	10
11	J. C. 24 j. ♀	11. IX.	17	12	17	10

TABELLE XII

Histamingehalt des Magensaftes von Kranken mit aktivem Duodenalgeschwür

No.	Name, Alter, Geschlecht	Zeitpunkt der Untersuchung	Histamingehalt γ/liter			
			nüchtern	20′	40′	60′
1	J. V. 23 j. ♂	8. VI.	∅	—	—	—
2	I. M. 75 j. ♂	4. XI.	∅	—	—	—
3	M. Sz. 40 j. ♂	6. X.	∅	∅	∅	∅
4	I. Sz. 47 j. ♂	11. XII.	∅	∅	∅	∅
5	K. H. 44 j. ♂	30. I.	∅	∅	∅	—
6	P. K. 23 j. ♂	8. II.	∅	∅	∅	∅
7	L. D. 57 j. ♂	15. II.	∅	∅	—	∅
8	L. K. 50 j. ♀	15. II.	∅	∅	∅	∅
9	J. S. 41 j. ♀	14. XI.	∅	∅	∅	∅
10	M. B. 23 j. ♀	25. IX.	∅	∅	∅	∅
11	J. K. 33 j. ♀	15. IX.	∅	—	∅	∅
12	G. V. 39 j. ♀	25. VI.	∅	∅	∅	∅
13	P. G. 62 j. ♂	2. XI.	∅	∅	∅	∅
	P. G. 62 j. ♂	17. VI.	∅	∅	∅	∅
14	I. Cs. 44 j. ♂	9. VIII.	∅	∅	∅	∅
	I. Cs. 44 j. ♂	18. VIII.	5	∅	∅	∅
	I. Cs. 44 j. ♂	25. VIII.	∅	∅	∅	∅
15	Sz. J. 46 j. ♀	21. XI.	∅	∅	∅	∅
16	E. D. 42 j. ♀	24. VII.	∅	∅	∅	∅
17	M. S. 56 j. ♂	20. IV.	∅	—	∅	∅
18	I. K. 50 j. ♀	4. V.	∅	—	—	—
19	V. E. 29 j. ♀	13. VII.	∅	∅	∅	∅
20	I. B. 55 j. ♀	18. I.	∅	∅	∅	12
21	I. G. 36 j. ♂	4. V.	∅	11	∅	∅
	I. G. 36 j. ♂	20. IV.	—	20	∅	∅
22	F. B. 28 j. ♂	14. VI.	∅	∅	15	∅
23	M. S. 28 j. ♂	20. IV.	14	∅	∅	14
24	E. Cs. 30 j. ♀	1. III.	16	—	—	—
25	J. D. 39 j. ♂	10. IX.	4	10	8	8
26	I. D. 26 j. ♂	18. II.	∅	∅	10	12
27	J. K. 30 j. ♀	15. IX.	5	∅	25	∅
28	S. K. 47 j. ♂	14. XI.	∅	∅	∅	∅
	S. K. 47 j. ♂	21. XI.	∅	∅	∅	∅
29	K. E. 32 j. ♂	6. IX.	∅	∅	∅	∅

TABELLE XIII

Histamingehalt des Magensaftes von Kranken mit inaktivem Duodenalgeschwür

No	Name, Alter, Geschlecht	Zeitpunkt der Untersuchung	Histamingehalt γ/liter			
			nüchtern	20′	40′	60′
1	I. P. 53 j. ♂	21. X.	∅	∅	∅	∅
2	I. K. 50 j. ♀	4. V.	∅	∅	—	—
3	F. P. 23 j. ♂	23. XI.	∅	∅	∅	∅
	F. P. 23 j. ♂	30. I.	32	∅	10	∅
4	E. D. 42 j. ♀	2. VIII.	20	2	12	2
	E. D. 42 j. ♀	9. VIII.	2	∅	∅	2
5	P. G. 62 j. ♂	25. VI.	3	2	—	2
6	J. V. 23 j. ♂	12. VI.	5	—	—	—
	J. V. 23 j. ♂	17. VI.	80	12	20	5
7	Z. M. 49 j. ♂	27. I.	∅	∅	∅	12
8	J. N. 70 j. ♂	30. I.	∅	15	∅	∅
	F. N. 70 j. ♂	8. II.	25	35	22	30
9	M. B. 23 j. ♀	30. IX.	10	∅	∅	∅
10	S. H. 55 j. ♂	4. V.	15	—	—	—
	S. H. 55 j. ♂	6. V.	38	20	25	25
	S. H. 55 j. ♂	11. V.	150	25	22	30
11	I. H. 24 j ♂	4. V.	15	18	—	—
12	J. H. 47 j. ♂	12. VI.	10	12	25	∅
13	J. K. 19 j. ♂	6. X.	∅	20	20	∅
	J. K. 19 j. ♂	30. I.	20	—	∅	12
14	L. D. 57 j. ♂	26. III.	25	∅	∅	6
15	J. B. 48 j. ♂	23. I.	∅	∅	25	—
16	A. N. 52 j. ♂	4. XI.	2	∅	∅	37
	A. N. 52 j. ♂	27. XI.	30	600	60	250
17	J. Ny. 37 j. ♂	18. VII.	20	12	25	10
18	V. E. 29 j. ♂	28. VII.	20	37	12	18
19	A. S. 48 j. ♂	8. IV.	62	—	20	20
20	D. B. 42 j. ♂	24. XII.	∅	∅	50	∅
21	J. B. 36 j. ♂	16. IX.	∅	20	20	100
22	I. D. 39 j. ♂	15. IX.	40	—	—	—
23	J. B. 54 j. ♂	2. IX.	10	7	7	7
24	J. B. 30 j. ♂	6. IX.	675	12	∅	7

Die Scheidungslinie der beiden Gruppen hebt sich nicht scharf ab, sondern ist verwischt. Bei ihrer Auswertung müssen wir aber zwei Umstände in Betracht ziehen: 1. daß wir bei der Feststellung der Aktivität vor allem auf die Beschwerden des Kranken basieren mußten, und 2. daß die Bestimmung im aktiven Stadium nicht immer bei der Kulmination der Schmerzen durchgeführt werden konnte, da die Untersuchungen nicht täglich durchführbar waren, sondern zu einem Zeitpunkt, als die Schmerzen zwar schon nachließen, aber noch ziemlich stark waren; ähnlich untersuchten wir auch Kranke im inaktiven Stadium, die sich noch hie und da über schwächere Schmerzen beklagten, obzwar sie im großen und ganzen beschwerdefrei waren.

In zahlreichen Fällen wurde die Bestimmung am selben Kranken sowohl im aktiven wie auch im inaktiven Stadium durchgeführt. Diese Bestimmungen ergaben *ausnahmslos*, daß das Eintreten in das inaktive Stadium mit der Vermehrung des Histamingehalts im Magensaft verbunden ist.

Im allgemeinen ist man der Auffassung, daß die Magenschleimhaut die Quelle des Histamins des Magensaftes ist. Von hier gelangt unter normalen Umständen entweder kein oder nur sehr wenig Histamin in den Magenraum. Die Veränderungen im Histamingehalt des Magensaftes während des aktiven und inaktiven Stadiums der Geschwürkrankheit deuten darauf hin, daß es einen Mechanismus geben muß, der den Weg des Histamins zum Magenraum reguliert.

Die Vermehrung des Histamingehaltes des Magensaftes kann theoretisch durch folgende Umstände verursacht werden: 1. ein gesteigertes Histaminfreiwerden in der Magenwand; 2. die Verhinderung des Abflusses von Histamin durch die Magenvenen; 3. die verminderte Histaminfixation der Magenschleimhaut. Wir wissen noch nicht, welcher Mechanismus hier tatsächlich eine Rolle spielt, aber die auf Grund unserer vorigen Untersuchungen geklärte Tatsache, daß die Geschwürsbildung mit *gesteigertem* Histaminfreiwerden verbunden ist, im aktiven Stadium des Duodenalgeschwürs dagegen sich der Histamingehalt des Magensaftes *vermindert*, spricht dagegen, daß das Histamin des Magensaftes nur einfach ein Index des Histamingehaltes der Schleimhaut wäre. Der Histamingehalt des Magensaftes hängt aber auch nicht von der Histaminkonzentration des Blutes ab. Dies wiesen Borbola und Bikich solcherweise nach, daß sie den Histamingehalt des Magensaftes vor und nach der subkutanen Injizierung von 0,5 mg Histamin, d. h. als die Azidität des Magensaftes kulminierte, bestimmten. Aus den Ergebnissen kann eher darauf geschlossen werden, daß *der Mechanismus, der die Entfernung des in der Schleimhaut in überschüssiger Menge entstandenen (freigewordenen) Histamins verrichtet, im aktiven Stadium der Duodenalgeschwürkrankheit nicht funktioniert und die einsetzende Funktion den Übergang in das inaktive Stadium bezeichnet.*

Ähnliche Untersuchungen bei Kranken, die an Ulcus *ventriculi* leiden, sind zur Zeit noch im Gange.

Die weitere Untersuchung des Histaminhaushalts der Magenschleimhaut führten wir ebenfalls mit Borbola und Bikich durch. Da einerseits die mit Hámori und Scossa durchgeführten, oben bekanntgegebenen Versuche bewiesen hatten, daß die Zunahme einer größeren Menge Histamin in der Schleimhaut und in der Submukosa eine bedeutende

TABELLE XIV

Histamingehalt nach Injektion von 1 ml 0,9%iger Kochsalzlösung in die Magenarterie

Nummer, Gewicht und Geschlecht des Hundes	Histamingehalt der Magenvene γ/liter	Histamingehalt des Magensaftes γ/liter	Histamingehalt der Magenschleimhaut γ/liter
25., 15 Kg ♀	vor der Injektion 300 nach der Injektion 2′ 200 nach der Injektion 20′ 150	vor der Injektion <7 vor der Injektion 10 nach der Injektion 3′ <10 nach der Injektion 23′ 12	vor der Injektion 105 nach der Injektion 13′ 48 nach der Injektion 24′ 52
26., 8 Kg ♀	vor der Injektion 50 nach der Injektion 5′ 50 nach der Injektion 14′ <50	vor der Injektion 65 vor der Injektion 135 nach der Injektion 2′ 450 nach der Injektion 18′ 1250	vor der Injektion 52 nach der Injektion 4′ 49 nach der Injektion 20′ 10
27., 8 Kg ♀	vor der Injektion <30 nach der Injektion 1′ <30 nach der Injektion 17′ <30	vor der Injektion 12 vor der Injektion 15 nach der Injektion 2′ 7 nach der Injektion 18′ 8	vor der Injektion 41 nach der Injektion 4′ 41 nach der Injektion 21′ 4
28., 8 Kg ♀	vor der Injektion 15 nach der Injektion 4′ 50 nach der Injektion 22′ 40	vor der Injektion 7 vor der Injektion <5 nach der Injektion 6′ <5 nach der Injektion 23′ 6	vor der Injektion 102 nach der Injektion 8′ 116 nach der Injektion 27′ 59
29., 10 Kg ♀	vor der Injektion 50 nach der Injektion 3′ <30 nach der Injektion 23′ 20	vor der Injektion <5 vor der Injektion 5 nach der Injektion 5′ 5 nach der Injektion 26′ 17	vor der Injektion 83 nach der Injektion 8′ 75 nach der Injektion 28′ 44
86., 5 Kg ♂	vor der Injektion 10 nach der Injektion 2′ 10	vor der Injektion 70 nach der Injektion 4′ 7 nach der Injektion 18′ <2	vor der Injektion 75 nach der Injektion 6′ 57 nach der Injektion 20′ 45
30., 7,5 Kg ♂	vor der Injektion <40 nach der Injektion 10′ <40 nach der Injektion 30′ <40	vor der Injektion 12 nach der Injektion 5′ 12 nach der Injektion 12′ 8 nach der Injektion 32, 6	vor der Injektion 71 nach der Injektion 11′ 56 nach der Injektion 30′ 34
31., 8 Kg ♀	vor der Injektion <30 nach der Injektion 8′ <30 nach der Injektion 27′ <30	vor der Injektion <10 nach der Injektion 2′ 25 nach der Injektion 9′ <10 nach der Injektion 29′ <10	vor der Injektion 18 nach der Injektion 8′ 19 nach der Injektion 27′ 17

TABELLE XV

Histamingehalt nach Injektion von 1 mg Histamin in die Magenarterie

Nummer, Gewicht und Geschlecht des Hundes	Histamingehalt der Magenvene γ/liter	Histamingehalt des Magensaftes γ/liter	Histamingehalt der Magenschleimhaut γ/liter
8., 6 Kg ♂	vor der Injektion .95 nach der Injektion 7′ 2100 nach der Injektion 16′ 350 nach der Injektion 24′ 180	—	nach der Injektion 25′33
9., 6 Kg ♂	vor der Injektion 160 nach der Injektion 6′ 800 nach der Injektion 12′ 120 nach der Injektion 17′ 100	—	nach der Injektion 20′40
45., 8 Kg ♂	vor der Injektion 30 nach der Injektion 2′ 800 nach der Injektion 4′ 320 nach der Injektion 20′ 400	vor der Injektion 20 vor der Injektion 10 nach der Injektion 6′ 25 nach der Injektion 21′ 20	vor der Injektion 27 nach der Injektion 7′ 71 nach der Injektion 23′ 59
44., 15 Kg ♂	vor der Injektion <50 nach der Injektion 4′ <50 nach der Injektion 23′ <50	vor der Injektion <12 vor der Injektion <12 nach der Injektion 5′ <12 24′ 37	vor der Injektion 40 nach der Injektion 6′ 54 25′ 52
46., 16 Kg ♂	vor der Injektion 20 nach der Injektion 30″ 700 nach der Injektion 4′ 6000 nach der Injektion 19′ 25	vor der Injektion <5 vor der Injektion 25 nach der Injektion 5′ 9 nach der Injektion 12′ 12	vor der Injektion 8 nach der Injektion 6′ 56 nach der Injektion 28′ 68
47., 7 Kg ♀	vor der Injektion 20 nach der Injektion 15″ 7200 nach der Injektion 3′ 300 nach der Injektion 19′ 150	vor der Injektion 38 nach der Injektion 2′ 55 nach der Injektion 20′ 80	vor der Injektion 19 nach der Injektion 5′ 25 nach der Injektion 24′ 22
48., 5 Kg ♀	vor der Injektion 60 nach der Injektion 2′ 600 nach der Injektion 23′ 110	vor der Injektion 10 nach der Injektion 5 nach der Injektion 5′ 400 nach der Injektilno 24′ 52	vor der Injektion 160 nach der Injektion 7′ 125 nach der Injektion 25′ 118

Nummer, Gewicht und Geschlecht des Hundes	Histamingehalt der Magenvene γ/liter	Histamingehalt der Magensaftes γ/liter	Histamingehalt der Magenschleimhaut γ/liter
49., 12 Kg ♀	vor der Injektion 25 nach der Injektion 1′ 3000 nach der Injektion 21′ 175	vor der Injektion 18 nach der Injektion 6 nach der Injektion 2′ 11 nach der Injektion 18′ 12	vor der Injektion 108 nach der Injektion 5′ 50 nach der Injektion 22′ 54
50., 7 Kg ♂	vor der Injektion 40 nach der Injektion 4′ 300 nach der Injektion 20′ 150	vor der Injektion <10 vro der Injektion 22 nach der Injektion 6′ 22 nach der Injektion 21′ 75	vor der Injektion 55 nach der Injektion 7′ 50 nach der Injektion 22′ 64
51., 6 Kg ♀	vor der Injektion 15 nach der Injektion 2′ 11400 nach der Injektion 5′ 50 nach der Injektion 24′ 40	vor der Injektion 2 nach der Injektion 10′ 27 nach der Injektion 27′ 22	vor der Injektion 44 nach der Injektion 11′ 23 nach der Injektion 29′ 26
52., 6 Kg ♂	vor der Injektion 50 nach der Injektion 40″ 2300 nach der Injektion 4′ 280 nach der Injektion 22′ 1000	vor der Injektion 10 vor der Injektion 9 nach der Injektion 3′ 25 nach der Injektion 23′ 50	vor der Injektion 63 nach der Injektion 5′ 40 nach der Injektion 25′ 40
53., 6 Kg ♂	vor der Injektion 70 nach der Injektion 2′ 1000 nach der Injektion 26′ 500 nach der Injektion 29′ 100	vor der Injektion <10 vor der Injektion <10 nach der Injektion 3′ <10 nach der Injektion 30′ 23	vor der Injektion 93 nach der Injektion 9′ 44 nach der Injektion 25′ 36
54., 14 Kg ♂	vor der Injektion 54 nach der Injektion 90″ 2800 nach der Injektion 2′ 600 nach der Injektion 18′ 50 nach der Injektion 30′ 50	vor der Injektion <10 vor der Injektion <10 nach der Injektion 22′ 10 nach der Injektion 32′ 10 nac hder Injektion 60′ 15	—
55., 10 Kg ♂	vor der Injektion 30 nach der Injektion 7′ 600 nach der Injektion 40′ 60	vor der Injektion <18 nach der Injektion 9′ 375 nach der Injektion 43′ 27	—

TABELLE XVI

Histamingehalt nach Injektion von 0,1 mg/Kg Prostigmin i. v. und 0,02 g Azetylcholin in die Magenarterie

Nummer, Gewicht und Geschlecht des Hundes	Histamingehalt der Magenvene γ/liter		Histamingehalt des Magensaftes γ/liter		Histamingehalt der der Magenschleinhaut γ/liter	
18., 10 Kg ♂	vor der Injektion	20	vor der Injektion	750	vor der Injektion	67
	nach der Injektion	2′ 30	vor der Injektion	1250	nach der Injektion	4′ 92
	nach der Injektion	20′ 25	nach der Injektion	6′ 1860	nach der Injektior	24, 41
			nach der Injektion	22′ 2666		
21., 8 Kg ♂	vor der Injektion	25	vor der Injektion	15	vor der Injektion	123
			vor der Injektion	17	nach der Injektion	10′ 140
			nach der Injektion	15′ 22	nach der Injektion	29′ 93
			nach der Injektion	24′ 12		
22., 12 Kg ♀	vor der Injektion	15	vor der Injektion	12	vor der Injektion	42
	nach der Injektion	3′ 15	vor der Injektion	3	nach der Injektion	5′ 66
	nach der Injektion	20′ 30	nach der Injektion	4′ <3	nach der Injektion	24′ 50
			nach der Injektion	21′ <3		
37., 6 Kg ♀	vor der Injektion	15	vor der Injektion	3	vor der Injektion	27
	nach der Injektion	8′ 15	vor der Injektion	2	nach der Injektion	11′ 43
	nach der Injektion	20′ 15	nach der Injektion	9′ 3	nach der Injektion	23′ 54
			nach der Injektion	22′ 4		
38., 6 Kg ♀	vor der Injektion	40	vor der Injektion	2800	vor der Injektion	48
	nach der Injektion	3′ 40	vor der Injektion	750	nach der Injektion	5′ 75
	nach der Injektion	21′ 50	nach der Injektion	2′ 125	nach der Injektion	26′ 54
	nach der Injektion	41′ 50	nach der Injektion	20′ 225	nach der Injektion	42, 68

Nummer, Gewicht und Geschlecht des Hundes	Histamingehalt der Magenvene γ/liter	Histamingehalt des Magensaftes γ/liter	Histamingehalt der Magenschleimhaut γ/liter
39., 6 Kg ♀	vor der Injektion <40 nach der Injektion 2′ <40 nach der Injektion 20′ <40	vor der Injektion <10 vor der Injektion 10 nach der Injektion 4′ 10	vor der Injektion 15 nach der Injektion 8′ 44 nach der Injektion 26′ 49
40., 8 Kg ♀	vor der Injektion 45 nach der Injektion 3′ 56 nach der Injektion 21′ 30	vor der Injektion 15 vor der Injektion <7 nach der Injektion 7′ 7	vor der Injektion 63 nach der Injektion 8′ 54 nach der Injektion 26′ 46
41., 9 Kg ♂	vor der Injektion 12 nach der Injektion 3′ 15 nach der Injektion 24′ 10	vor der Injektion 6 vor der Injektion 2 nach der Injektion 6′ 1 nach der Injektion 25′ 1	vor der Injektion 4 2 nach der Injektion 8′ 52 nach der Injektion 26′ 28
84., 9 Kg ♂	vor der Injektion <10 nach der Injektion 3′ <10 nach der Injektion 12′ <10 nach der Injektion 24′ <10	vor der Injektion <2 nach der Injektion 4′ <2 nach der Injektion 14′ <2	vor der Injektion 58 nach der Injektion 5′ 60 nach der Injektion 25′ 89
85., 9 Kg ♂	vor der Injektion 5 nach der Injektion 5′ 30	vor der Injektion <2 nach der Injektion 2′ 2	vor der Injektion 30 nach der Injektion 1′ 40 nach der Injektion 8′ 37

TABELLE XVII

Histamingehalt nach elektrischer Reizung des peripherischen Vagusstumpfes

Nummer, Gewicht und Geschlecht des Hundes	Histamingehalt der Magenvene γ/liter		Histamingehalt des Magensaftes γ/liter		Histamingehalt der Magenschleimhaut γ/liter	
69., 10 Kg ♂	vor der Durchschneidung des N. Vagus;	<50	—		nach der Durchschneidung des N. Vagus;	20
	nach der Durchschneidung des N. Vagus;	<50			nach Vagusreizung	6′58
	nach Vagusreizung	2′<50			nach Vagusreizung	24′33
	nach Vagusreizung	20′<50				
73., 7 Kg ♀	nach der Durchschneidung des N. Vagus;	<10	nach der Durchschneidung des N. Vagus;	<3	nach der Durchschneidung des N. Vagus;	22
	nach Vagusreizung	10′<10	nach Vagusreizung	13′<3	nach Vagusreizung	15′63
	nach Vagusreizung	28′<10	nach Vagusreizung	40′<3		
74., 6 Kg ♂	vor der Durchschneidung des N. Vagus;	30	vor der Durchschneidung des N. Vagus;	15	nach der Durchschneidung des N. Vagus;	72
	nach der Durchschneidung des N. Vagus;	5	nach der Durchschneidung des N. Vagus;	<3	nach Vagusreizung	15′100
	nach Vagusreizung	15′60	nach Vagusreizung	15′4		
75/a., 7 Kg ♀	nach der Durchschneidung des N. Vagus;	<5	nach der Durchschneidung des N. Vagus;	<4	nach der Durchschneidung des N. Vagus;	36
	nach Vagusreizung	17′<5	nach Vagusreizung	17′<4	nach Vagusreizung	20′43
75/b., 20 Kg ♂	vor der Durchschneidung des N. Vagus;	<70	vor der Durchschneidung des N. Vagus;	<7	vor der Durchschneidung des N. Vagus;	86
	nach der Durchschneidung des N. Vagus;	120	nach der Durchschneidung des N. Vagus;	<7	nach der Durchschneidung des N. Vagus;	83
	nach Vagusreizung	2′<30	nach Vagusreizung	10′<7	nach Vagusreizung	15′100
	nach Vagusreizung	10′<30				

Nummer, Gewicht und Geschlecht des Hundes	Histamingehalt der Magenvene γ/liter	Histamingehalt des Magensaftes γ/liter	Histamingehalt der Magenschleimhaut γ/liter
76., 8 Kg ♂	vor der Durchschneidung des N. Vagus; 50 nach Vagusreizung 5'50	vor der Durchschneidung des N. Vagus; <10 nach der Durchschneidung des N. Vagus; <10 nach Vagusreizung 13' <10	nach der Durchschneidung des N. Vagus; 35 nach Vagusreizung 25'80
77., 25 Kg ♂	vor der Durchschneidung des N. Vagus; <25 nach der Durchschneidung des N. Vagus; <25 nach Vagusreizung 5'50 nach Vagusreizung 33'100	vor der Durchschneidung des N. Vagus; <5 nach Vagusreizung 30' <5	vor der Durchschneidung des N. Vagus; 80 nach der Durchschneidung des N. Vagus; 50 nach Vagusreizung 30'50 nach Vagusreizung 45'30
78., 6 Kg ♂	—	nach der Durchschneidung des N. Vagus; <3 nach Vagusreizung 5'13	nach der Durchschneidung des N. Vagus; 33 nach Vagusreizung 25'16 nach Vagusreizung 45'21
79., 6 Kg ♂	nach der Durchschneidung des N. Vagus; 30 nach Vagusreizung 4'30 nach Vagusreizung 14'30	nach der Durchschneidung des N. Vagus; <7 nach Vagusreizung 15'17	nach der Durchschneidung des N. Vagus; 25 nach Vagusreizung 26'26 nach Vagusreizung 45'32

Rolle hat — andererseits unsere mit Borbola und Bikich durchgeführten Versuche darauf hingewiesen hatten, daß das Histamin im aktiven Stadium der Geschwürkrankheit nur in stark verminderter Menge in den Magenraum gelangt, wollten wir uns darüber informieren, in welcher Weise der Magen das in seiner Wand freiwerdende oder durch den Blutstrom hingelangende Histamin entfernen kann. Unsere Arbeitshypothese war — wie bereits erwähnt —, daß bei der Geschwürkrankheit der Mechanismus, der unter normalen Umständen die Entfernung des Histamins besorgt, irgendwie gestört ist.

Borbola und Bikich machten an Hunden in Äthernarkose den Magen durch Laparotomie frei und suchten die Arteria gastrica sinistra, sowie die Vena gastrica sinistra auf. Vorher führten sie eine Sonde in den Magen des Tieres ein. Am Ende des Versuches wurden kleine Teile des Fundus ausgeschnitten, von diesen die Schleimhaut abgetrennt und in ihr Histaminbestimmungen durchgeführt. Die Abweichung der parallelen Untersuchungsergebnisse voneinander betrug nie mehr als 20 v. H.

Solcherweise schufen wir also an den lebenden Tieren Bedingungen, unter denen wir die Wirkung eines in die Magenarterie eingeführten Stoffes auf den Histamingehalt im Blut der Magenvene, im Magensaft und in der Schleimhaut des Fundus unmittelbar messen konnten.

Injizierten wir nun in die Magenarterie eine *phys. Kochsalzlösung*, veränderte sich der Histamingehalt des abfließenden Blutes und des Magensaftes nicht, der Histamingehalt der Magenschleimhaut begann jedoch 6—10 Minuten nach der Injektion zu sinken und sank in einer halben Stunde durchschnittlich auf die Hälfte des Ausgangswertes.

Injizierten wir 1000 γ *Histamin* in die Magenarterie, so fanden wir folgendes: *a)* der Histamingehalt des abfließenden Blutes stieg in den ersten Minuten nach der Injizierung in beträchtlichem Maße; bei der Hälfte der Tiere war er noch nach 16—26 Minuten hoch; *b)* bei 60 v. H. der Versuche stieg auch der Histamingehalt im Magensaft nach der Injektion von der ersten Minute an während der ganzen Dauer der Untersuchung; *c)* die Verminderung des Histamingehaltes der Magenschleimhaut erfolgte nur bei 1/3 der Fälle, in den übrigen Fällen blieb die Verminderung weg, bzw. der Histamingehalt stieg.

Wurde derselbe Versuch an Hunden durchgeführt, bei deren die Mehrzahl der Magenvenen abgebunden wurden, so waren die Befunde noch ausgeprägter: der Histamingehalt des Blutes in den Venen war höher und blieb längere Zeit auf hohem Niveau und im Magensaft erschien in jedem Fall eine größere Menge von Histamin.

Auf Grund dieser Versuche sind wir der Meinung, daß bei einer Überflutung des Magens mit Histamin durch seine Arterie die größte Menge des Histamins in wenigen Minuten mit dem venösen Blut abfließt, ein geringerer Teil dagegen in den Magensaft gelangt. Verhindern wir durch Abbindung der Venen den Abfluß des Histamins mit dem venösen Blut, so kann im venösen Blut eine höhere und anhaltendere Histaminerhöhung nachgewiesen werden und auch in Richtung des Magenlumens strömt eine größere Menge von Histamin. Auf Grund unserer Versuche besitzt also die Magenschleimhautzelle zur Entfernung des Histamins, das sie mit dem Blut erhält (bzw. das in den Zellen entsteht), vor allem zwei Möglichkeiten: 1. *die Entfernung durch das venöse Blut* und 2. *die Ausscheidung in Richtung des Magenlumens.*

TABELLE XVIII

Eingriff	Blut	Magensaft	Schleimhaut
0,9 v. H. NaCl i. art.	∅	∅	—
1 mg. Histamin i. art.	+	+ (∅)	— (+) ∅
dasselbe mit Venenunterbindung . . .	+	+	
0,02 g Azetylcholin i. art.	∅ (+)	∅	+
Reizung des Vagus	∅ (+)	∅ (+)	+ (∅) —

Injizierten wir 0,02 g *Azetylcholin* in die Magenarterie, so veränderte sich der Histamingehalt der Blutes und des Magensaftes kaum, der Histamingehalt der Magen*schleimhaut* wuchs dagegen in jedem Falle. Dasselbe ergab sich auch durch *die elektrische Reizung des N. vagus;* ein weiterer Beweis dafür, daß die Reizung des cholinergischen Systems ein Histaminfreiwerden zeitigt.

Auf meiner Klinik bewiesen Oláh und Varró auch an den unteren Extremitäten das Vorhandensein eines solchen Mechanismus. Ausgehend von der Beobachtung, daß das Azetylcholin in die Arteria femoralis injiziert, *beim Menschen* an den unteren Extremitäten eine Röte verursacht, die sich ebenso inselartig verteilt und mit landkartenähnlichen Rändern begrenzt ist wie die Histaminröte, untersuchten sie, wie das Atropin die Entstehung dieser Röte beeinflußt. Sie fanden, daß das Atropin die vasodilatatorische Wirkung einer größeren Azetylcholindosis nicht abwehrt. Es ist ihnen gelungen *an Hunden* zu beweisen, daß sich nach der Injizierung von Azetylcholin in die Arteria femoralis die Histaminkonzentration im venösen Blut, das aus den Extremitäten abfließt, erhöht.

Daß zwischen der Entfernung des Histamins und des Histamingehaltes der Magenschleimhaut tatsächlich eine Korrelation besteht, zeigt der folgende Versuch (Abb. 13—14). Die Kurven veranschaulichen das Resultat zweier Versuche. Im Versuch, den die unterbrochene Linie anzeigt, wurde eine beträchtliche Menge von Histamin in den Magenraum ausgeschieden. Zu gleicher Zeit erhöhte sich dagegen der Histamingehalt der Magenschleimhaut kaum. In unseren Versuchen, die mit punktiert-unterbrochener Linie bezeichnet sind, kam es in den Magenraum zu keiner Histaminausscheidung. Es war aber eine sehr bedeutende Vermehrung des Histamingehaltes der Magenschleimhaut feststellbar. Die in beide Richtungen abfließenden Histaminmengen stehen im verkehrten Verhältnis zueinander.

Borbola und Bikich wiederholten die hier veröffentlichten und an gesunden Tieren durchgeführten Versuche auch an Hunden mit Atophangeschwür. In den Versuchen, in denen sie während der Narkose nur die operative Freilegung verrichteten, sowie in denjenigen, in denen sie in die Magenarterie nur physiologische Kochsalzlösung injizierten, fanden sie, daß sich — im Gegensatz zu den Erfahrungen an gesunden Tieren —

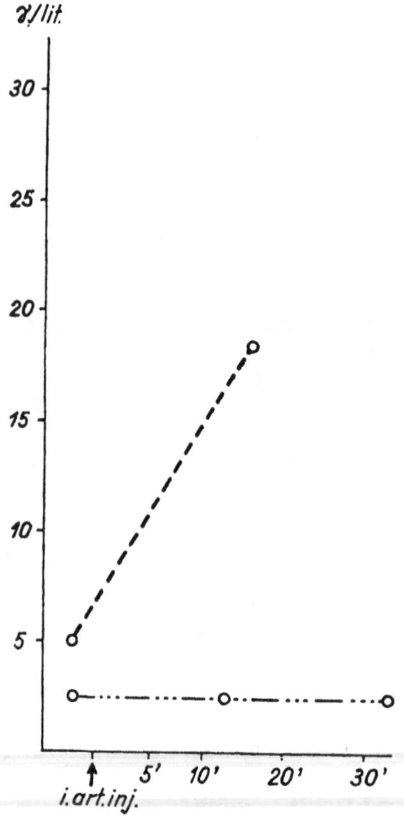

Typ I

Abb. 13

Histamingehalt des Magensaftes

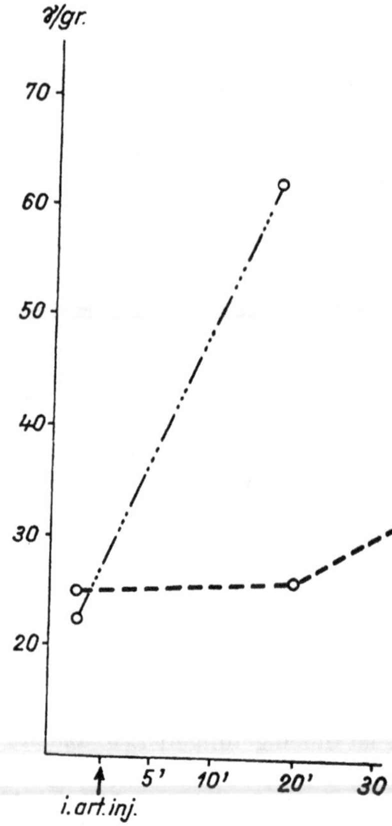

Typ II

Abb. 14

Histamingehalt der Magenschleimhaut

der Histamingehalt der Magenschleimhaut an Hunden mit Atophangeschwür *nicht* vermindert. Nach intraarterieller Histamininjektion stellten sie die auffallende Tatsache fest, daß *bei Hunden mit Atophangeschwür im Magenlumen eine bedeutende Menge von Histamin erscheint.* Diese an Hunden mit Atophangeschwür beobachtete Erscheinung konnte immer festgestellt werden, sooft infolge der Wirkung des Atophans eine Geschwürbildung tatsächlich auftrat, und blieb charakteristischerweise bei den

Hunden aus, an denen nach der Einwirkung von Atophan kein Geschwür entstand.

Die intraarterielle Injektion von Azetylcholin, sowie die elektrische Reizung des peripherischen Vagusstumpfes hatte eine ebenso große Zunahme des Histamingehaltes der Magenschleimhaut zur Folge, wie bei gesunden Tieren.

Daß die Bedeutung des Histamins nicht nur in der Entstehung des experimentellen Geschwürs, sondern auch in der Entstehung des menschlichen Geschwürs entscheidend ist, dies bewiesen die folgenden Untersuchungen von BORBOLA, BIKICH und FAREDIN:

Auf Grund des Verfahrens von FELDBERG und HARRIS zerlegten sie die wegen Geschwürkrankheit resezierten Magenwände mit einem Gefriermikrotom in mehrere Schichten, in denen sie Histaminbestimmungen durchführten. Gleichzeitig stellten sie in gefärbten histologischen Präparaten fest, aus welcher Schicht der Magenwand (Schleimhaut, Submukosa, Muscularis) die einzelnen Schnitte entnommen waren.

Abb. 15 zeigt die Angaben über 7 *Geschwüre an der kleinen Kurvatur* des Magens. Auf dem Bild sind die Tiefe und der Durchmesser des untersuchten Geschwürs, sowie der Histamingehalt der verschiedenen Schichten (von oben nach unten) zu sehen, und zwar in der ersten Spalte der Gehalt an der ulzerierten Stelle, in der zweiten der Histamingehalt in geringer Entfernung (auf einige Zentimeter) von der Stelle des Geschwürs.

Es läßt sich gut beobachten, daß der Histamingehalt der Geschwürstelle in jeden Fall größer ist als an anderen Stellen der Magenwand, und daß weiterhin der Histamingehalt der kleineren Geschwüre größer ist, als der in ausgebildeten, großen Geschwüren. In fünf Fällen nahm die Histaminkonzentration im Gegensatz zum Verhalten der nichtulzerösen Magenwand in den tieferliegenden Schichten entschieden zu.

Die untersuchten *Duodenal*geschwüre waren kleiner. Der Histamingehalt erwies sich in jedem Fall als sehr hoch und war an der Geschwürstelle stets höher als in der Wand des nichtulzerierten Duodenumabschnittes.

Dasselbe war bei den Pylorusgeschwüren festzustellen.

Schließlich wurden ähnliche Untersuchungen an Resektionspräparaten durchgeführt, die wegen Magenkrebs entfernt worden waren.

Abb. 16 zeigt die Befunde an nichtexulzerierten und Abb. 17 die exulzerierten Karzinome. Keines von ihnen verhält sich wie das peptische Geschwür: der Histamingehalt ist niedriger oder stimmt mit dem der gesunden Magenwand überein und die Histaminkonzentration wächst in Richtung der tieferen Schichten nicht.

Auf Grund dieser Untersuchungen kann also festgestellt werden, daß die lokale Anhäufung des Histamins in der Magenwand für die Geschwürentstehung und -verbreitung spezifisch ist. Die Anhäufung ist die Folge einer Histaminretention, die auf die Insuffizienz des Regelungssystems des Histaminhaushaltes im Magen zurückzuführen ist.

Auf Grund der veröffentlichten Versuche am Modell und am Menschen halten wir es für berechtigt, gewisse Folgerungen über die Pathogenese der vegetativen Krankheiten zu ziehen und zwar:

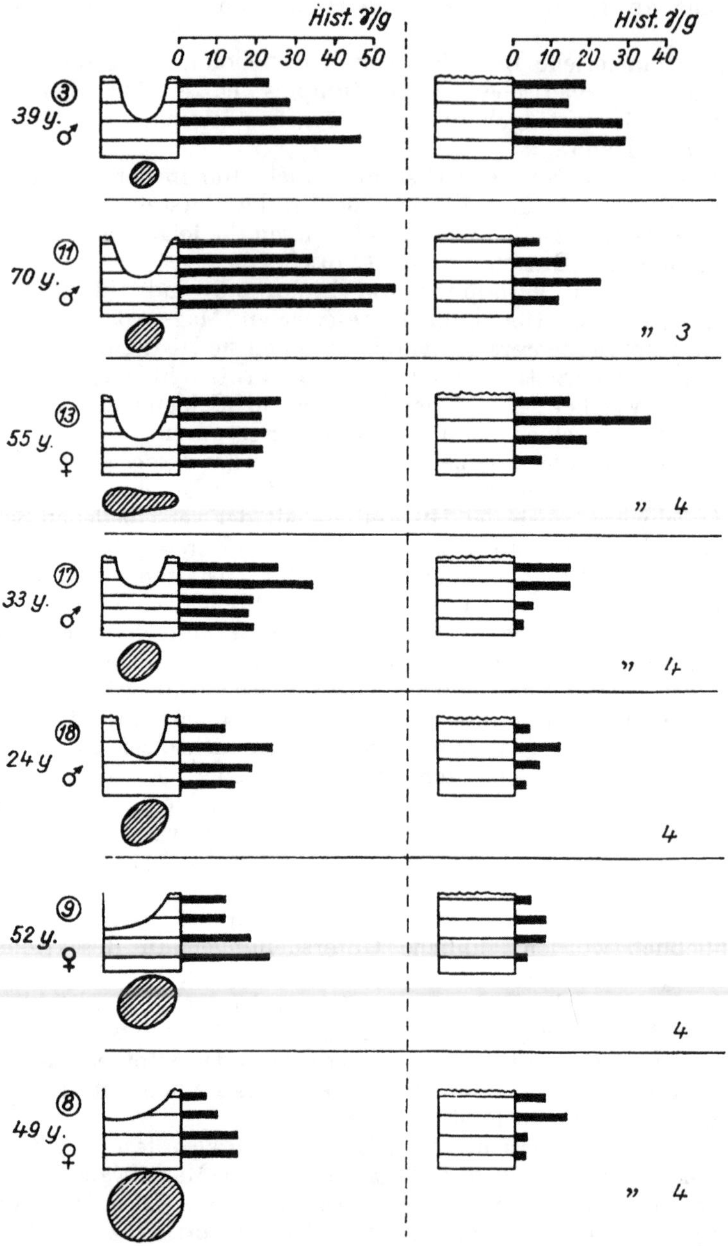

Abb. 15 Histamingehalt in den verschiedenen Schichten des Magengeschwürs und der nichtulzerierten Magenwand

1. Die Geschwürkrankheit basiert auf der Funktionsstörung des einheitlichen Systems von Umwelt — Zentralnervensystem — Magen.

2. Die Funktionsstörung kann von jedem der drei Faktoren dieses Systems ausgehen. Wir dürfen annehmen, daß bei einzelnen Geschwürkranken die Veränderung der Umwelt, bei anderen die des Zentralnervensystems und wieder bei anderen die des Magens das Primäre ist. In diesem Sinne könnten wir daher über Geschwürkrankheit *exogenen, zentralen*

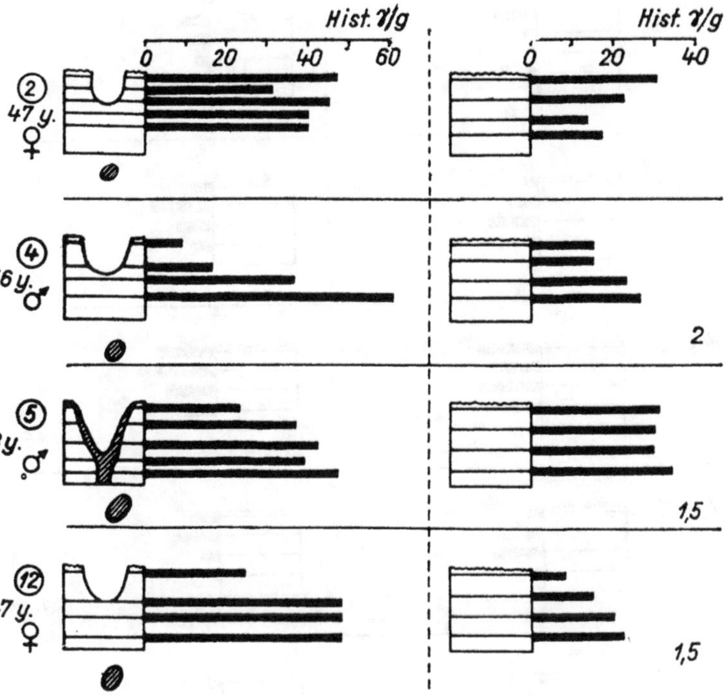

Abb. 16 Histamingehalt in den verschiedenen Schichten des Duodenalgeschwürs und der nichtulzerierten Magenwand

und *peripherischen* Ursprungs sprechen, wenn wir auch heute noch nicht in der Lage sind, sie voneinander zu unterscheiden. Solange die Funktionsstörung sich nur auf *ein* Glied des Systems beschränkt, wird sie durch die Kompensationstätigkeit der übrigen Glieder des Systems ausgeglichen. Die Ausbildung der Geschwürkrankheit erfolgt nur dann, wenn dieses Bestreben nach Kompensation unzulänglich wird. *Die Geschwürkrankheit ist* somit *die Manifestation der Gleichgewichtsstörung: der Dekompensation dieses Dreiersystems.* Darin stimmt die Geschwürkrankheit mit den übrigen vegetativen Krankheiten überein. Die entscheidende Rolle spielt zwar die Hirnrinde, doch der primäre Reizherd kann ebenso in der Hirnrinde, wie auch in den subkortikalen Zentren, im vegetativen Nervensystem, im Magen, bzw. »im chemischen Kettenglied», im milieu interieur des Organismus liegen. Von den sowjetischen Verfassern vertritt GUBERGRIZ diese Auffassung. *Die Geschwürkrankheit ist eine neurohumorale Krankheit.*

3. Die Bedeutung des neuralen Faktors wird durch die Versuche bestätigt, die wir an narkotisierten, bzw. erregten Hunden, sowie auch mit Vagotomie und Leukotomie durchführten.

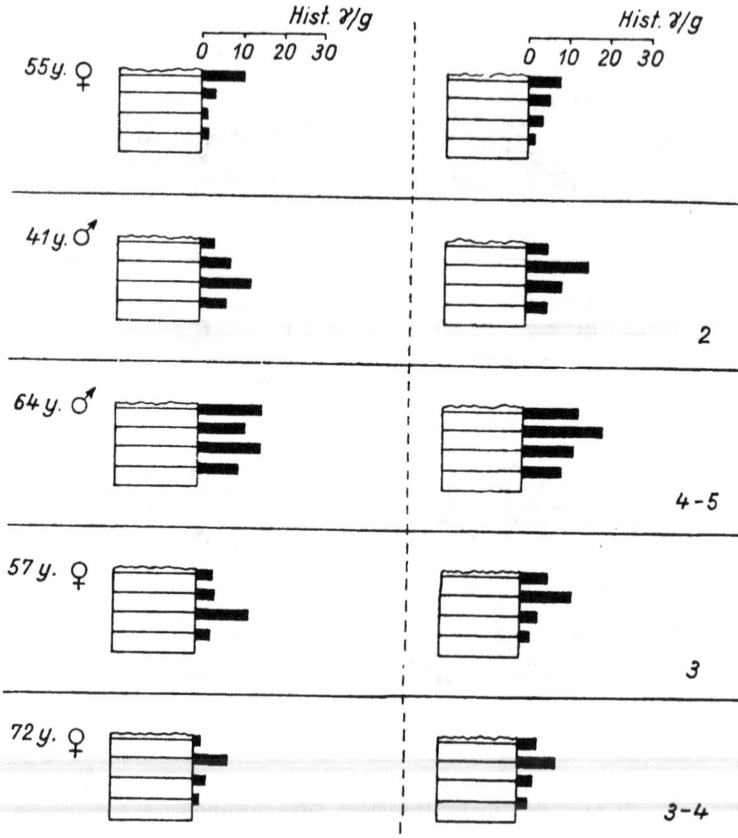

Abb. 17 Histamingehalt in den verschiedenen Schichten von nichtexulzerierten und exulzerierten Magenkarzinomen

4. Die Einschaltung des humoralen Faktors wird einerseits durch die Versuche bestätigt, in denen wir die schädliche Wirkung des Azetylcholins bzw. des Histamins auf das Atophangeschwür untersuchten, andererseits durch die Feststellung, daß die Bildung des Atophangeschwürs mit dem Freiwerden einer großen Menge Histamin verbunden ist und schließlich durch die Versuche, in denen wir den Histaminhaushalt der Magenschleimhaut und den Histamingehalt von menschlichen – wegen Geschwüren entfernten – Mägen untersuchten.

5. Die aktive Periode der Geschwürkrankheit zeigt die *aktive* Gleichgewichtsstörung bzw. Dekompensation des Regelungssystems an. *Mit der Wiederherstellung der Kompensation tritt die Krankheit wieder in ihre inaktive Periode.* Eine neuere Aktivierung erfolgt, wenn das Auftreten einer äußeren oder inneren Läsion das Gleichgewicht des Systems wieder umstößt. Die Reaktivierung, diese charakteristische Eigenschaft der vegetativen Krankheiten, ist ebenfalls eine neuro-humorale Erscheinung. Die Untersuchungen von NOVASZEL und FAREDIN sprechen dafür,

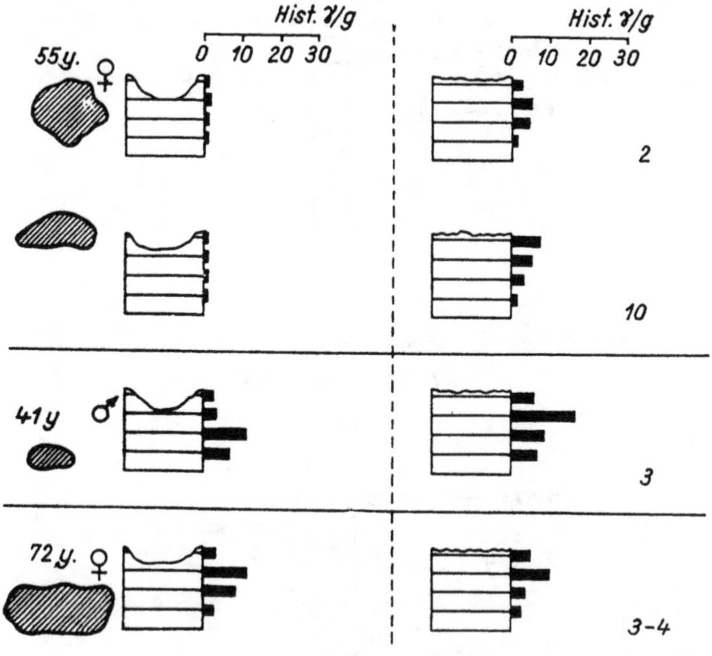

Abb. 18 Histamingehalt in den verschiedenen Schichten von nichtexulzerierten und exulzerierten Magenkarzinomen

daß in diesem neuro-humoralen Prozeß als humorales Glied möglicherweise die mangelhafte Funktion der Nebennierenrinde anzusehen ist.

6. Die oben veröffentlichten Versuche von BORBOLA und BIKICH an Hunden mit Atophangeschwüren lassen darauf schließen, daß das in der Entstehungs- und Progressionsperiode des Geschwürs freiwerdende Histamin im Hervorrufen der lokalen *Symptome*, die in der aktiven Periode der Geschwürkrankheit bemerkbar sind, eine Rolle spielen dürfte. Unsere Arbeitstheorie ist folgende: das in der präulzerösen Periode in großer Menge freiwerdende Histamin kann der Magen eine Zeit lang entfernen. Wenn diese Fähigkeit abnimmt oder ausfällt, entsteht das Geschwür. Die Geschwürkrankheit tritt in ihre inaktive Periode, wenn diese »Sperre« aufgehoben wird und die Ausströmung des Histamins in den Magenraum

beginnt. So ließe sich auch die Beobachtung von BORBOLA und BIKICH verstehen, daß der Histamingehalt des Magensaftes in der aktiven Periode der Geschwürkrankheit abnimmt, jedoch gleichzeitig mit dem Übergang in die inaktive Periode plötzlich zunimmt. Es dürfte sich hierbei um eine

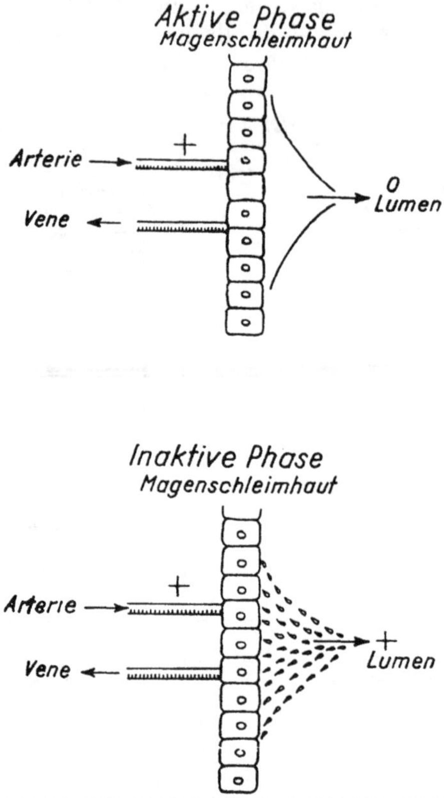

Abb. 19

Erscheinung handeln, die mit denen bei anderen vegetativen Krankheiten beobachteten Erscheinungen (»crise urinaire« nach paroxysmaler Tachykardie oder Migränanfall, die überschießende Kalkentleerung nach dem tetanischen Anfall, Harnsäurenentleerung nach Gichtanfällen usw.) analog sind: man dürfte also von einer wahrhaftigen *»Histaminkrise«* sprechen.

Mit dieser plötzlichen Veränderung könnte vielleicht auch die häufig bemerkte und wohlbekannte Erscheinung zusammenhängen, daß nämlich die Schmerzen nach einer ausgiebigen Blutung völlig aufhören können (s. S. 128).

LITERATUR

BENKŐ—VARGHA—HETÉNYI, Magy. Belorv. Arch. 1952, 1. (ung.)
BORBOLA—BIKICH—FAREDIN, Acta Med. Hung. VIII. 163, 1955.
BORBOLA—BIKICH—HETÉNYI, Akad. Oszt. Közl. III, 463, 1952.
BORBOLA—BIKICH—HETÉNYI, Acta med. Hung. II. 259. 1951. (ung.)
HÁMORI—SCOSSA—HETÉNYI, Magy. Belorv. Arch. 1951, 3. (ung.)
HÁMORI—SCOSSA—HETÉNYI, Acta med. Hung. (ung.)
HETÉNYI—KALAPOS, Orv. tud. Közl. 1942, 585. (ung.)
HETÉNYI—KALAPOS, Orv. tud. Közl. 1944, 284. (ung.)
HETÉNYI—MAGYAR, Orvosok Lapja, 1946. (ung.)
OLÁH—VARRÓ—HETÉNYI, Kísérletes Orvostudomány 2, 131, 1955.
WENT—LISSÁK, Magy. Orv. Arch. 37, 3, 1946. (ung.)

SECHSTER ABSCHNITT

DIAGNOSE DER GESCHWÜRKRANKHEIT

Die Diagnose der Geschwürkrankheit kann nur von ihrer dritten Periode an *mit völliger Sicherheit* gestellt werden. Diese Diagnose kann auch dann mit großer Wahrscheinlichkeit ausgesagt werden, wenn jemand bereits ein Geschwür gehabt hat und wir später charakteristische Symptome mit negativem Röntgenbefund sehen. Schließlich kann die Krankheit — zwar mit geringerer Wahrscheinlichkeit — auch dann diagnostiziert werden, wenn wir Gelegenheit hatten, einen Kranken Jahre lang zu beobachten und das häufige periodische Zurückkehren der charakteristischen Symptome feststellen konnten. Demnach stellen wir — und dies ist die nackte Wahrheit — in überwiegender Mehrheit der Fälle eigentlich nicht die Diagnose der Geschwürkrankheit, sondern die des Geschwürs, die Diagnose der Krankheit ist in der präulzerösen Periode mit unseren heutigen Untersuchungsmethoden mit Sicherheit nicht möglich. Die Diagnose ist also die Diagnose *des Geschwürs* und schon darum wäre es berechtigt, die Geschwüre des Magens und des Duodenums in diesem Abschnitt gesondert zu behandeln. Wenn wir dies nicht tun, so nur darum, um die unerläßlichen Wiederholungen zu vermeiden.

Bei entwickeltem Geschwür ist die Diagnose der Geschwürkrankheit oft sehr leicht und kann tatsächlich — wie MOYNIHAN sagte — auch telephonisch gestellt werden; aber es wäre ein Irrtum diese Feststellung auf sämtliche Fälle zu beziehen. Um nur einige Beispiele zu erwähnen: es mag sehr schwer sein, die bei weitem nicht seltenen *beschwerdefreien* Magengeschwüre, sowie die atypischen Fälle, die unserer Schätzung nach 15—20 v. H. sämtlicher Geschwüre ausmachen oder die mehrfachen Geschwüre des Magens oder des Duodenums zu erkennen. Besonders häufig wird unserer Erfahrung nach die Geschwürkrankheit der korpulenten Menschen übersehen. Auch das Vorhandensein von interkurrenten Krankheiten kann das Stellen der Diagnose erschweren. Und schließlich dürfen wir nicht außer acht lassen, daß auch das Bild der Geschwürkrankheit im letzten Stadium der Krankheit — der allgemeinen Gesetzmäßigkeit der vegetativen Krankheiten entsprechend — atypisch wird: wenn infolge einer umfangreichen Vernarbung der Pyloruskanal enger wird oder Verwachsungen entstehen usw. Kommt der Kranke in dieser Periode zum Arzt, so kann nur eine sorgfältige Anamnese die Diagnose der Krankheit ermöglichen: eine Anamnese, die mit großer Sorgfalt und Ausführlichkeit auf die Umstände der *Entstehung und* der *Anfangssymptome* der Krankheit eingeht, wo die Symptome noch in ihrer ganzen Reinheit beobachtet werden können. Selbstverständlich bezieht sich dies auf alle vegetativen Krankheiten: auf den emphysematisch gewordenen Asthmakranken, auf den zum chronischen Gelenkkranken gewordenen Gichtkranken, oder auf den Migränekranken, bei dem die Anfälle zwar weggeblieben sind, jedoch ihren Platz mehr oder minder anhaltende Kopfschmerzen von nicht mehr umschriebener Lokalisation übernahmen.

Und auch wenn wir zur Diagnose der Geschwürkrankheit gelangen, können wir uns heute damit nicht mehr begnügen. Diese Diagnose ist zu allgemein und genügt an sich noch nicht, um als sichere Basis für die anzuwendende Behandlung zu dienen. So wie uns gegebenenfalls die Diagnose der »Pneumonie« nicht mehr zufrieden stellen kann, und wir die Ursache, die Verbreitung, das Stadium und die eventuellen Komplikationen kennen müssen, um die entsprechendste Behandlungsmethode wählen zu können, so ist auch im Falle der Geschwürkrankheit weit mehr notwendig als eine allgemeine Diagnose. Unser Behandlungsplan wird im wesentlichen durch die Lage, durch den einfachen oder mehrfachen Charakter des Geschwürs beeinflußt, sowie durch ein etwaiges Vorhandensein einer Komplikation oder einer interkurrenten Krankheit, ja sogar auch durch den gegebenen Ernährungszustand des Kranken. Nur in Erkenntnis all dieser Umstände kann der Arzt die Schablonmäßigkeit in der Behandlung vermeiden. Nur so wird er in der Lage sein jene Behandlung vorzuschreiben, die seinem Kranken am meisten entspricht.

Die sichere Unterscheidung von Magen- und Duodenalgeschwüren ist ohne die Röntgenuntersuchung kaum durchführbar. Der erfahrene Kliniker wird in einzelnen Fällen mit großer Wahrscheinlichkeit behaupten können, daß es sich im gegebenen Falle z. B. um ein Magengeschwür handelt, was aber immerhin nur eine Wahrscheinlichkeitsdiagnose bleibt. Er kann ja unserer Erfahrungen nach bei einem Viertel der Magengeschwürfälle die Symptome des Magengeschwürs von denen des Duodenalgeschwürs nicht unterscheiden und wahrscheinlich stimmt das auch umgekehrt. Im allgemeinen aber irren wir uns kaum, wenn wir behaupten, daß *ein Erkennen des Duodenalgeschwürs leichter ist und es darum auch seltener übersehen werden kann, als das Magengeschwür.*

Wie bei jeder Krankheit, wird auch bei der Geschwürkrankheit die richtige Diagnose aus zwei Richtungen gefährdet. Die eine Gefahr besteht darin, daß wir eine Diagnose der Geschwürkrankheit stellen, wenn sie nicht vorhanden ist. Dies kommt meistens bei den Klinikern und Röntgenologen vor, die die Deformiertheit des Bulbus duodeni zur Feststellung der Diagnose des Ulcus duodeni für genügend halten. Der Schaden solcher unrichtigen Diagnose besteht darin, daß man den Kranken einer überflüßigen Geschwürkur unterwirft und ihm dadurch Zeitverlust und schließlich Enttäuschungen verursacht und mit der Behandlung der wirklichen Krankheit nicht rechtzeitig beginnt. Die andere Gefahr besteht in der Versäumnis der richtigen Diagnose. Diese Gefahr ist besonders im Falle des Magengeschwürs, sowie des sog. postbulbären Duodenalgeschwürs (etwa 5 v. H. sämtlicher Fälle) groß. Die Frage, welche von den beiden Gefahren den Arzt heute bedroht, können wir dahingehend beantworten, daß wir früher meistens dem zuletzt und heute eher dem zuerst erwähnten diagnostischen Irrtum begegnen. Früher knüpfte BOAS die Diagnose des Geschwürs an die obligate Dreiheit »*Schmerzen-Erbrechen-Blutung*«. Später wurde die Blutung nicht mehr als obligates diagnostisches Anzeichen betrachtet und heute wissen wir schon, daß auch das Erbrechen nicht zu den obligaten Zeichen des Geschwürs zählt. Seitdem uns aber auch die Röntgenuntersuchung zur Verfügung steht, haben wir gelernt, daß das Geschwür — besonders im Magen — auch symptomlos bestehen kann. *Heute kann die Wahrscheinlichkeitsdiagnose der Geschwürkrankheit am meisten auf Grund der charakteristischsten Züge der vegetativen Krankheiten: der Chronizität und der Periodizität gestellt werden, doch kann nur die Röntgenuntersuchung oder die Operation die Diagnose sicherstellen.*

Das »Schulbeispiel« des Geschwürs ist zweifelsohne das Duodenalgeschwür. Aber sogar der Verlauf der duodenalen Geschwürkrankheit ist oft unregelmäßig und ihr klinisches Bild ist bei weitem nicht einheitlich.

Aus der Zielsetzung des vorliegenden Werkes folgt, daß sich auch dieser Abschnitt vor allem mit den *strittigen* Fragen der inneren Medizin und der Pathophysiologie befaßt. Ich fühle mich nicht dazu befugt die Probleme der Röntgenologie und Gastroskopie der Geschwürkrankheit zu erörtern.

Vom idealen Ziel: von der frühzeitigen Erkenntnis der Geschwür*krankheit* sind wir also noch, laut dem Gesagten, ziemlich weit entfernt. Es steht aber außer Zweifel, daß — wie bei jeder vegetativen Krankheit — der Erfolg der Behandlung von der frühzeitigen Diagnose abhängt. Es fragt sich nun, ob es zumindest mit der frühzeitigen Diagnose des *Geschwürs* besser bestellt ist? Diesbezüglich sei es mir gestattet einige Angaben mitzuteilen, die aus meiner statistischen Bearbeitung des Krankenmaterials der ehemaligen Korányi-Klinik in Budapest stammen. Prinzipiell kann die verspätete Stellung der richtigen Diagnose die Schuld des Kranken oder die des Arztes sein. Der Kranke ist schuld, wenn er mit seinem Leiden lange Zeit nicht zum Arzt geht. Es ist die Schuld des Arztes, wenn er seinen Kranken lange behandelt, bevor er zur richtigen Diagnose kommt. Der erste Fehler läßt sich dadurch veranschaulichen, daß wir die zwischen dem Auftreten der ersten Symptome und der ersten ärztlichen Untersuchung verflossene Zeitdauer feststellen. Dies zeigt unsere *erste* Tabelle. Der zweite Fehler kann beobachtet werden, wenn wir die Zeitdauer zwischen der ersten ärztlichen Untersuchung und der Stellung der richtigen Diagnose bestimmen. Diesbezügliche Angaben enthält unsere *zweite* Tabelle. Die Angaben sind Ergebnisse der Bearbeitung von mehr als anderthalbtausend Krankheitsgeschichten.

Zeitdauer zwischen dem Auftreten der ersten Symptome und der ersten ärztlichen Untersuchung:

TABELLE XIX

Zeitdauer	Duodenalgeschwür	Magengeschwür
<1 Jahr	5,0 v. H.	11,6 v. H.
1—2 Jahre	33,9 v. H.	27,9 v. H.
2 Jahre oder mehr	61,1 v. H.	60,5 v. H.

Diese Angaben zeigen überzeugend, daß *die Geschwürkrankheit bereits geraume Zeit vor der Ausbildung des Geschwürs* unter Symptomen beginnt, denen die meisten Kranken keine Bedeutung beimessen.

Zeitdauer zwischen der ersten ärztlichen Untersuchung und der Stellung der richtigen Diagnose:

TABELLE XX.

Zeitdauer	Duodenalgeschwür	Magengeschwür
<1 Jahr	23 v. H.	34 v. H.
1–2 Jahre	44 v. H.	50 v. H.
2 Jahre oder mehr ...	33 v. H.	16 v. H.

Summieren wir die Angaben dieser beiden Tabellen, so stellen wir daraus fest, daß die Zeitdauer zwischen den ersten Beschwerden und der sicheren Entwicklung des Geschwürs durchschnittlich auf 3—4 Jahre geschätzt werden darf! Diese Zahlenangaben sind Ergebnisse einer Bearbeitung des einschlägigen Materials aus dem Jahre 1937. Seitdem wurde eine Zusammenstellung von ähnlichem Ausmaß noch nicht veröffentlicht. Es kann angenommen werden, daß sich die Angaben der ersten Tabelle auch seither nicht wesentlich verändert haben. Wir halten es aber für möglich, daß — seitdem sich die Anzahl der Geschwürkranken so vermehrt hat und eine Röntgenuntersuchung leichter zugänglich wurde — unsere Ärzte heute öfter und früher an die Möglichkeit einer Geschwürkrankheit denken und somit auch die Zeitdauer zwischen der ersten ärztlichen Untersuchung und der Feststellung der richtigen Diagnose kürzer geworden ist, als sie vor 1937 war. Unser Krankenmaterial in Szeged ist noch nicht genügend groß, um als statistische Bekräftigung dieser unserer Annahme zu dienen.

*

Die Grundpfeiler der Diagnose des Geschwürs sind die sorgfältige Anamnese und die Röntgenuntersuchung. Unsere Hilfmittel sind : die Untersuchung des Magensaftes, des Stuhles, des Kranken und die Gastroskopie.

I. Anamnese

Die Anamnese muß 1. die sorgfältige Analyse der Symptome, 2. die Skizze des Krankheitsverlaufs und 3. die Anzeichen eventueller Komplikationen beinhalten.

1. DIE SYMPTOME

A) *Die Schmerzen und ihre Äquivalente*

Der doppelte Titel ist berechtigt, denn was der Geschwürkranke an seiner Magengegend spürt, kann nicht immer als Schmerz bezeichnet werden. Über ausgesprochene Schmerzen beklagten sich in unserem Material 63 v. H. der Kranken, während die übrigen ihre unangenehmen Gefühle eher als Druck, Spannung, Gefühl der Schwere, Gefühl der Sättigung, Brennen usw. bezeichneten. Der Arzt, der sich darüber im Klaren ist, daß das Hauptsymptom der Geschwürkrankheit der Schmerz ist, neigt selbstverständlich dazu, jede auf das Epigastrium lokalisierte Wahrnehmung als Schmerz in die Krankheitsgeschichte einzutragen. Damit begeht er auch vielleicht keinen Fehler : da die oben beschriebenen Gefühle denselben Gesetzen unterworfen sind, wie der Schmerz, scheint die Annahme berechtigt, daß es sich hier nur um Unterschiede handelt, die vor allem vom Temperament und emotionellen Zustand, sowie von der Empfindlichkeit des Kranken abhängen. So fand LIBMAN, daß besonders die hypersensibilen Kranken über ein Brennen klagen. Die Qualität der Beschwerde sagt also nicht viel und die Skala erstreckt sich vom schwächsten Druckgefühl bis zu den größten Schmerzen. Der Kranke kann sehr oft seine Gefühle nicht einmal definieren, sie sind ja oft nur vorübergehend und jeder Gastroenterologe weiß, wie leicht die Klagen einer verbalen Suggestion und noch mehr der Injektion indifferenter Mittel weichen. In der akuten und subakuten Periode seiner Entstehung ist das Geschwür kaum schmerzhaft, und sowohl die klinischen und röntgenologischen Erfahrungen als auch die Sektionserfahrungen beweisen, daß auch chronische Geschwüre völlig beschwerdefrei sein können.

Die Schmerzen sind immer die Anzeichen der Aktivität der Geschwürkrankheit (s. S. 147).

Die Schmerzen der Geschwürkranken sind in den meisten Fällen höchst charakteristisch. Besonders charakteristisch ist die Zeit des Auftretens der Schmerzen oder der verwandten Beschwerden : nämlich ihr Verhältnis zum Zeitpunkt der Nahrungsaufnahme. Am Morgen, wenn der Magen leer ist, ist der Geschwürkranke gewöhnlich beschwerdefrei und hat auch keine Beschwerden während des Frühstücks bzw. eine Stunde danach. Wenn das Frühstück nicht überreichlich ist, kann der beschwerdefreie Zustand auch bis in die Nachmittagsstunden anhalten. Ansonsten aber treten in den frühen Vormittagsstunden Beschwerden auf : anfangs schwächer, später aber immer stärker. Sie hören aber meistens noch vor dem Mittagessen auf. Nach dem Mittagessen folgt wieder eine beschwerdefreie Periode, die 1—3 Stunden lang dauert. Nachher treten aber die Beschwerden wieder auf und sie sind fast immer schwerer als die am Vormittag. Die Beschwerden haben auch jetzt einen »crescendo«-Charakter. Vor dem Abendessen hören sie gewöhnlich auf. Ruht der Kranke nach dem Abendessen, so ist er wieder beschwerdefrei. Meistens kehren aber 2—3 Stunden nach dem Abendessen die Beschwerden wieder zurück und hören nur nach der Konsumption von Soda oder Milch auf. Im Falle eines komplikationfreien Geschwürs haben die Schmerzen im allgemeinen keine Ausstrahlung und beschränken sich auf eine scharf umschriebene Stelle.

Die Charakteristika also, auf Grund deren wir aus den Schmerzen oder aus den verwandten Beschwerden auf das Vorhandensein eines Geschwürs schließen können, sind folgende :

1. keine Beschwerden, wenn der Magen leer ist, also wenn er nur ein Sekret des nüchternen Magens von normaler Menge enthält;

2. die Beschwerden melden sich nie während der Nahrungsaufnahme;

3. sie setzen immer nur nach einer bestimmten Zeit ($\frac{1}{2}$—3 Stunden) nach der Nahrungsaufnahme ein;

4. sie hören sofort nach der Nahrungsaufnahme auf, vor allem wenn die aufgenommene Nahrung etwas Eiweiß enthält;

5. sie hören unter der Wirkung von Alkalien sofort auf;

6. die Beschwerden sind scharf lokalisiert;

7. gewöhnlich hören sie sofort auf, wenn der Magen entweder durch Erbrechen oder durch den Magenschlauch entleert wird;

8. im Falle einer Nahrung von ständiger Zusammensetzung ist der Zeitpunkt des Auftretens der Schmerzen von Tag zu Tag beachtlich beständig.

Die Magenbeschwerden gehen im allgemeinen dem Auftreten des chronischen Geschwürs geraume Zeit voraus. Diese Zeit entspricht der präulzerösen Periode der Geschwürkrankheit.

Wenn gegebenenfalls die Beschwerden nicht mit den aufgezählten klinischen Tatsachen übereinstimmen so ist es richtig, wenn der Arzt von der Diagnose des Geschwürs absieht. Es steht fest, daß sich für die Anamnese bei keiner anderen Krankheit so sehr Zeitaufwand und Geschicklichkeit lohnt als gerade bei der Geschwürkrankheit. Wir können diejenige heute übliche Richtung nicht eben für geglückt ansprechen, die in der Diagnose der Geschwürkrankheit vor allem auf dem Röntgenbefund basiert und die sorgfältige klinische Untersuchung des Kranken vernachläßigt.

Die Geschwürschmerzen weichen aber oft von den typischen Schmerzen ab. Die häufigsten Abweichungen sind folgende:

a) der »Fahrplan« der Schmerzen kann geändert werden; auch können sich die Schmerzen mehr oder minder stabilisieren. In einem Teil dieser Fälle sind die ständig bzw. unregelmäßig gewordenen Schmerzen Anzeichen dafür, daß die Geschwürkrankheit in die fünfte Periode, in die Periode der fixen Veränderungen der Gewebe getreten ist, wir müssen daher nicht mehr mit einem einfachen Geschwür, sondern mit der Ausbildung irgendeiner Komplikation rechnen. Die häufigsten dieser irreparablen Komplikationen sind: die Pylorusstenose und die gedeckte Perforation in irgendein angrenzendes Organ. Einen anderen Typ der ständigen Magenschmerzen finden wir an denen, die einen gesunden Magen haben und bei denen es sich um Schmerzen handelt, die auf den Magen fixiert werden und neurotischen Ursprungs sind. Wir müssen selbstverständlich auch daran denken, daß Geschwürkrankheit und Neurose gemeinsam auftreten können und die »Überlagerung« durch Symptome der Neurose das charakteristische Bild des Ulkusschmerzes vollkommen verändern kann. Schließlich können die Beschwerden durch irgendeinen therapeutischen Eingriff anhaltend oder unregelmäßig werden (wie z. B. die Hypermotilität des Dünndarms oder der Erregungszustand des Dickdarms infolge einer Alkalibehandlung) oder durch die Kombination der Geschwürkrankheit mit einer anderen Krankheit. Es ist wohlbekannt, daß die Geschwürkrankheit ziemlich häufig gemeinsam mit anderen abdominellen Krankheiten auftritt. In all diesen Fällen kann wieder nur eine sorgfältige Anamnese, vor allem die Feststellung der Anfangssymptome der Krankheit, am besten zur Klärung der Diagnose führen;

b) die Lokalisation des Schmerzes kann ungewöhnlich sein. Der Schmerz kann im Thorax, in der Rückenmitte, im Hypogastrium auftreten. In solchen Fällen bietet sich mancherlei Möglichkeit zu Verwechslungen (Angina pectoris, Cholelithiasis, Nephrolithiasis usw.);

c) der Schmerz kann auch in der Form eines akuten Krampfanfalles auftreten und das Bild einer Gallensteinkolik oder der crise gastrique vortäuschen. In diesen Fällen steht neben dem großen, endlos scheinenden Schmerz ein ständiges Erbrechen im Vordergrund. Diagnostische Schwierigkeiten treten vor allem in den Fällen auf, in denen der Kranke eine Geschwür- *und* Gallensteinkrankheit, bzw. eine Tabes dorsalis hat. Es ist wenig bekannt, daß das Doudenalgeschwür im aktiven Stadium der Krankheit manchmal auch mit einer schwachen Gelbsucht verbunden sein kann. Den genauen Mechanismus dieser Erscheinung kennen wir noch nicht: einige erklären dies mit der krampfhaften Zusammenziehung des *Oddi*-Sphinkters, andere wieder mit Cholangitis, Hepatitis oder mit der entzündlichen Veränderung des Ductus choledochus. Daß einzig das Geschwür dieses ungewöhnliche Syndrom verursacht, bezeugt der völlige Erfolg einer internistischen Behandlung oder der Ulkusoperation;

d) nächtliche Schmerzen. Diese treten gewöhnlich zwischen Mitternacht und zwei Uhr früh auf und sind an Duodenalgeschwürkranken häufiger. Die Fälle weisen überwiegend auf Pylorusstenose hin, kommen jedoch auch in Fällen ohne Stenose bei Geschwürkranken mit Hypersekretion (hypersecretio continua) vor. *Jedenfalls gehen wir richtig vor, wenn wir aus dem Auftreten nächtlicher Schmerzen auf eine Pylorusstenose schließen.* Die nächtlichen Schmerzen sind im allgemeinen schwerer als die am Tage und sind oft mit dem Erbrechen eines stark saueren Mageninhalts verbunden. Öfters wird das Erbrechen durch den Kranken selbst künstlich hervorgerufen, da er weiß, daß die Entleerung des Magens die Schmerzen behebt. Das Trinken von Soda oder Milch bringt gewöhnlich nur für 1—2 Stunden Beruhigung. Die Schmerzen können auch spontan aufhören, was die allmähliche Entleerung der im Magen zurückgehaltenen Speise und des Sekrets beweist.

Nächtliche epigastrische Schmerzen sollen nie als nervöse Beschwerden bezeichnet werden, weil sie meistens durch Geschwür- oder Gallensteinkrankheit verursacht werden!

Früher beschäftigte uns oft die Frage, ob Magen- und Duodenalgeschwür auf Grund des Auftretens der Schmerzen voneinander unterschieden werden können. Das Ergebnis war größtenteils negativ und wenn ein Geschwür in einzelnen Fällen auch den klinischen Zeichen nach lokalisiert werden kann, ist die Möglichkeit des Irrtums sehr groß. Einst war die Ansicht vorherrschend, daß beim *Magen*geschwür die Schmerzen *kurz nach dem Essen* auftreten, während beim *Duodenal*geschwür *das Intervall zwischen der Nahrungsaufnahme und dem Auftreten der Schmerzen* *länger ist.* Die Bearbeitung unseres Geschwürkrankenmaterials aus Szeged weist darauf hin, daß unter den Magengeschwürkranken nur bei 15 v. H. die Schmerzen nicht später als eine Stunde nach dem Essen auftraten. Ähnlicherweise kann man auch aus der *Lokalisation* des Schmerzes keine Schlüsse ziehen. Vergleicht man große Gruppen miteinander, so scheint es zwar, daß bei Ulcus duodeni die Schmerzen meistens rechts, bei Magengeschwür links von der Mittellinie, bei dem Jejunalgeschwür dagegen im linken unteren Quadrat des Bauches auftreten. *Auf den Einzelfall* können aber daraus nur wenige Schlüsse gezogen werden. Schmerzen im Rücken — mit oder ohne epigastrischen Schmerzen verbunden — können oft, aber nicht beweiskräftig, das Zeichen einer chronischen Perforation sein. Wir alle kennen Fälle — vor allem aus früheren Zeiten — in denen die Stelle des Geschwürschmerzes der MacBurneysche Punkt war und wo der gesunde Wurmfortsatz der Diagnose »chronische Appendizitis« zum Opfer fiel. Jedenfalls ist beim *Magen*geschwür, besonders wenn es nicht tief ist, auffallend häufig, daß der Kranke nicht genau die Stelle seiner Schmerzen bezeichnen kann. Auch hinsichtlich der *Milderungsmöglichkeit der Schmerzen* bestehen keine Unterschiede zwischen den Geschwüren des Magens und des Duodenums. So müssen wir also im Interesse der genauen Lokalisation des Geschwürs zu anderen Untersuchungsmethoden, vor allem zur Röntgenuntersuchung greifen.

Betreffs der Unterschiede, die sich zwischen dem duodenalen, bzw. gastrischen Typ zeigen, siehe Abschnitt VIII!

Wie entsteht der Geschwürschmerz und welche Bahnen leiten ihn ins Gehirn?

Der Verlauf der schmerzleitenden Bahnen wurde vor allem durch die Versuche von Balchum und Waever geklärt. Sie führten ihre Versuche an fast 150 Hunden durch. Sie gingen so vor, daß sie in den Magen des Hundes einen Gummiballon einführten, der im beliebigen Maße aufgeblasen werden konnte. Diesen Ballon konnte man in oberflächlicher Äthernarkose in den Magen bringen; in anderen Fällen wurde eine Magenfistel gebildet und der Ballon ohne Narkose eingeführt. Das Auftreten der Schmerzen wurde am plötzlichen Zurückhalten des Atems oder durch dessen Unregelmäßigkeiten wahrgenommen. Zum Glück fanden sie, daß die Äthernarkose die typische reflektorische Störung der Atmung nicht gehemmt hat.

Nun untersuchten sie nach Rückenmarkdurchschneidung in verschiedenen Ebenen das Entstehen der Schmerzen nach Dehnung des Magens. Wurde das Rückenmark oberhalb des IV. thorakalen Segments durchschnitten, so konnte man mit dem Aufblähen des Magens keine Schmerzen hervorrufen. Somit *können wir das Vorhandensein wichtiger afferenter Bahnen im N. vagus und N. phrenicus ausschließen.* Geschah der Schnitt zwischen dem IV. und VII. thorakalen Segment, so nahm die Schmerzschwelle zu, die Schmerzen verminderten sich also, aber hörten nur selten völlig auf. Die Durchschneidung unter dem VII. thorakalen Segment beeinflußte den Schmerz überhaupt nicht, obwohl auch diese Operation die Unterbrechung zahlreicher afferenter Nervenbahnen verursacht hat.

Alle diese Versuche zeigten, daß die am Hunde durch Dehnung der Magenwand verursachten Schmerzen durch Fasern vermittelt werden, die durch die Splanchnici majores zu dem Sympathikusgrenzstrang führen. Die meisten Fasern treten wahrscheinlich über die hinteren Wurzeln der VIII—XII. thorakalen Rückenmarknerven und durch die entsprechenden Rami communicantes in das Rückenmark. Darauf verweist der Umstand, daß die Schmerzschwelle zunahm, wenn man die hinteren Wurzeln dieser Nerven oder die Rami communicantes durchschnitt. Um das völlige Ausschalten der Schmerzen zu erreichen, mußten auch noch andere Fasern durchgeschnitten werden: Fasern, die in dem Sympathikusgrenzstrang zwischen den IV. thorakalen und den III. lumbalen Ganglien verliefen. Die ins Rückenmark führenden Fasern gehen durch den Tractus spinothalamicus zu den höheren Zentren.

Mit diesen Ergebnissen stehen die Erfahrungen am Menschen im Einklang, die bezeugen, daß die Novokainanästhesie der Splanchnici oder der VI—VIII. thorakalen Rückenmarknerven zum sofortigen Unterbleiben der Geschwürschmerzen führt. Ein ähnliches Ergebnis kann man durch eine medikamentöse Blockade des Sympathikus, z. B. mit Banthin (Winkelstein), oder mit Splanchnikektomie (Mason—Pollard) erreichen. Ebenso lassen sich auch die Fälle erklären (Weeks—Ryan—Van Hoy), in denen nach einer kombinierten Sympathektomie und Splanchnikotomie eine akute und letale Perforation schmerzlos erfolgte.

Es steht daher außer Zweifel, daß das Schmerzgefühl aus dem Magen durch den Sympathikus dem Gehirne zugeführt wird und der Vagus keine Empfindungsfasern enthält. *Wenn* also *die Schmerzen nach der Vagotomie aufhören, so muß dies auf einem anderen Wege erfolgen.* Die Geschwürschmerzen nach der Vagusdurchtrennung können übrigens auch dann in voller Stärke auftreten, wenn wir Salzsäure in den Magen bringen! (Dragstedt und Mitarbeiter). Blockieren wir aber auch den Sympathikus mit *Banthin*, so löst die Säureeinführung keine Schmerzen aus.

Was ist die Ursache der Schmerzen?

Die Übersicht der Literatur, vor allem der großen Handbücher erweckt den Anschein, als wäre diese Frage schon entschieden. Demnach wäre der entscheidende Entstehungsfaktor der Schmerzen: die in gesteigertem Maße abgesonderte Magensäure. Besonders Palmers umfangreiche Tätigkeit begründete diese Auffassung. Für eine »entscheidende« Rolle der Säure sprechen folgende Umstände:

1. die Geschwürschmerzen sind in der überwiegenden Mehrzahl der Fälle mit hohen Magensäurenwerten verbunden;

2. die Schmerzen unterbleiben, wenn wir den Magen entleeren oder die Magensäure irgendwie neutralisieren;

3. wenn wir den Magen während der Schmerzen entleeren, dann aber den saueren Mageninhalt in den Magen zurückführen, so setzen die nach der Entleerung unterbliebenen Schmerzen wieder ein. Es melden sich aber keine Schmerzen, wenn wir den Mageninhalt nach dessen Neutralisierung in den Magen zurückinjizieren;

4. unter entsprechenden Umständen können Geschwürschmerzen auch dann ausgelöst werden, wenn wir 100—200ml einer physiologischen (0,2—0,3

v. H.) Säurelösung in den Magen des Geschwürkranken einführen (BONNINGER, PALMER). Andere entsprechend verdünnte Säuren verursachen ebenfalls Schmerzen, wenn wir sie in den Magen des Geschwürkranken einführen;

5. Geschwürschmerzen können auch durch eine Histamininjektion hervorgerufen werden oder dadurch, daß wir den saueren Magensaft eines anderen Kranken in den Magen des Geschwürkranken bringen;

6. das Einführen der Säure löst keine Schmerzen aus, wenn das Geschwür schon zugeheilt ist.

Diese Tatsachen, die jeder leicht überprüfen kann, scheinen vollkommen zu überzeugen, und wenn auch die Versuchsergebnisse nirgends hundertprozentig sind, so dürfte dies mit der unterschiedlichen Schmerzempfindlichkeit der einzelnen Kranken erklärt werden. Daß jedoch die Magensäure nicht der einzige Faktor in der Auslösung der Geschwürschmerzen ist, dafür können zahlreiche Gegenargumente angeführt werden, wie etwa folgende:

1. zwischen den Geschwürschmerzen und Sekretionsverhältnissen des Magens besteht nicht immer eine strenge Parallelität: typische Geschwürschmerzen können auch in Begleitung von sub- oder anazidem Magensaft beobachtet werden*, und die Sekretionsverhältnisse verändern sich nicht immer in den schmerzlosen Intervallen der Geschwürkrankheit;

2. die palliative Wirkung der Sodalösung kommt auch im Falle eines anaziden Magensaftes zur Geltung und kommt auch dann zustande, wenn wir unter ihrer Wirkung eine Steigerung der Sekretion wahrnehmen;

3. die Geschwürschmerzen können auch durch Eingriffe ausgeschaltet werden, die die Sekretion der Magensäure ausdrücklich fördern. So führte BÁLINT an seinem Geschwürkranken eine Scheinfütterung durch (der Kranke zerkaute die in den Mund genommene Speise und spie sie wieder aus): im Magen erschien Salzsäure und doch legten sich die Schmerzen ebenso, als hätte der Kranke die Speise hinuntergeschluckt und damit die Magensäure »neutralisiert«. GÜLZOW machte bei der Insulinbehandlung der Geschwürkranken die Erfahrung — und seine Befunde werden auch von anderen bestätigt —, daß die Schmerzen der Kranken aufhörten als unter der Wirkung des Insulins eine Hypersekretion erfolgte;

4. BÁLINT bewies auch, daß das Einführen der Sodalösung intravenös oder per rectum (RICHET—FOSSET) die Schmerzen ebenfalls unterbricht ohne daß sich jedoch die Magensekretion verminderte;

5. MEYER und seine Mitarbeiter bewiesen, daß die Injizierung von fremden Eiweißen die Geschwürschmerzen sistieren und daß dieses Ergebnis überhaupt nicht mit den Veränderungen der Sekretion parallel läuft;

6. die noch unveröffentlichten Untersuchungen von NOVASZEL in meiner Klinik zeigen, daß Massage, wobei Histamin freigemacht wird, am Geschwürkranken Schmerzen hervorrufen kann und daß diese Schmer-

*Selbstverständlich bedeutet der klinische Begriff der Anazidität nicht immer den *völligen* Verlust der salzsäurenproduzierenden Fähigkeit der parietalen Zellen. Nach einer Histamininjektion kann die pH des »anaziden« Magensaftes abnehmen! (SHAY—KOMAROV—BERK.) Auch durch eine überdurchschnittliche Histamindosis kann die Säuresekretion ausgelöst werden (KAY).

zen mit dem Grade der einsetzenden Magensäuresekretion ebenfalls nicht parallel läuft;

7. die Schmerzen können am Geschwürkranken nicht nur durch Einführung von Salzsäurelösung, sondern auch durch eine Alkalilösung gleicher Konzentration hervorgerufen werden.

Und daß in der Entstehung der Geschwürschmerzen selbst das Geschwür keine entscheidende *unmittelbare* Rolle haben kann, zeigen die wohlbekannten Fälle, in denen wir typische Geschwürschmerzen in der präulzerösen Periode beobachten. Darauf weisen auch die Untersuchungen von MEYER und seinen Mitarbeitern hin, in denen sie — im Gegensatz zu den Angaben DRAGSTEDTS und PALMERS — Salzsäure (in vier Fällen in einer Konzentration bis 5 v. H.) unmittelbar auf das freigelegte Geschwür tröpfelten und keine Schmerzen beobachteten.

Zusammenfassend können wir also feststellen, daß *die Magensäure nicht die ausschließliche Ursache der Schmerzen des Geschwürkranken ist.* Dies erkennt selbst PALMER an und führt die Entstehung der Geschwürschmerzen auf das Zusammenwirken zweier Faktoren zurück. Von diesen ist der eine die Säure, der andere (der wichtigere!): die »erniedrigte Reizschwelle« der Magenschleimhaut. Die normale Magenschleimhaut ist gegen Drücken, Schneiden, Zwicken, Ziehen oder Lösungen von verschiedener pH verhältnismäßig unempfindlich. Die bekannten Untersuchungen von WOLF und WOLFF demonstrierten tatsächlich in entsprechender Weise, daß eine geschwollene und ödematöse Magenschleimhaut schon auf solche Reize mit Schmerzen reagiert. Einen ähnlichen Standpunkt nimmt auch — auf Grund seiner anatomischen Untersuchungen — KINSELLA ein. PALMER sieht in den Begleitveränderungen des Geschwürs: in der Entzündung und im Ödem den Faktor, der das Sinken der Reizschwelle verursacht. Wie jedoch bekannt, schmerzt der Magen der Gastritiskranken nicht, oder wenn er auch schmerzt, so ist der Schmerz von einem ganz anderen Typ, als der Schmerz der Geschwürkranken. So kommen wir also auf dem Wege der Exklusion zu dem Ergebnis, daß *entweder* a) *die Gastritis der Geschwürkranken als eine spezifische Gastritis weder mit der »gewöhnlichen« noch mit der begleitenden Gastritis des Magenkrebses identisch ist, oder* b) *die niedrigere Schmerzschwelle der Magenschleimhaut bei den Geschwürkranken durch irgendeinen anderen, bisher noch nicht in Betracht gezogenen Faktor verursacht wird. (Bálint dachte an die Azidose der Gewebe.)*

Beinahe ebenso alt wie die »Säurentheorie« des Geschwürschmerzes ist die Auffassung, die die Geschwürschmerzen auf *die abnorme Motilität des Magens* zurückführt. Ein Teil der Autoren denkt an die erhöhte peristaltische Bewegung der Magenmuskulatur und vor allem an die sog. Nüchternkontraktionen. In der Literatur liegen tatsächlich Mitteilungen vor, die teils auf Grund von kymographischen Beobachtungen (HARDT usw.), teils auf Grund von unmittelbaren Beobachtungen vor dem Röntgenschirm, bzw. auf dem Operationstisch, diese Ansicht vertreten. Selbstverständlich verursacht die Hyperperistaltik an sich noch keine Schmerzen, so wie das u. a. das Beispiel der Pylorusstenose zeigt. Andere Autoren hinwieder betrachten die Tonuserhöhung des Magens, bzw. des Duodenums als Grund und sehen die Ursache der Schmerzen in der Erhöhung des

Innendruckes. Die Röntgenologen messen dem lokalen, um das Geschwür liegenden Spasmus Bedeutung bei. Alle diese Theorien kämpfen mit der Schwierigkeit, daß sie die Motilität des Magens nicht unabhängig von den Sekretionsverhältnissen untersuchen können. Es leuchtet ein, daß z. B. eine während der Schmerzen beobachtete Kontraktion nur dann als Ursache der Schmerzen angenommen werden kann, wenn gleichzeitig in den Säurenverhältnissen des Magensaftes keine Veränderung eintritt. Nur vor Kurzem gelang es Rowlands und Friedlander diese Frage zu entscheiden. Die genannten Autoren verabreichten ihren Geschwürkranken während der Schmerzen Hexamethoniumbromid. Dieses Mittel vermindert bekanntlich den Tonus des Magens und des Duodenums und hindert die Kontraktionswellen. Zur selben Zeit beeinflußt es jedoch die pH des Magengehalts nicht. Während der Versuche hatte der Kranke in seinem Magen einen aufblasbaren Ballon und mit Hilfe eines Gummischlauches konnte man den Gehalt des Magens und des Duodenums absaugen. Die Versuche führten übereinstimmend zu dem Ergebnis, daß die Schmerzen nicht aufhörten, wenn der Tonus des Magens und des Duodenums unter der Wirkung des Hexamethoniums sank und jede Kontraktion ausgeschaltet war. *Die Schmerzen des komplikationsfreien Geschwürkranken werden* somit *nicht durch Muskelkontraktion und auch nicht durch gesteigerten Innendruck des Magens oder des Duodenums verursacht.*

Sowohl Ratkóczy als auch Gimes halten auf Grund ihrer röntgenologischen Beobachtungen ebenfalls für ausgeschlossen, daß der Spasmus oder die Hyperperistaltik in der Entstehung der Geschwürschmerzen eine entscheidende Rolle spielen könnte, da sie oft Gelegenheit hatten, an Geschwürkranken während der Röntgenuntersuchung einen Spasmus oder eine Hyperperistaltik zu beobachten, ohne jedoch, daß sich die Kranken über Schmerzen beklagt hätten. Sie sahen nur dann durch Spasmus bedingte Schmerzen, wenn die Ulkusnische am Pylorus oder in seiner unmittelbaren Nähe war; diese Beobachtung führen sie jedoch auf die entzündliche Veränderung der Magenwand in der unmittelbaren Umgebung der Ulkusnische zurück. Der sog. Ekelspasmus, der — besonders bei Frauen — infolge des Ekels vor dem Kontrastbrei entsteht, ist nicht mit Schmerzen verbunden. Ratkóczy war schon 1936 der Meinung, daß der Grundtonus des ulzerösen Magens eigentlich kein erhöhter sondern ein verminderter ist. Dieselbe Auffassung vertrat auf Grund röntgenologischer Untersuchungen schon 1925 Friedrich, der die Atonie der Magenmuskulatur mit der Schlaffheit des dekompensierten Myokardiums verglich. Der ulzeröse Magen ist also atonisch, und daß in den Handbüchern überall das Gegenteil davon behauptet wird, kann damit erklärt werden, daß nach dem Verschlucken der ersten Bariummengen oder infolge des energischen Druckes des Magens vorübergehend ein gesteigerter Tonus entstehen kann, der aber sehr bald einer Hypotonie oder einer Atonie weicht. Ratkóczy und Gimes beobachteten regelmäßig die Kranken mit Ulkusnischen, die nach der Konsumption des Breies und der ersten Röntgenuntersuchung »zusammengekrümmt und die Hand auf die Magengegend gepreßt« auf die zweite Untersuchung warteten. Wurden diese Kranken während ihrer Schmerzen vor den Röntgenschirm gestellt, so sah man in jedem Falle, daß der Großteil des konsumierten Kontrastbreis der ersten Untersuchung im atonischen Magen mit waagerechtem Niveau lag. Wurde der Magen einem Druck ausgesetzt — und zwar entweder durch das wiederholte Drücken mit dem Distinktor oder dadurch, daß sich der Kranke die Magengegend selbst massierte — hörten auch die Schmerzen des Kranken mit der einsetzenden Peristaltik auf.

Diese sehr wertvollen Befunde wurden auch durch pharmakologische Versuche bestätigt. Wurde den Geschwürkranken zur Zeit der Schmerzen 5 Einheiten Glanduitrin i. m. verabreicht, so hörten die Schmerzen in 15—20 Minuten auf und zur selben Zeit war vor dem Röntgenschirm eine lebhafte Peristaltik zu beobachten, die den restlichen Kontrastbrei schnell zum Dünndarm hin beförderte. Wurde zur Zeit der Schmerzen den Kranken eine Sodalösung verabreicht, nahm man bei einem Teil der Kranken dasselbe wahr. Bei einem anderen Teil der Kranken hörten weder Atonie noch Schmerzen auf, was von GIMES damit erklärt wird, daß in diesen Fällen der Salzsäurengehalt des Magens nicht genügte um eine nötige Menge Kohlendioxyd zu bilden, das als ein den Magenfornix dehnender Reiz eine Peristaltik auszulösen vermöchte. VÁNDORFY fand übrigens, daß sogar das Trinken von einem Glas Wasser die Geschwürschmerzen ausschalten oder lindern kann. Auf Grund seiner Beobachtungen *faßt* GIMES die *Schmerzen der Geschwürkranken als durch die Atonie verursachte Dehnungsschmerzen auf*. STURM beobachtete in der Umgebung des Geschwürs eine lokale Atonie der Magenwand.

RATKÓCZY stellte noch fest, daß der Genesung des Geschwürs eine viel früher einsetzende Steigerung des Magentonus vorausgeht.

Es kann selbstverständlich die Frage gestellt werden, ob die Ursache der Schmerzen tatsächlich von der Atonie herrührt — wie dies GIMES meint —, oder im Gegenteil, ob die Atonie eine Folge desselben Faktors ist, der die Schmerzen hervorruft. Kann denn die Tonusabnahme nicht als Ausdruck eines gesteigerten Sympathikustonus betrachtet werden? Diese Frage läßt sich wahrscheinlich nur dann beantworten, wenn wir deutlicher die Faktoren kennen werden, die die Aktivität der Geschwürkrankheit — und somit auch die Schmerzen — verursachen.

Für die Entstehung der Geschwürschmerzen gibt es auch eine *»Gefäß-Theorie«*. Wer sich zu diesem Standpunkt bekennt, ist der Meinung, daß es sich hier um eine Erscheinung handelt, die wir an den unteren Gliedmaßen im Falle der Claudicatio intermittens sehen. Demnach entsteht an der und um die Geschwürstelle bei nüchternem Magen eine Ischämie, die sekundär eine ebenso krampfhafte Zusammenziehung der Magenwandmuskulatur hervorruft wie die arterielle Kreislaufstörung der unteren Gliedmaßen in den Gastroknemien. Nahrungsaufnahme steigert die Blutversorgung des ganzen Magens und vor allem die der Umgebung des Geschwürs. Die Ischämie hört auf, der gesteigerte Tonus und Spasmus nimmt ab, die Schmerzen legen sich. An einer anderen Stelle dieser Arbeit (s. S. 58) machten wir darauf aufmerksam, daß diese Theorie ein ungarischer Röntgenologe: als erster, T. BÁRSONY exponierte. Die Ansichten BÁRSONYS wurden durch MEYER—KARTOON und BRUN bekräftigt. Diese Theorie geriet aber in Vergessenheit bis in die jüngstvergangenen Jahre, als sie nämlich von französischen Autoren vor allem von CATTAN und FRUMUSAN »wiederentdeckt« wurde. Die erwähnten Autoren machten vor allem anatomische Feststellungen: solche, die schon von anderen beobachtet wurden (s. S. 59), nämlich über eine Endarteriitis in der Umgebung des Geschwürs in den Arteriolen, ja sogar bei einem Teil der Fälle auch in den größeren Arterienstämmen. In ihrem großen Krankenmaterial fanden sie Zusammenhänge zwischen dem Verlauf anderer Arterienkrankheiten und der Geschwürkrankheit und verwiesen auf das nicht seltene gleichzeitige Vorkommen dieser Erkrankungen. Solche Krankheiten sind: die Bürgersche Krankheit, die Angina pectoris, die Arteriosklerose und die Raynaudsche Krankheit. Schließlich beschrieben sie einen neuen Typus des Geschwürschmerzes: dieser entspricht in seinem Charakter dem bekannten Geschwürschmerz, unterscheidet sich von ihm jedoch darin, daß er durch *Gehen* oder *Arbeiten*, also durch eine gesteigerte Muskelfunktion ausgelöst wird. Die Schmerzen hören auf, wenn der Kranke seine Arbeit einstellt oder wenn er Nahrung zu sich nimmt. Amylnitrit oder Nitroglyzerin sind wirkungslos, es handelt sich also nicht um eine Angina pectoris ektopischer Lokalisation oder eine Angina abdominalis. Die Entstehung dieser Schmerzen stellt man sich derart vor, daß die Muskelarbeit einen gesteigerten Blutbedarf der Extremitätenmuskel verursacht. Dieses Blut wird durch den Organismus aus der Bauchhöhle entzogen und es kommt eine relative Ischämie des Magens zustande. Bei gesunden Menschen wird diese Ischämie alsbald behoben, beim Geschwürkranken, der keine gesunden Magenarterien hat, ist dies jedoch überhaupt nicht oder nur schwer möglich. Daß die Schmerzen auch bei Nahrungsaufnahme aufhören, läßt sich damit erklären, daß in solchen Fällen die Funktion der Verdauungsdrüsen des Magens einsetzt und dem Magen einen starken Blutstrom zukommen läßt. Dadurch können Ischämie und Muskelkrampf ebenfalls ausgeschaltet werden. Die französischen Autoren werfen, ebenso wie BÁRSONY, die Frage auf, ob der Mechanismus des normalen Hungerschmerzes möglicherweise nicht diesem Schmerz ähnlich sei.

Die Verfasser ziehen aus ihren Befunden auch praktische Schlüsse und preisen die Heilergebnisse, die sie an Geschwürkranken mit der Jodtherapie erreicht haben.

Jede Theorie über die Geschwürschmerzen muß auch mit der Tatsache rechnen, daß außer der Nahrungsaufnahme das Trinken von Sodalösung die Schmerzen am schnellsten und am sichersten behebt. In dieser Hinsicht ist die Säurentheorie die vorteilhafteste. Da das Soda aber auch die Motilität beeinflußt, ist ihre günstige Wirkung auch mit der Motilitätstheorie vereinbar. Die Vertreter der Gefäßtheorie berufen sich darauf, daß dünne Alkalilösungen die Magenschleimhaut reizen, dadurch den Kreislauf beleben, die Distension ausschalten und infolgedessen hören die Schmerzen auf (CUSHNY).

Die Untersuchungen (s. S. 91), die wir auf der Klinik mit BORBOLA und BIKICH durchführten und die anscheinend darauf hindeuten, daß im aktiven Stadium der Geschwürkrankheit in der Magenschleimhaut eine Histaminretention zustande kommt, bieten vielleicht auch ein Glied zum Verständnis der Entstehung des Geschwürschmerzes. Es ist nicht ohne Interesse, daß das Histamin auf die säureproduzierenden Drüsen des Magens, auf die glatte Muskulatur und auf den Blutkreislauf sich gleichmäßig auswirkt, d. h. auf alle drei Faktoren, denen in der Entstehung des Geschwürschmerzes eine Rolle zugeschrieben wird.

Wir verweilten ein wenig länger beim Entstehungsmechanismus des Geschwürschmerzes, und zwar darum, weil diese Frage überhaupt noch nicht beruhigend gelöst ist, ja sie muß vorerst noch als eine offene Frage betrachtet werden. Wir dürfen es für wahrscheinlich halten, daß die Lösung dieser Frage zur Lösung der Frage der Aktivität und der Pathogenese der Geschwürkrankheit beträchtlich beitragen wird.

B) *Nausea und Erbrechen*

Die komplikationsfreien Geschwürkranken beklagen sich selten über Nausea oder Erbrechen. Wenn dies auch vorkommt, so ist es keine regelmäßige Erscheinung und eher nur eine Folge der Diätfehler und vor allem der schnell und in großer Menge konsumierten Speisen. *Ein regelmäßiges Erbrechen ist das Anzeichen der Pylorusstenose*, mag es sich nun um eine entzündliche oder aber narbige Verengerung handeln. Im ersten Fall ist das Erbrechen mit Schmerzen verbunden, während im Falle der narbigen Verengerung gewöhnlich keine Schmerzen auftreten, trotz der Hyperperistaltik und der bedeutenden Ausdehnung des Antrums. Das Erbrechen ist keinesfalls ein geeignetes Symptom um die Geschwürkrankheit von anderen Krankheiten zu unterscheiden. Es wird höchstens dann die Diagnose erleichtern, wenn wir dem Fall einer periodisch verlaufenden Krankheit gegenüberstehen, wobei der Kranke in den schlechten Perioden einen saueren Magengehalt erbricht, und wenn wir hören, daß dieses Erbrechen großer Volumina den Schmerzen des Kranken sofort ein Ende setzt.

C) *Sodbrennen*

Wie häufig wir vom Sodbrennen im präulzerösen oder vierten Stadium der Geschwürkrankheit hören, so selten kommt es beim Vorhandensein eines floriden Ulkus vor. Die Kranken beklagen sich nicht selten über einen brennenden Schmerz. Da außerdem auch noch bekannt ist, daß das Sodbrennen oft das Symptom von zahlreichen anderen Krankheiten (und nicht nur von denen des Magens) sein kann und häufig auch im Falle einer Anazidität beobachtet werden kann, hat es in der Diagnostik der Geschwürkrankheit keine Bedeutung, auch dann nicht, wenn es mit einer Regurgitation einer saueren Flüssigkeit verbunden ist.

D) *Obstipation*

Eine Obstipation ist in der Anamnese der Geschwürkranken häufig vorhanden. Ihre Bekämpfung ist eine wichtige Aufgabe der Behandlung. Wir konnten beobachten, daß sie *in der aktiven Periode der Geschwürkrankheit fast nie fehlt* und wenn sie auch im inaktiven Stadium vorhanden ist, erfährt sie im aktiven Stadium stets eine Verstärkung. Sie hört *nach der Gastroenterostomie oder Magenresektion* auf: es kann also über eine echte »gastrogene« Obstipation gesprochen werden. Die Obstipation ist somit ein ständiges Symptom, so daß — insofern sie fehlt oder gerade eine Diarrhöe vorliegt — an eine interkurrente Krankheit gedacht werden muß. Unter letzteren werden wir am häufigsten eine gastrointestinale *nutritive Allergie* (vor allem gegen Milch) vorfinden.

E) *Appetit und Gewichtsabnahme*

Der Appetit der Geschwürkranken ist *gut* und von dieser Regel bilden nur diejenigen eine Ausnahme, die an Pylorusstenose leiden. Morgens und mittags essen auch diese Kranken mit gutem Appetit und sind gewöhnlich nur nachmittags und abends appetitlos, wenn sich ihr Magen schon mit Speise und Sekret gefüllt hat. Zu der Appetitlosigkeit der Magenkrebskranken steht der gute Appetit der Geschwürkranken gewöhnlich in krassem Gegensatz.

Ein größerer Gewichtsverlust ist ebenfalls nicht häufig und davon gibt es nur zwei Ausnahmen: *a)* wenn der Kranke nicht *wagt* während der prolongierten schweren Schmerzen der aktiven Periode zu essen, und *b)* wenn infolge einer Obstruktion (Pylorusstenose, Sanduhrmagen) der Kranke den größeren Teil der konsumierten Speisen erbricht.

Kurz: die Appetitlosigkeit und der größere Gewichtsverlust am Geschwürkranken legt vor allem den Verdacht auf eine Pylorusverengerung nahe.

2. VERLAUF DER GESCHWÜRKRANKHEIT

Die Geschwürkrankheit ist eine vegetative Krankheit und ihr Verlauf richtet sich dementsprechend nach den allgemeinen Gesetzmäßigkeiten der vegetativen Krankheiten. Wenn sich ihr typischer Verlauf in der Anamnese erkennen läßt, so kann dies das Stellen der Diagnose wesentlich fördern. Die beiden Charakteristika ihres Verlaufes sind: die *Chronizität* und die *Periodizität.*

Über die *Chronizität* läßt sich folgendes sagen: beim Großteil unserer Geschwürkranken besteht die Krankheit seit vielen Jahren. Ein Geschwür mit 15—20jähriger »Vergangenheit« ist keine Seltenheit. Wir sahen, daß auch im Falle eines zum ersten Male entstandenen Geschwürs in der Anamnese gewöhnlich schon auf Jahre zurückgreifende Beschwerden nachweisbar sind.

Selbstverständlich finden wir auch Kranke, die eine kurze Anamnese haben. Es genügt, wenn wir auf die Fälle verweisen in denen eine Geschwürperforation auftrat, ohne daß der Kranke früher irgendeinmal Magenschmerzen verspürt hätte. Bei einem Teil dieser Fälle ergibt sich, daß ein chronisches, symptomlos verlaufendes Geschwür vorhanden ist. In anderen Fällen ist aber das Geschwür tatsächlich akut und kann in einer erstaunlich kurzen Zeit die Magenwandschichten penetrieren. Ebenso können auch eine gedeckte Perforation, Blutung oder Pylorusverengerung die *ersten* Anzeichen der Krankheit sein.

Was die *Periodizität* der Geschwürsymptome anbelangt, so ist sie — wenn sie erkennbar ist — ebenfalls ein bedeutender diagnostischer Anhaltspunkt. Sie war in unserem Krankenmaterial bei den Duodenalgeschwüren mit 89 v. H. und bei den Magengeschwüren mit 57 v.H. nachweisbar. Über den Zusammenhang der Duodenalgeschwürkrankheit mit den Jahreszeiten ist an einer anderen Stelle des Buches die Rede (s. S. 26). Die Periodizität ist besonders dann charakteristisch, wenn die schlechten Perioden einige Wochen (seltener : einige Tage) oder einige Monate dauern. Die guten Zwischenperioden sind ebenfalls verschieden lang, doch dauern sie gewöhnlich — besonders anfangs — viel länger als die schlechten Perioden. Besteht die Krankheit schon seit längerer Zeit, so ist es im allgemeinen auffallend, daß die schlechten Perioden immer häufiger und immer länger werden und sich die Schmerzen allmählich verschlimmern.

Zusammenfassend können wir sagen, daß *im Falle des Vorhandenseins der auf den Magen verweisenden Symptome die Chronizität und die Periodizität der Beschwerden ein wirksames Hilfsmittel in der Diagnostik der Geschwürkrankheit darstellt.*

3. KOMPLIKATIONEN

Die Komplikationen der Geschwürkrankheit treten meistens dann auf, wenn die Diagnose schon geklärt ist. Wir haben jedoch bereits erwähnt, daß auch Fälle nicht selten sind, in denen die Komplikation allem Anschein nach an Kranken auftritt, die früher keine auf die Geschwürkrankheit hindeutende Beschwerden hatten. In solchen Fällen hat die Feststellung der Komplikation diagnostische Bedeutung.

a) *Blutung*

Die Blutung zählt eigentlich nicht zu den *Komplikationen* der Geschwürkrankheit. Der Umstand, daß sie immer häufiger vorkommt, hebt sie vielmehr zum *charakteristischen Symptom* der Geschwürkrankheit. Die Durchsicht unseres Krankenmaterials von Szeged ergab, daß eine Blutung unter den Magengeschwürkranken in 29,5 v. H. und unter den Duodenalgeschwürkranken in 31,2 v. H. — entweder in der Anamnese, oder während der klinischen Pflege des Kranken – feststellbar war. Diese Angaben beziehen sich auf die manifesten Blutungen und würden wahrscheinlich wesentlich zunehmen, wenn wir auch die zeitweise an okkulter Blutung leidenden Kranken hinzurechneten. Die Blutung zeigt immer die Aktivität der Geschwürkrankheit an!

Es ist allgemein bekannt, daß die massive Blutung — ebenso wie die Perforation — das *erste* Anzeichen der Geschwürkrankheit sein kann! Unserer Beobachtung nach kommen solche Geschwüre oft familiär vor! In einzelnen Fällen war eine plötzlich auftretende Tachykardie, in anderen ein starkes Durstgefühl das erste Anzeichen der Magenblutung.

Das Wesentlichste über die Geschwürblutung findet der Leser im Abschnitt über die Therapie (s. S. 212). Hier möchten wir bloß unseren Lesern ins Gedächtnis rufen, daß der tatsächliche Grad der Anämie nach einer schwereren Blutung nur durch die *erst am dritten Tag durchgeführte Zählung der Erythrozyten* ermittelt werden kann. Zu dieser Zeit ist nämlich das Blutvolumen bereits wieder hergestellt.

Bekanntlich handelt es sich meistens um eine arterielle Blutung, und zwar um die der A. pancreatoduodenalis oder der Aa. coronariae oder ihrer größeren Verzweigungen.

Es ist nicht klar, warum die Schmerzen — *ebenso wie die Kopfschmerzen oder die rheumatischen Schmerzen* (!) — nach einer schwereren Blutung oft rasch aufhören und warum zu dieser Zeit auch der Heilungsprozeß des Geschwürs als beschleunigt erscheint. Hier ist wahrscheinlich nicht die strenge Diät und die Bettruhe das Entscheidende : wir könnten an die Dekongestion der ulzerösen Magenstelle denken, die die Genesung durch Schaffung von günstigeren Kreislaufverhältnissen fördern kann. Das Aufhören der Schmerzen nach der Blutung ist nicht mit der Verminderung der Säureabsonderung verbunden.

b) *Pylorusstenose*

Dies ist die häufigste Komplikation der Geschwürkrankheit. In unserem Magengeschwürmaterial von Szeged ist sie mit 10,5 v. H. und unter den Duodenalgeschwürkranken mit 14,2 v. H. vertreten. Wie bekannt, handelt es sich bei einem Teil der Fälle um eine narbige Verengerung, bei einem anderen Teil um eine entzündliche Anschwellung und ein Ödem der Gewebe in der Umgebung des Geschwürs, sowie um den Spasmus des Pylorusringes. Oft sind alle drei obstruktive Faktoren — wenn auch in verschiedenem Grade — vorhanden. *Es ist wichtig, die durch eine interne Behandlung rückbildungsfähige, entzündliche Anschwellung und den Spasmus von der durch rigide Narben fixierten und irreversiblen Verengerung zu unterscheiden.*

Hält die Verengerung längere Zeit an, so nimmt die Magenmuskulatur durch Hypertrophie zu und dies kann einen Grad erreichen, daß die gewaltigen Muskelkontraktionen auch durch die Bauchwand wahrnehmbar werden. Eine Magenperistaltik, die durch eine Bauchwand von normaler Dicke und normalem Muskeltonus wahrnehmbar ist, gilt als krankheitsbezeichnendes Anzeichen der Stenose.

Die Anzeichen, auf Grund deren eine Pylorusverengerung als wahrscheinlich anzunehmen ist, sind folgende : *α)* schlafstörende Schmerzen in den frühen Morgenstunden, im allgemeinen als Folgen des Geschwürs am Pylorus oder in seiner Nähe (obzwar wir Fälle sahen, in denen das vom Pylorus weit befindliche Magengeschwür mit anhaltender Hypersekretion und mit schweren nächtlichen Schmerzen verbunden war) ; *β)* das wiederholte Erbrechen von Speisen, die der Kranke mindestens 12 Stunden vor dem Erbrechen konsumierte (ähnliches kann — unseren Erfahrungen nach — nur bei der Migränekrankheit: *ohne* Verengerung des Pylorus beobachtet werden) ; *γ)* wenn der Kranke eine größere Menge erbricht, als er an Speisen zu sich genommen hat und das Erbrochene höchst sauer ist und sein Geruch manchmal an Hefe erinnert; ϑ) die Nachweisbarkeit von Hefe und Sarzinen im Magensaft; und ε) die Auslösbarkeit von Plätschern bei nüchternem Magen.

Wir müssen betonen, daß *der Spasmus des Pylorus ein weit wichtigerer Faktor der Pylorusverengerung ist, als im allgemeinen angenommen wird.* Daß es sich nach der Erfahrung unserer Klinik *bei* $^2/_3$ *der Fälle* eben darum handelt, beweist der volle Erfolg der internen Behandlung.

c) *Perigastritis und Periduodenitis*

Es ist eine häufige Erscheinung, daß die durch das Geschwür in der Magen- bzw. Duodenumwand verursachte Entzündung auch auf benachbarte Organe übergreift. Von den benachbarten Organen ist die Bauchspeicheldrüse am meisten betroffen. Der um den Geschwürgrund einsetzende Entzündungsprozeß erstreckt sich auf einen verhältnismäßig kleinen Raum und schreitet so langsam fort, daß sich eine Schutzwand aus entzündlichem Exsudat bilden kann. Diese erfährt eine Organisation, und führt zu Verwachsungen, die eine weitere Verbreitung des Prozesses verhindern. Manchmal wird diese extragastrische oder extraduodenale entzündliche Masse ziemlich groß und bildet eine tastbare Geschwulst. Wird dadurch der Choledochus zusammengepreßt, so entsteht Gelbsucht. Da ist die fehlerhafte Diagnose eines vermeintlichen Karzinoms naheliegend. Solche Fälle kommen nur selten vor. Selbst eine verbreitete Perigastritis zeitigt im allgemeinen nur eine Unregelmäßigkeit der Geschwürsymptome: das charakteristische Verhältnis zwischen dem Zeitpunkt der Schmerzen und der Nahrungsaufnahme verblaßt und die Wirksamkeit der antaziden Mittel nimmt ab. Ein messerstichartiger Schmerz — aus dem Epigastrium zur linken Seite des Rückens hin — ist ein Verdachtsgrund für ein in das Pankreas penetrierendes Geschwür! Die Perigastritis kann auch akut verlaufen: mit Temperaturerhöhung, Leukozytose, beträchtlicher lokaler Empfindlichkeit und Muskelstarre. Es kann auch ein perigastrischer oder periduodenaler Abszeß entstehen.

d) *Perforation*

Dies ist die schwerste Komplikation der Geschwürkrankheit. Meistens perforiert ein rasch fortschreitendes, kleines, akutes und neu entstandenes Geschwür (mit einem Durchmesser von weniger als 1 cm). Von der Entstehung des Geschwürs bis zur Perforation vergehen manchmal nur einige Tage und nichts deutet auf die nahende Katastrophe hin. Der Kranke spürt im Augenblick der Perforation einen heftigen, zu den Achseln oder zum Rücken ausstrahlenden Schmerz im Epigastrium und es entwickelt sich eine bretthartе Défense, wie wir sie *bei keiner andern akuten Bauchkatastrophe* beobachten können. Die weiteren Symptome hängen davon ab, wieviel Magengehalt in die freie Bauchhöhle gelangt. Wenn die Menge nur sehr gering ist, so kann sich die Peritonitis lokalisieren und wird durch ein schnell auftretendes plastisches Exsudat umschlossen : dementsprechend gehen die Symptome schnell zurück und der Kranke wird wieder gesund. *Die letzteren »forme fruste«-Perforationen kommen sicherlich häufiger vor als dies bekannt ist.* Diese Fälle werden im allgemeinen von der Diagnose einer Appendizitis ins Schlepptau genommen, und wenn der Magen und das Duodenum nicht exponiert werden, so führt dieser Umstand zur Entfernung des gesunden Wurmfortsatzes.

Im Großteil der Fälle nimmt aber der Schmerz allmählich zu und breitet sich aus, es tritt eine allgemeine Peritonitis auf, der Kranke fängt an zu erbrechen, sein Puls schlägt schneller und es bildet sich die bekannte Facies hippocratica aus. Die Temperatur kann normal oder subnormal sein, die Leukozytenzahl nimmt nicht immer zu. Durch die Perforationsöffnung gelangt Luft in den Bauch und kann unter dem rechten Zwerchfell (zwischen dem Zwerchfell und der Leber) nachgewiesen werden. (Es ist zweckmäßig, wenn der Kranke vor der Röntgenaufnahme 10 Minuten lang in aufrechter Position verbleibt!) Erfolgt die Operation nicht zur rechten Zeit, so wird der Bauch immer straffer, die Temperatur steigt, der Puls wird noch schneller und kleiner, das Gesicht wird blaß, zyanotisch und ist schweißbedeckt. Der Kollaps und die Sepsis, die nun auftreten, führen in 2—4 Tagen zum Tod.

Die häufigste Stelle des akuten perforierenden Geschwürs ist die vordere Magenwand vor dem Pylorus und die Vorderwand des Duodenums. Perforiert ein chronisches Geschwür, so unterscheidet sich sein Verlauf keineswegs von dem des akuten, bloß die Stellung einer Diagnose ist leichter, wenn wir in der Anamnese Angaben über frühere Schmerzen, oder positive Röntgenbefunde hören.

Wir dürfen nicht vergessen, daß in einigen Fällen die nach der Perforation einsetzenden sehr schweren Schmerzen vorübergehend derart nachlassen können, daß sich der Kranke stundenlang ganz wohl fühlt. In dieser Zeit entwickelt sich eine allgemeine Bauchfellentzündung. Das relative Wohlbefinden des Kranken erschwert die Diagnose in bedeutendem Maße. Besonders wenn in der Anamnese keine Angaben auf die Geschwürkrankheit hindeuten. *Der Arzt muß diese »verräterische Ruhe« kennen und den Kranken sorgfältig weiter beobachten, damit die Verzögerung nicht zur Ursache des Todes wird.*

In unserem Material aus Szeged erfolgte eine Perforation bei Magengeschwürkranken in 6,7 v. H. und bei Duodenalgeschwürkranken in 8 v. H. der Fälle.

II. Röntgenuntersuchung

Die Röntgenuntersuchung ist ein unerläßliches Hilfsmittel der Diagnose des Magen- und Duodenalgeschwürs. Die ausgezeichneten Dienste, die wir der Röntgenuntersuchung verdanken, führten bedauerlicherweise dazu, daß man sich bei der Diagnose der Geschwürkrankheit vielenorts ausschließlich auf die Röntgenuntersuchung stützt. Wenn wir auch von den Fällen absehen, in denen die Röntgenuntersuchung selbst bei operativ festgestellten Geschwüren — infolge der Kleinheit oder der

Lage des Geschwürs, oder aber infolge einer unmittelbar vorher erfolgten größeren Blutung — negativ ausfällt (in 4—5 v. H. der Fälle), erhellt bereits aus dem bisher Gesagten, daß der diagnostische Wert der Anamnese nicht geringer ist, und mit sehr vielen Angaben zur Prognose und Therapie dienen kann, deren die Röntgenuntersuchung nicht fähig ist. Man soll auch nicht vergessen, daß die Zahl der erfahrenen Röntgenologen ebenfalls nicht allzu groß ist!

Bei der Röntgenuntersuchung ist eine solche Formulierung der Röntgendiagnose wie »Ulcus ventriculi« oder »Ulcus duodeni« als unzureichend anzusehen. Der Arzt sollte durch den Röntgenbefund eingehender unterrichtet werden (Siebeck). Der Ausbau der Reliefdiagnostik durch Forssell, Åkerlund und H. H. Berg, die Beachtung auch der Nischenumgebung sowohl als auch der motorischen und sekretorischen Funktion des ganzen Organs haben uns ausreichende Mittel in die Hand gegeben, eine sehr detaillerte Röntgendiagnostik zu treiben (Baensch). Es sollte immer angestrebt werden, daß die Röntgendiagnose die »genaue und zuverlässige Bezeichnung der pathologisch-anatomischen Form und des Stadiums des Geschwürs« einbeschließt (Zeitlin). Insbesondere sollte grudsätzlich dazu Stellung genommen werden, ob ein akutes oder ein chronisches Ulkus vorliegt, da es sich bei diesen beiden Formen um zwei klinisch und prognostisch sehr differente Ulkusgruppen handelt (Kalk).

Wird eine Röntgenuntersuchung vorgenommen, so genügt es nicht, daß sie nur die Größe, genaue Lokalisation oder eventuelle Komplikation des Geschwürs oder der Geschwüre anzeigt, sondern wir müssen auch den sog. indirekten Zeichen eine besondere Aufmerksamkeit widmen: den Störungen in der motorischen Funktion des Magens und des Duodenums, aus denen wir oft auf die Aktivität oder Inaktivität der Geschwürkrankheit schließen können.

Wie wichtig auch die Angaben der Röntgenuntersuchung sein mögen, dürfen wir keineswegs vergessen, daß ihr Wert durch die sorgfältige Anamnese vervielfacht wird. *Anamnese und Röntgenuntersuchung sollen gemeinsam im gegebenen Fall die Grundlage zur genauen Diagnose der Geschwürkrankheit bilden!*

III. Hilfsmittel zur Diagnose der Geschwürkrankheit

1. LOKALE EMPFINDLICHKEIT

Bei der Diagnose des Geschwürs bildet eine *scharf umschriebene tastempfindliche Stelle von der Größe einer Fingerspitze* das wichtigste physikalische Anzeichen. Diese Empfindlichkeit finden wir meistens in der rechten Hälfte des Epigastriums, über dem rechtsseitigen M. rectus mit einem Muskelwiderstand verschiedenen Grades, der vor allem in der aktiven Periode der Geschwürkrankheit einen höheren Grad erreicht. Den höchsten Grad der lokalen Empfindlichkeit und Defense finden wir, wenn der entzündliche Prozeß auch auf das Bauchfell übergreift. Selbstverständlich kann nicht außer acht gelassen werden, daß bei vielen gesunden Menschen der größte Teil des Magens, besonders in liegender Lage, hinter den Rippenbogen fällt : darum liegen die mitunter großen und sehr tiefen Geschwüre der kleinen Kurvatur und der hinteren Magenwand an Stellen, wo sie nicht tastbar sind. Die durch das Duodenalgeschwür verursachte Empfindlichkeit der Bauchwand wird besonders an Individuen mit breitem Brustkasten und von sthenischer Konstitution untastbar, und zwar infolge der waagerechten und hohen Lage des Magens. Während des spontanen Schmerzes ist die lokale Empfindlichkeit besonders ausgeprägt.

Das Jejunalgeschwür ist gewöhnlich mit einer bedeutenden lokalen Empfindlichkeit verbunden, die meistens links von der Mittellinie besteht, jedoch selbstverständlich auch von der Stelle der Ausmündung der Anastomose abhängt. Es ist darum zweckmäßig, sich vor dem Röntgenschirm davon zu überzeugen, ob die tastbare Empfindlichkeit wirklich der Stelle der Ausmündung entspricht.

Es ist wenig bekannt, daß das Geschwür mit dem halbseitigen Fehlen des Bauchwandreflexes verknüpft sein kann.

2. STUHLUNTERSUCHUNG

Eine manifeste Blutung ist selbstverständlich leicht zu erkennen Das nicht behandelte chronische Geschwür ist aber häufig mit einer — okkulten — Blutung verbunden. Liegt eine okkulte Blutung vor, so ist es zweckmäßig, die Untersuchung in den zwei ersten Wochen der Behandlung häufig durchzuführen, da das allmähliche Verschwinden des okkulten Blutes ein wichtiges Anzeichen der Besserung ist. Und umgekehrt : wenn die okkulte Blutung während der Behandlung nicht aufhört, sollte dies zur Revision der Diagnose und der Behandlung bewegen. *Eine unveränderte, anhaltende, starke okkulte Blutung läßt den begründeten Verdacht auf Karzinom zu.* Der Fehler kann aber auch an der Behandlung liegen : wir hatten einen Fall, in dem die anhaltende, okkulte Blutung unsere Aufmerksamkeit auf die bis dahin nicht erkannte nächtliche Hypersekretion lenkte.

Es muß kaum eigens betont werden, daß in Ermangelung einer nachweisbaren okkulten Blutung das Vorhandensein des Geschwürs bei weitem *nicht* ausgeschlossen ist.

3. UNTERSUCHUNG DES MAGENGEHALTS

Die sog. fraktionierte Magenuntersuchung hat heute bereits das Boassche Probefrühstück fast überall verdrängt. Der Hauptvorteil der Untersuchung zeigt sich darin, daß sie nicht nur im gegebenen Augenblick ein Bild der momentanen feststellbaren Lage der Magensaftabsonderung bietet, sondern auch über den ganzen Prozeß der Sekretion Aufschluß gibt. Der Nachteil der Untersuchung ist es, daß sie in einzelnen Fällen für die Absonderung des Magensaftes keinen entsprechenden Reiz bildet. Darum können wir sie — wenn es als nötig erscheint — durch die Probemahlzeit oder durch die Untersuchung der Magensekretion nach Histamininjektion ergänzen.

Zweifellos kann neuerdings bei der Untersuchung der Magensekretion eine ständig größere Verbreitung der Bestimmung der sog. basalen (nüchternen) Sekretion in Gegensatz zu auf andere Weise durchgeführten Bestimmungen (Probefrühstück, Histamin usw.) beobachtet werden. Letztere haben zweifellos den Nachteil, daß sie die Motilität nicht in Betracht ziehen. Es ist klar, daß eine »Hypersekretionskurve« auch bei einer normalen Funktion der parietalen Zellen zustande kommen kann, wenn der Magen sich schnell entleert und umgekehrt.

Die Duodenalgeschwürkrankheit ist mit einer hohen basalen Sekretion verbunden.

Eine volle Untersuchung des Magengehaltes muß die Untersuchung der *Sekretion* und der *Motilität*, sowie die *mikroskopische* Analyse umfassen. Vorhandensein oder Mangel von okkultem Blute im Magensaft hat keine Bedeutung.

Den abweichenden Charakter der *sekretorischen* Verhältnisse des Magens bei den Magen- bzw. Duodenalgeschwüren erwähnen wir im Abschnitt VIII. Diese Frage hat eine sehr große Literatur ; wir dürfen jedoch behaupten, daß die Untersuchung der Magensekretion bei der Diagnose *des Einzelfalles* keine entscheidende Unterstützung bietet, wenn auch gewisse *Gruppen*verschiedenheiten entschieden nachweisbar sind. Es kann etwa so viel gesagt werden, daß *eine ständige Anazidität mit der Diagnose des aktiven Duodenalgeschwürs inkompatibel ist, eine exzessive-zurückkehrende Hyperazidität dagegen diese Diagnose bekräftigt.* Was die *motorische* Funktion anbelangt, vernachlässigen wir u. E. bei ihrem Studium mit Unrecht die Angaben des Probefrühstücks, obschon die Zahl der Fälle nicht klein ist, in denen diese Untersuchung die auftretende motorische Insuffizienz früher anzeigt als die Röntgenuntersuchung. Um die verzögerte Entleerung nachzuweisen, gehen wir derart vor, daß wir dem Untersuchungsobjekt größere Menge von Fleisch und Gemüse, sowie Rohobst geben und den Magengehalt 7 Stunden nach der Konsumption ausheben. Der Magen des gesunden Menschen ist 4—5 Stunden nach der Aufnahme solcher Speisen bereits entleert.

Die motorische Unzulänglichkeit ist selbtverständlich meistens Folge eines duodenalen oder juxtapylorischen Magengeschwürs, das eine Verengerung verursacht. Es wird nur allzu leicht vergessen, daß sie auch andere Ursachen haben kann. Emotionelle Einflüsse (Angst, Sorgen) und eine Nausea können die Peristaltik beträchtlich vermindern und eine abnormale Retention der Nahrung im Magen verursachen. In solchen Fällen müssen wir besonders an die Migränekrankheit denken.

Es lohnt sich auch die *mikroskopische* Untersuchung des Magengehalts systematisch durchzuführen. Finden wir in größerer Anzahl Sarzinen oder Hefezellen, so müssen wir das als ein Anzeichen einer bedeutenderen Pylorusverengerung werten. Es ist wenig bekannt, daß Natrium hydrocarbonicum das Wachsen der Sarzinen verhindert und so können diese auch bei einer hochgradigen Pylorusverengerung fehlen, wenn der Kranke gegen die Schmerzen Soda benützt.

4. GASTROSKOPIE

Da wir auf dem Gebiete der Gastroskopie keine eigene Erfahrungen haben, könnten wir uns über ihren diagnostischen Wert nur auf Grund eines Vergleichs der verschiedenen literarischen Angaben äußern.

5. DIAGNOSE EX JUVANTIBUS

Die Klarlegung der Diagnose ist auch auf Grund des Erfolges oder der Erfolglosigkeit der Geschwürbehandlung, die im Falle diagnostischer Schwierigkeiten verordnet wird, erreichbar. Diese Kur kann am zweckmäßigsten im Krankenhaus oder jedenfalls unter strenger ärztlicher Aufsicht durchgeführt werden. *Ihre Erfolglosigkeit macht es begründeterweise höchst zweifelhaft, daß es sich ausschließlich um eine komplikationsfreie Geschwürkrankheit handelt.* Es kann nicht genug betont werden, wie wichtig die engste Zusammenarbeit des Internisten, des Röntgenologen und des Chirurgen ist!

*

Die Geschwürkrankheit zählt heute nicht mehr zu den »dunklen« Krankheiten und ihre Häufigkeit zwingt die Ärzte sich mit ihrer Diagnose zu befassen und sie zu erlernen. Der Fortschritt ist auch in der alltäglichen Praxis groß, aber noch immer sind viele Kranke, bei denen wir die Diagnose nicht zu dem Zeitpunkt stellen, da die Aussichten der Behandlung die günstigsten sind. Darum ist die Entwicklung der Diagnostik und die größtmögliche Verbreitung der diagnostischen Verfahren auch heute *eine unserer wichtigsten Aufgaben.*

LITERATUR

Baensch, in Schinz, Baensch, Friedl »Lehrbuch der Röntgendiagnostik«, Band IV, Verlag Thieme, Stuttgart 1952.
Balchum—Waever, Arch. Neur. Psych. 49, 731, 1947.
Bálint, Orv. Hetilap, 1927, 33 und 63.
Bársony, Orv. Hetilap, 1925, 588.
Berg, H. H. in »Röntgenuntersuchungen am Innenrelief des Verdauungskanals«, Verlag Thieme, Leipzig 1930.
Bonninger, Berl. kl. Wschr. 1908, 396.
Borbola—Bikkich—Hetényi, Acta med. Hung. II. 259, 1951.
Brun, Acta med. Scand. 110, 416, 1942.
Brown, Ulcer of the stomach, duodenum and jejunum. Oxford Univ. Press, 1946.
Cattan—Frumusan, Arch. mal. app. dig. 42, 502, 1953.
Cushny, Pharmacology. Philadelphia, 1928.
Dragstedt—Palmer, Proc. soc. exp. biol. med. 29, 753, 1931.
Dragstedt und Mitarbeiter, Gastroenterology 10, 200, 1948.
Erdélyi, Orv. Hetilap, 1951, 1577.
Friedrich, M. m. W. 72, 958, 1925.
Friedrich, Orv. Hetilap, 1953, 10.
Frumusan, Presse méd. 1953, 209.
Gimes (Manuskript) 1953.

GÜLZOW, D. m. W. 1941, 1015.
HARDT, Arch. int. med. 5, 29, 1922.
HETÉNYI, Orv. Hetilap, 1938, 23.
HETÉNYI, A gyomor betegségei (Die Krankheiten des Magens). Eü. Kiadó, 1952.
KALK in v. Bergmann-Steehelin: Handbuch der inneren Medizin, III. Aufl., Band 3, Teil 1. Verlag Springer, Berlin 1938.
KAY, Br. med. J. 1953. II. 77.
KINSELLA, Lancet, 1953. II. 353.
MASON—POLLARD, Surg. Gyn. Obst. 89, 271, 1949.
MEYER—KARTOON, Arch. int. med. 46, 768, 1930.
MEYER—FETTER—STRAUSS, Arch. int. med. 50, 338, 1932.
MOYNIHAN, Das Ulcus duodeni. Dresden 1913.
NOVASZEL—HETÉNYI (im Gang befindliche Untersuchungen).
PALMER, Arch. int. med. 38, 694, 1926.
PALMER, J. A. M. A. 88, 1778, 1927.
PALMER—HEINZ, Arch. int. med. 53, 269, 1934.
PORTIS, Disease of the digestive system. Philadelphia 1946.
RATKÓCZY, Fortschr. Geb. Rtg-Strahlen 54, 23, 1936.
RATKÓCZY, Fortschr. Geb. Rtg-Strahlen 56, 45, 1937.
RICHET—FOSSET, s. Bálints Mitteilungen.
ROWLANDS—FRIEDLANDER, Clin. Sc. 11, 251, 1952.
SHAY—KOMAROW—BERK, Gastroenterology 15, 110, 1950.
SIEBECK, Dtsch. med. Wscht. 66 (1940): 491.
STURM, D. m. W. 1948, 158.
WEEKS—RYAN—VAN HOY, J. A. M. A. 132, 988, 1946.
WINKELSTEIN, Gastroenterology 20, 464, 1952.
WOLF—WOLFF, Human gastric function. Oxford Univ. Press, 1943.
ZEITLIN: Radiology 23 (1934), 491.

ANHANG

Mit Hinblick auf die Praxis folgen nun Auszüge aus Krankengeschichten, die über einige diagnostisch lehrreiche Fälle berichten:

1. *Außerordentlich zahlreiche und auch nach der Operation zurückkehrende Blutungen.* A. D. 53 Jahre alt. 20jährige Geschwüranamnese. Ulcus duodeni. Da der Kranke während dieser Zeit 7mal blutete, Magenresektion. Nach der Operation innerhalb von 2 Jahren weitere 4 Blutungen bei negativem Röntgenbefund. Der Kranke verschwand während der Belagerung von Budapest und so war sein weiteres Schicksal nicht mehr zu verfolgen.

Leider war es nicht festzustellen, ob die häufig und auch nach der Operation immer wieder erneuten Blutungen auf irgend eine lokale anatomische Bedingtheit oder auf eine Gegebenheit des Organismus zurückzuführen waren. Auf Grund der literarischen Angaben, nach denen ulzeröse Blutungen durch das »Aufflammen« von Infektionsherden ausgelöst werden können, ließen wir die Mandeln des Kranken entfernen und seine kranken Zähne ziehen. Die Maßnahmen blieben erfolglos. Anzeichen einer hämorrhagischen Diathese waren nicht nachweisbar.

Es ist sowohl für den Kranken als auch für den Arzt eine Enttäuschung, wenn nach einer erfolgreich scheinenden Operation wieder eine Blutung eintritt, ohne daß ein Geschwür nachweisbar wäre. In solchen Fällen können wir nur daran denken, daß die Blutung eine Folge der erosiven Entzündung der Schleimhaut im zurückgebliebenen Teil, also eine »Geschwürkrankheit ohne Geschwür« sei.

2. *Geschwürblutung nach einem akuten Herzmuskelinfarkt.* M. K. 43jähriger Kellner. Seit einem Monate thorakale Schmerzen, Atembeklemmung und Herzklopfen. Links vergrößertes Herz, über der Aorte systolisches und diastolisches Geräusch. Seine thorakalen Schmerzen hören unter Wirkung von Nitroglyzerin sofort auf. In der Nacht vor der Aufnahme in unsere Klinik ein plötzlich auftretender, schwerer anginöser Anfall mit Kollaps. Unerwarteterweise Bluterbrechen von etwa halbem Liter, dann Entleerung eines blutigen Stuhls. Das Bluterbrechen legt sich Tags darauf. Sehr schwere Dyspnoe und ein Kollaps, aus dem wir den Kranken trotz aller Bemühungen nicht herausbringen konnten. Am dritten Tag plötzlicher Exitus. Die Sektion zeigte eine schwere Aortitis, die starke Einengung der Koronarmündung und in der Muskulatur der linken Kammer einen akuten Infarkt. Außerdem fand noch der Prosektor auf der

kleinen Kurvatur des Magens ein Geschwür von 2,5 cm Durchmesser, das in geringem Maße in die Bauchspeicheldrüse gedrungen war. Am Boden des Geschwürs eine arrodierte Arterie.

Die versäumte Diagnose des Geschwürs wird in diesem Falle verständlich gemacht dadurch, daß *a)* das Magengeschwür trotz des chronischen Charakters und der Penetration symptomenfrei verlief und daß *b)* die Blutung aus dem Verdauungskanal durch einen Kollaps bedingt sein kann, der meistens eben die Folge eines akuten Herzmuskelinfarkts ist.

Der kritische Zustand des Kranken hätte selbstverständlich auch im Falle der richtigen Diagnose einen operativen Eingriff nicht erlaubt.

3. *Die Symptome der Geschwürkrankheit nachahmende Angina pectoris.* E. R. 40jähriger Mann. Starker Raucher. Hat eine luetische Ansteckung überstanden. Seit 8 Jahren beklagt er sich über starke, brennende, epigastrische Schmerzen, die kurz vor dem Essen auftreten, mag er nun Milch oder Wurst und Kraut konsumieren. Geht er schnell, so setzen die Schmerzen ein, bleibt er stehen, so hören sie auf. Sein Appetit ist gut. Manchmal strahlen die Schmerzen in die Arme aus und sind mit Brechreiz verbunden. Nitroglyzerin ist nicht immer wirkungsvoll, die Schmerzen hören manchmal auch nach Einnehmen von Soda auf. Der Kranke gerät zu Hause plötzlich in einen Kollaps und stirbt unterwegs zur Klinik. Die Sektion fand eine Aortitis, die Einengung der Koronarmündungen und Lungeninfarkte. Magen und Duodenum erwiesen sich als völlig gesund.

Die Anfangsbeschwerden des Kranken waren nicht charakteristisch und die Behandlung war — trotz wiederholter negativer Röntgenbefunde — lange Jahre hindurch auf eine etwaige Geschwürkrankheit bedacht. U. E. wäre die Stellung der richtigen Diagnose im gegebenen Falle von Anfang an nicht schwer gewesen, es gibt aber Fälle, in denen die Unterscheidung der Geschwürkrankheit von der Angina pectoris tatsächlich mit vielen Schwierigkeiten verbunden sein kann. Ein solcher Fall ist der folgende:

4. *Das Bild einer Angina pectoris nachahmende Geschwürkrankheit.* F. K. 74jähriger Mann. Er spürt seit einigen Monaten in der linken Hälfte seines Brustkorbes drückende oder brennende Schmerzen. Manchmal erbricht er auch. Er nahm während dieser Zeit 12 kg ab. Die Schmerzen hängen mit der Qualität der Nahrung oder mit ihrem Zeitpunkt nicht zusammen. Bei der Untersuchung wurde keine pathologische Veränderung des Herzens festgestellt, das EKG war normal. Blutdruck: 130/75 mm Hg. Blutkörperchensenkung: 16 mm. Untersuchung des Urins und des Stuhls war von negativem Ergebnis. Die Schmerzen werden weder durch Nitroglyzerin, noch durch Soda gelindert. Die Röntgenuntersuchung zeigte an der kleinen Kurvatur eine Ulkusnische. Nach einer 4wöchigen klinischen Behandlung wurde der Kranke beschwerdefrei, die Röntgenuntersuchung stellte das völlige Verschwinden der Ulkusnische fest, die Blutkörperchensenkung verminderte sich auf 4 mm.

2 Jahre später traten die Beschwerden des Kranken gleicherweise wieder auf. Das Röntgenbild wies auf derselben Stelle der kleinen Kurvatur eine erbsengroße Ulkusnische nach. Die interne Behandlung hatte wieder vollen Erfolg.

5. *Magenblutung nach Apoplexie.* K. Sz. 65jähriger Mann wurde in der Nacht in die Klinik eingeliefert, weil er inmitten völligen Wohlbefindens plötzlich eine größere Menge Blut erbrochen und das Bewußtsein verloren hatte. Da der Kranke in jüngeren Tagen ein Duodenalgeschwür hatte und sich in letzter Zeit öfters über Magenbeschwerden beklagte, nahm der herbeigerufene Arzt an, daß die Blutung durch ein rezidives Geschwür hervorgerufen war, und führte darum eine Bluttransfusion durch. Als sich aber der Zustand des Kranken nicht besserte, ließ er ihn auf unsere Klinik überführen. Auf der Klinik untersuchten wir den noch weiterhin ohnmächtigen Kranken und auf Grund des Blutdruckes von 260/130 mm, des 60 zählenden Pulses und der guten Fülle der Halsvenen, stellten wir die Diagnose einer Apoplexie mit konsekutiver Magenblutung. Der Kranke kam nicht zum Bewußtsein und die Sektion zeigte eine Gehirnblutung mit umfangreichen blutigen Suffusionen der Schleimhaut des Duodenums.

Im gegebenen Falle war die richtige Feststellung der Diagnose nicht schwierig. Sie kann aber im Falle der sog. Apoplexia minor sehr erschwert werden, denn bei dieser können die anfänglichen Gehirnsymptome in den Hintergrund treten und vorübergehend sein, so daß die Magenblutung als primär, die Hirnsymptome als sekundär erscheinen.

6. *Das Bild einer vaskulär dekompensierten Leberzirrhose nachahmende Geschwürblutung.* A. H. 54jähriger Mann. Seit 3 Monaten Schmerzen in der Magengegend ohne Charakteristik. In der Anamnese chronischer Alkoholismus. Seit 2 Tagen erbrach er öfters Blut und seine Kräfte verfielen. Bei seiner Aufnahme auf die Klinik betrug die Zahl der Erythrozyten 1,2 Millionen, das Hämoglobin 35 v. H., der Blutdruck : 75/40 mm Hg. Menge der Plasmaproteine 4,0 g v. H. Prothrombin : 80 v. H. Der Fall wurde als eine Varixblutung aufgefaßt. Trotz wiederholter Transfusion blieb der Kranke im Kollaps und starb am vierten Tag. Die Sektion stellte ein kallöses Duodenalgeschwür fest mit einem arrodierten Blutgefäß am Grunde des Geschwürs. Die Leber erwies sich als normal.

Die unrichtige Diagnose hatte zwei Ursachen : *a)* den symptomlosen Verlauf des Geschwürs und *b)* den Umstand, daß wir den chronischen Alkoholismus eines Kranken noch immer meistens mit der Diagnose der Leberzirrhose assoziieren. Selbstverständlich können beide Krankheiten auch gemeinsam vorkommen, wie dies der folgende Fall zeigt :

7. *Das gemeinsame Vorkommen von Leberzirrhose und Geschwürkrankheit.* N. Z. 61jähriger Mann, wurde in komatösem Zustand auf die Interne Klinik in der Stefánia-Straße (Budapest) aufgenommen. Von seiner Frau erfahren wir, daß der Kranke seit 2 Jahren mit der Diagnose einer »Leberschrumpfung« behandelt wird. Einige Monate lang hatte er angeblich »Wasser im Bauch«, das aber mit Novuritinjektionen »vertrieben« werden konnte. Seit 2 Tage entleerte er wiederholt einen flüssigen, schwarzen Stuhl. Er war auch blasser als gewöhnlich und das Atmen fiel ihm ein wenig schwer. Am Tage seiner Einlieferung erbrach er in den frühen Morgenstunden etwa ein halbes Liter Blut, was sich im Laufe des Morgens noch wiederholte. 2 Stunden nach der Einlieferung starb er. Die Sektion zeigte eine Fettleber mit Übergang in Zirrhose Viszerale. Varizen waren

nirgends vorhanden. Unmittelbar hinter dem Pylorus, war an der Vorderwand des Duodenums ein chronisches Geschwür mit klaffender steifwandiger Arterie am Grunde.

8. *Geschwürkrankheit und Gallensteinkrankheit.* N. R. 41jähriger Erdarbeiter, beklagte sich über Schmerzen unter dem rechten Rippenbogen, die seit Jahren wiederkehren. Die Schmerzen meldeten sich besonders nach dem Essen von Speck oder Bohnen. Er fühlt sich müde, niedergeschlagen, ist erregbar und kann nicht arbeiten. Er wurde öfters mit der Diagnose der Gallensteinkrankheit behandelt, vorübergehend mit Erfolg. Einmal war er auch im Krankenhaus, wo die Röntgenuntersuchung am Magen keine Veränderung zeigte, und die Gallenblase sich nicht füllte. Bei der Untersuchung ergab sich eine um 2 Querfinger vergrößerte Leber; die Gallenblasengegend war nicht empfindlich. Azidität: 24—40, im Urin kein Urobilinogen, Thymolprobe: 3 E; B-Galle war auf üblichem Wege nicht erhaltbar. Die Röntgenuntersuchung zeigte das Vorhandensein eines Ulcus duodeni. Die Geschwürkur führte zum völligen Aufhören der Beschwerden.

Das gemeinsame Auftreten der Geschwürkrankheit und der Cholelithiasis ist eine häufige Erscheinung und der Arzt muß mit größter Sorgfalt untersuchen durch welches Leiden die *aktuellen* Beschwerden des Kranken bedingt sind. Irrt er sich, so kann es vorkommen, daß der Kranke auf den Operationstisch kommt und dort an ihm die nicht entsprechende Operation durchgeführt wird.

9. *Magenkrebs, der sich nach Gastroenterostomie entwickelte.* M. S. 60-jähriger Mann, seit seinem 20. Lebensjahr an einem Ulcus duodeni leidend. In seinem 32. Lebensjahr machte der Chirurg eine Gastroenteroanastomose. In den letzten 4 Jahren wiederkehrende Magenschmerzen, 8 kg Gewichtsverlust. Das Röntgenbild des Magens zeigt ein hochliegendes Geschwür an der kleinen Kurvatur und eine hypertrophische Gastritis. Bei der Operation findet der Chirurg 3 cm über dem Stoma ein oberflächliches Karzinom. Von einer Invasion keine Spur. Magenresektion.

Das »Geschwür« nach der Gastroenteroanastomose ist in den meisten Fällen bösartig!

10. *Die Verschlimmerung der Geschwürkrankheit nach einer lumbalen Sympathektomie infolge Hypertoniekrankheit.* F. Á. 44jähriger Mann, leidet seit 7 Jahren an wiederkehrenden brennenden epigastrischen Schmerzen, die nach dem Essen aufhören. Die Röntgenuntersuchung zeigte wiederholt einen Ulcus duodeni, die Geschwürkuren brachten immer eine Linderung. Da er eine schnell fortschreitende Hypertoniekrankheit hatte, ließ man an ihm vor 20 Monaten eine lumbale Sympathektomie + Splanchnikotomie durchführen. 3 Monate nach der Operation eine schwere Hämatemesis, weshalb er ins Krankenhaus eingeliefert werden mußte; die Blutung hörte erst nach wiederholten Transfusionen auf. Nach einer Pause von 7 Monaten erneute Blutung. Vor 3 Monaten traten schwere Hungerschmerzen auf, die jeder Behandlung trotzten. Da seine Beschwerden auch nach einer einmonatigen Behandlung nicht nachließen, wurde am Kranken eine Magenresektion durchgeführt.

Beim Vorhandensein einer Geschwürkrankheit muß die Sympathektomie als relativ kontraindiziert betrachtet werden!

11. *Der günstige Einfluß der Schwangerschaft auf die Geschwürkrankheit.* H. G. 44jährige Kranke, hat seit 14 Jahren periodisch zurückkehrende und mit der Nahrungsaufnahme gut beeinflußbare Magenschmerzen. In letzter Zeit erbricht sie öfters eine große Menge sauere Flüssigkeit. Die Kranke erzählt, daß sie dreimal schwanger und während der Schwangerschaft jedesmal völlig beschwerdefrei war. Die Kranke hatte eine Pylorusstenose und da die Stenose auch nach einer vierwöchigen Kur nicht nachließ, wurde eine Operation vorgenommen : in der unmittelbaren Nähe des Pylorus war ein kraterförmiges Geschwür mit wallartigen Rändern.

Wir konnten die günstige Wirkung der Schwangerschaft auf die Geschwürkrankheit bereits öfters beobachten. Es steht außer Zweifel, daß es sich hier um eine mehr oder minder allgemeine Eigenschaft der vegetativen Krankheiten handelt, da wir den gleichen günstigen Einfluß der Schwangerschaft auch bei der Migränekrankheit, der Colitis ulcerosa, der rheumatoiden Arthritis oder der Asthmakrankheit ziemlich häufig beobachten können.

12. *Die durch das postbulbäre Duodenalgeschwür verursachten diagnostischen Schwierigkeiten.* T. M. 49jähriger Mann, hatte seit 7 Jahren ständig wiederkehrende, jedesmal einige Wochen andauernde brennende oder krampfhafte Schmerzen im Epigastrium. Vor 3 Jahren wegen Perforation eines Magengeschwürs eine Operation, die sich auf die Vernähung der perforierten Stelle beschränkte. Die schmerzhaften Perioden meldeten sich auch seither, aber die öfters wiederholten Röntgenuntersuchungen (zuletzt vor einem Monat) hatten ein negatives Ergebnis. 3 Tage vor der Aufnahme Hämatemesis und pechartiger Stuhl, am Tage der Einlieferung erneutes Bluterbrechen. Die Erythrozytenzahl 2,22 Millionen, Hämoglobin: 6,2 g v. H. Im Erbrochenen freie Salzsäure: 56. Trotz wiederholter Transfusionen tritt am vierten Tag der Behandlung auf der Klinik eine erneute schwere Blutung auf. Der Kranke wird operiert : unmittelbar über der Vaterschen Papille befand sich an der Hinterwand des Duodenums ein Geschwür von 2,5 cm Durchmesser, das in den Pankreaskopf perforierte.

Da der weniger erfahrene Röntgenologe im allgemeinen nur den Bulbus des Duodenums genau untersucht, lenken wir seine Aufmerksamkeit in Fällen, in denen wir klinisch das Bild der Geschwürkrankheit sehen, das Ergebnis der Röntgenuntersuchung dagegen negativ ist, auch auf die Möglichkeit eines postbulbären Duodenalgeschwürs.

13. *Der Prolaps der Magenschleimhaut als Ursache der Blutung.* E. A. 56jähriger Mann. Seit 3 Monaten Erbrechen am Morgen. Zeitweise 1—2 Tage lang Schmerzen im unteren Teil des Bauches in unregelmäßigen Zeitabschnitten ; sie hören spontan auf. In seinem Erbrochenen war bis vor 6 Tagen nie Blut vorhanden, als plötzlich eine Hämatemesis und Melaena auftraten. In der Anamnese Alkoholabusus. Bei der Untersuchung Erythrozytenzahl : 1,4 Millionen, Hämoglobin : 4 g v. H., Blutdruck : 80/50 mg Hg, Puls : 110. Um zwei Querfinger vergrößerte Leber, die Milz eben noch erreichbar. Thymolprobe : 16 E. Plasmaproteine : 5,6 v. H., Albumin : 3 v. H. Die Röntgenuntersuchung zeigt einen schweren Prolaps der Magenschleimhaut in den Bulbus des Duodenums. Varizen

können nicht nachgewiesen werden. Während der Transfusionsbehandlung und der strengen Diät erfolgt eine Besserung, in der vierten Woche ist nach dem Befund der Röntgenuntersuchung die prolabierte Mukosa geringer, obzwar noch zahlreiche hypertrophische Falten vorhanden sind. Der Kranke verläßt in der sechsten Woche die Klinik mit gutem Befinden. Die nach 8 Wochen durchgeführte Röntgenuntersuchung zeigt ein völlig negatives Ergebnis. Der Kranke befindet sich vollkommen wohl.

Der Prolaps der Magenschleimhaut kann das Geschwürbild nachahmen. Wir müssen dabei auch immer daran denken, daß der Prolaps nicht »primär«, sondern die Folge irgendeiner Magenkrankheit (Geschwür,

Welches Ausmaß kann der Sodaverbrauch der Geschwürkranken annehmen?

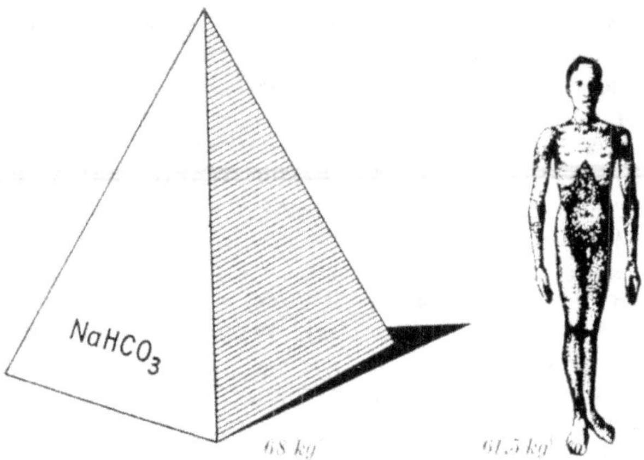

Abb. 20

Krebs) ist, und die endgültige Diagnose sollte eben darum erst nach wiederholter Röntgenuntersuchung und sorgfältiger klinischer Beobachtung gestellt werden.

14. *Magenresektion an einer schwer tuberkulösen Kranken wegen Geschwürkrankheit.* A. H. 27jährige Kranke, leidet seit ihrem 13. Lebensjahr (!) an wiederkehrenden Magenschmerzen. Die vor 4 Jahren durchgeführte Röntgenuntersuchung zeigte das Vorhandensein eines Ulcus duodeni. Vor 3 Jahren wurde an der Kranken eine Lungentuberkulose mit rascher Kavernenbildung festgestellt, weshalb sie 7 Monate in einem Lungensanatorium verbrachte. In den letzten zwei Jahren hatte sie viermal einen pechartigen Stuhl: den letzten vor 3 Monaten, begleitet von einem Bluterbrechen. Da verminderte sich die Erythrozytenzahl auf 1,5 Millionen. Nach dem Überstehen der Blutung erfolgte im Zustand ihrer Lunge eine Verschlechterung in Form einer bronchogenen Streuung, die zur Bildung von mehreren kleineren Kavernen führte. Sie wurde mit hohem Fieber wieder ins Lungensanatorium eingeliefert, wo sich ihr Zustand trotz der Streptomyzin- und PAS-Bechandlung nur wenig besserte. Nach der Meinung der Lungenspezialisten war die Erfolglosigkeit der

Behandlung dem zuzuschreiben, daß die Kranke infolge ihrer schweren Magenschmerzen kaum Nahrung zu sich zu nehmen wagte. Wir indizierten eine Magenoperation. Die Resektion wurde unter dem Schutz von Streptomyzin und Isonikotinsäurenhydrazid-Behandlung vom Chirurgen mit Erfolg durchgeführt. In den 3 Monaten nach der Operation wurde die Kranke fieberfrei, die röntgenologisch festgestellten Veränderungen der Lunge gingen wesentlich zurück und sie nahm 13 kg zu.

Verhindert die Geschwürkrankheit die Heilung, so schließt eine gleichzeitige Lungentuberkulose die Verrichtung einer Geschwüroperation nicht aus!

Die obige Abbildung hat folgende Geschichte : wir behandelten einen 50jährigen Chemiker wegen seiner Duodenalgeschwürkrankheit in der Internen Klinik in der Stefánia-Straße (Budapest). Die Beschwerden reichten bis auf 15 Jahre zurück. Der Kranke, der ein geschickter Zeichner war, zeigte eines Morgens bei der ärztlichen Visite die obige Zeichnung. Er hatte in der Nacht nicht schlafen können und an Stelle des Schlafes ausgerechnet, wieviel Soda er — gegen Sodbrennen und Magenschmerzen — während seiner Krankheit eingenommen hatte. Wie zu sehen ist, übertraf sein Sodaverbrauch sein eigenes Körpergewicht.

Wegen seiner durch Behandlung schwer beeinflußbaren Beschwerden rieten wir dem Kranken zu einer Operation. Der Kranke wünschte den Eingriff in Anbetracht der damaligen Zeiten (1944) auf später zu verschieben. 6 Monate später wurde er aufs Land versetzt. Wie wir erfuhren, verblutete er eines Tages binnen einigen Stunden infolge einer plötzlich aufgetretenen Magenblutung.

SIEBTER ABSCHNITT

ÜBER DIE SOGENANNTE AKTIVITÄT DER GESCHWÜRKRANKHEIT

Als die Geschwürkrankheit noch als eine lokale Krankheit des Magens, bzw. des Duodenums galt, erklärte man das wiederholte Auftreten des Geschwürs im Laufe des Lebens damit, daß das Geschwür zwar jedesmal vollkommen heile, jedoch infolge der Ungünstigkeit gewisser lokaler Faktoren öfters »rezidivieren« könne. Seitdem sich jedoch der Begriff der Geschwür*krankheit* herauskristallisiert hat, wissen wir, daß jemand »der einmal geschwürkrank war, auch geschwürkrank bleibt so lange er lebt«, daß also der Geschwürkranke auch dann krank ist, wenn er kein Geschwür hat: es kann ihm immer zustoßen, daß in seinem Magen wieder ein Geschwür auftritt. Das »Rezidiv« ist also kein Rezidiv, sondern ein Übergang der Krankheit aus der Latenzzeit ins manifeste Stadium.

Die Aufteilung der Geschwürkrankheit in eine *aktive* und *inaktive* Periode stammt von den Klinikern. Heute werden sie überall im allgemeinen als Synonima für die Bezeichnungen *latent* und *manifest* benützt und aktiv wird die Geschwürkrankheit dann genannt, wenn im Magen oder im Duodenum ein Geschwür nachweisbar ist, inaktiv dagegen, wenn das Geschwür nicht nachgewiesen werden kann.

Ivy schreibt über diese Frage wie folgt: »Klinisch aktiv wird das Geschwür dann genannt, wenn es in Abständen immer wiederkehrt, oder wenn es Symptome verursacht. So hängt also die ‚Aktivität' eines Geschwürs nicht von anatomischen Charakteristika sondern von seinen klinischen Manifestationen ab. Diese Konzeption läßt sich aber nicht genügend scharf umgrenzen, da in einzelnen Fällen der Arzt mit dem Gastroskop oder der Röntgenologe das Geschwür noch als aktiv beschreiben wird, wenn sich die Symptome bereits gelegt haben.«

Hurst und Steward versuchten die Aktivität des Ulkus anatomisch zu charakterisieren. Sie sprechen jedesmal von einem aktiven Geschwür, wenn »eine Infiltration der neutrophilen polymorphkernigen weißen Blutkörperchen nachgewiesen werden kann«, während sie als inaktiv das kallöse und torpid reagierende »chronische Geschwür« nennen, das »durch eine Fibrose, sowie durch eine Infiltration von Lymphozyten und Eosinophilen charakterisiert ist«. Selbstverständlich kann der Kliniker mit einer solchen Definition nicht viel beginnen, da sie auf der mikroskopischen Untersuchung der Läsion basiert, die am lebenden Menschen nicht durchführbar ist, auf Grund des makroskopischen Bildes dagegen (Gastroskopie) nicht entschieden werden kann, ob auf dem Grund des Geschwürs eine polymorphkernige Neutrophilie vorhanden ist oder nicht. Wie IVY sagt, ist unserer Kenntnis nach nicht einmal bewiesen, ob mit den Symptomen immer eine »histologische Aktivität« eng verbunden ist.

IVYS Erörterungen laufen schließlich darauf hinaus, daß wir über Aktivität zur Zeit des Geschwürsrezidivs, über Inaktivität zur Zeit der Remission sprechen sollten. Im Sinne des Gesagten ist diese Auffassung unrichtig: sie entspricht den Kriterien des fehlenden und manifesten Geschwürs aber nicht der aktiven und inaktiven Geschwür*krankheit*.

Daß die Periode des nicht nachweisbaren und des manifesten Geschwürs sehr oft nicht der Aktivität, bzw. der Inaktivität entspricht, kann jeder gute Beobachter bezeugen. Einerseits sehen wir nicht einmal selten Kranke mit Geschwüren von mächtiger Größe und sozusagen ohne Beschwerden. Andererseits treffen wir Kranke, die typische Geschwürschmerzen oder auch eine Blutung haben können, und an denen nicht einmal die wiederholten — und nicht selten sehr häufig wiederholten — Röntgenuntersuchungen ein Geschwür aufzeigen können.

Die Verwirrung auf diesem Gebiete ist vor allem dem Umstand zuzuschreiben, daß sich der Großteil der Ärzte noch immer nicht von der lokalistischen Auffassung der Geschwürkrankheit lossagen konnte: zeigt die Röntgenuntersuchung ein Geschwür, wird von der Aktivität der Krankheit gesprochen, bleibt die Röntgenuntersuchung negativ, wird behauptet die Krankheit sei im inaktiven Stadium. Wir halten jedoch den ganzen Menschen, die Geschwür*krankheit* vor Augen und sprechen somit von Aktivität, wenn sich die *allgemeine* Krankheit — in subjektiven Symptomen oder objektiven Anzeichen — manifestiert. Es ist eigentlich unrichtig von einem »aktiven« Geschwür zu sprechen, weil jedes Geschwür aktiv in dem Sinne ist, daß es nie statisch bleibt, sondern sich immer im Zustand der Progression oder Regression befindet. Es kann also von einem frischen und alten, vorhandenen und geheilten Geschwür die Rede sein, aber man kann nie ein vorhandenes Geschwür als inaktiv bezeichnen.

Die aktive Periode der Geschwürkrankheit fällt im allgemeinen in die funktionell-organotrope Periode, sowie in die Periode des Auftretens der spezifischen lokalen organischen Krankheit (des Geschwürs) (s. S. 69), kann aber mit keiner von diesen identifizert werden. So sehen wir im Stadium des Geschwürs fast immer, daß die *Entstehung* des Geschwürs zwar immer in die aktive Periode der Geschwürkrankheit fällt, der Heilungsprozeß des Geschwürs dagegen die Dauer der aktiven Periode weitaus übertrifft.

Es kann sich die Frage ergeben, ob es überhaupt nötig sei, den Begriff der Aktivität beizubehalten. U. E. ist diese Frage zu bejahen, was sich mit zwei Argumenten bekräftigen läßt.

A) Heute ist uns noch nicht klar, wie und unter Wirkung welcher Faktoren die Geschwürkrankheit aus der inaktiven in die aktive Periode übergeht und umgekehrt. Diese Feststellung bezieht sich auf jede vegetative Krankheit, und wahrscheinlich ist, daß eine Klarstellung dieser Frage mit Hinblick auf eine von den vegetativen Krankheiten zugleich auch Folgerungen betreffs der übrigen vegetativen Krankheiten zuließe. In dieser Hinsicht kennen wir jedoch nur ein Positivum über die als eine

Untergruppe der vegetativen Krankheiten annehmbaren allergischen Krankheiten, wo nämlich das Zusammentreffen mit dem spezifischen Antigen die Aktivität der Krankheit auslöst. Die inaktive Periode kann, wie bekannt, binnen Stunden in die aktive Periode übergehen und die aktive Periode kann mit ebenso großer Geschwindigkeit enden, ohne daß in den *lokalen* Anzeichen der Krankheit eine wesentliche Änderung nachweisbar wäre. Es ist bekannt, daß die Schmerzen des auf Urlaub reisenden Geschwürkranken bereits in dem Zug aufhören, der ihn immer weiter von seinem Arbeitsplatz führt. Ebenso wissen wir, daß auch die Demonstration der aktiven Geschwürkranken vor den Hörern oft Schwierigkeiten verursacht, weil die Anzeichen der Aktivität infolge der Veränderung seiner Umgebung schnell zurückgehen. Beobachten wir das Ulkus durch das Gastroskop, so finden wir im großen und ganzen dasselbe Bild, wenn sich der Kranke über schwere Schmerzen beklagt, aber auch dann, wenn der Kranke nach 1—2 Tagen beschwerdenfrei ist oder es vor 1—2 Tagen noch war. Wenn auch manchmal der Grad der Entzündung um das Geschwür anscheinend unterschiedlich ist, so sind diese Unterschiede bei weitem nicht beständig und wir sahen auch Fälle, in denen der die Gastroskopie durchführende Arzt nach der Milderung der Symptome eine viel stärkere Entzündung beschrieb, als zur Zeit, als sie noch in floribus waren.

Ähnlich verhält es sich mit einer anderen, ebenfalls im Verdauungskanal manifestierenden vegetativen Krankheit: mit der Colitis ulcerosa. Der beginnende Arzt, der zur Zeit der schweren Beschwerden das rektoskopische Bild mit Entsetzen betrachtet und die zweite Rektoskopie nach der »Genesung« des Kranken sehr hoffnungsvoll durchführt, wird arg enttäuscht sein, wenn er sieht, daß die sichtbaren Veränderungen in der Periode der »Genesung« gar nicht geringer, sondern im Gegenteil oft stärker sind als zur Zeit des schweren Zustandes.

Diese plötzlichen Veränderungen *lenken* bei einer Unverändertheit des lokalen Prozesses *die Aufmerksamkeit auf das neuroendokrine System.* Die Fälle, in denen der (aus der einen Periode in die andere) »überleitende« Faktor auf Grund einer nervösen Einwirkung aktiv wird, deuten vor allem auf die Rolle der Hirnrinde, während gewisse in der aktiven Periode aufweisbare Veränderungen, von denen weiter unten die Rede sein wird, sowie Heilerfolge, die sich in der aktiven Periode der Geschwürkrankheit im Laufe der Behandlung mit Nebennierenrindensteroiden ergeben, auf einen Endokrinen Einfluß schließen lassen.

Ähnlichen Erscheinungen begegnen wir auch außerhalb des Kreises der vegetativen Krankheiten. So können die neuro-endokrinen Faktoren z. B. auch in dem Zustandekommen der Kreislaufinsuffizienz der Herzkranken eine Rolle spielen (Burch—Ray, Halmágyi—Felkai—Iványi).

Darüber, wie diese neuro-endokrinen Faktoren auf den Magen einwirken, können wir uns noch nicht äußern. Es ist möglich, daß sich die Reizbarkeit der Magendrüsen und der in der Magenwand liegenden Nervenplexus ändert, wir können aber auf Grund unserer Untersuchungen auch daran denken, daß den Veränderungen im Histaminhaushalt der Magenschleimhaut eine entscheidende Bedeutung zukommt.

Es steht jedenfalls fest, daß wir dem Verständnis für die Entstehung der Geschwürkrankheit und damit der vegetativen Krankheiten näher kämen, wenn wir den Charakter der Faktoren klären könnten, die den Wechsel der aktiven und inaktiven Perioden bedingen.

B) Das andere Argument, das für die Beibehaltung des Begriffs der Aktivität spricht, ist von praktischem Charakter: die Symptome der Geschwürkrankheit sind größtenteils subjektiv und der Kranke, der die Periode der Aktivität der Krankheit einmal schon mitgemacht hat, weiß von der Möglichkeit, daß er bei der beliebigen Rückkehr der Symptome wieder mit Ruhe (Krankenstand) rechnen kann, sowie daß er demnach diesen Umstand mißbrauchen und sich — wenn es sein Interesse erfordert — mit den alten Beschwerden bei seinem Arzt melden kann. Wir Ärzte — und die hier charakterisierten Kranken — sind uns darüber gleichermaßen im klaren, daß mit unseren heutigen Mitteln die genaue Feststellung der Aktivität der Geschwürkrankheit kaum möglich ist. Die Frage kann noch verhältnismäßig gut entschieden werden, wenn der Röntgenologe ein frisches Geschwür sieht oder der Kranke blutet, aber was soll der Arzt machen, wenn der Röntgenologe die Spuren eines geheilten Geschwürs andeutet oder sein Befund negativ ist. Es wäre demnach von großer Bedeutung, stünden Anzeichen oder Laboratoriumsuntersuchungen zur Verfügung, mit deren Hilfe die Frage vollkommen sicher — d. h. von unserer subjektiven Beurteilung unabhängig — entschieden werden könnte.

Auf diesem Gebiete sind unsere Kenntnisse noch ziemlich mangelhaft, aber schon selbst der Umstand, daß wir auf unserer Klinik den Begriff der Aktivität klären konnten, führte bereits bisher zur Entdeckung einiger Daten, die in der Beurteilung der Aktivität der Geschwürkrankheit gute Dienste leisten und zugleich zu Untersuchungen mit ähnlichem Ziele die Richtung weisen.

Welches sind also auf Grund unserer heutigen Kenntnisse die Kriterien der Aktivität der Geschwürkrankheit?

1. *Die »typischen« Geschwürschmerzen,* die (s. S. 116) einen genauen »Fahrplan« haben. *Das Fehlen der Schmerzen beim morgendlichen Erwachen ist ein Zeichen, das wir bei der Unterscheidung von anderen Magenkrankheiten, so vor allem vom Magenkrebs schätzen lernten.* Vormittags zwischen 9—11 Uhr nehmen die Schmerzen zu, vor dem Mittagessen hören sie auf und legen sich sogar 1—3 Stunden nach dem Mittagessen. Die Nachmittagsschmerzen sind stärker als die Vormittagsschmerzen, sie hören aber gewöhnlich vor dem Abendbrot auf. Ruht der Kranke nicht, so erscheinen 2—3 Stunden vor dem Abendessen wieder die Schmerzen. Das Trinken von Sodalösung oder Nahrungsaufnahme führt für kurze Zeit zur Linderung der Schmerzen. *Bleibt diese Wirkung aus, so hat der Kranke eine andere Krankheit.*

Selbstverständlich läßt sich dieser »Ablauf« erlernen. Deswegen ist die Berücksichtigung *der Persönlichkeit des Kranken* eine unerläßliche Forderung der Bestimmung der Aktivität.

2. Eine *manifeste Blutung* folgt stets der Entstehung eines frischen Geschwürs und ist daher ein Aktivitätszeichen.

3. *Das Ergebnis der Röntgenuntersuchung.* Ein röntgenologisch nachweisbares Geschwür entsteht zwar immer in der aktiven Periode der Krank-

heit, aber es ist — wie bereits gesagt — auch nach dem Aufhören der Aktivität noch längere Zeit vorhanden. Auf die Aktivität der Geschwürkrankheit weisen eher die bisher »indirekt« genannten Röntgenanzeichen (anhaltender-lokalisierter Muskelkrampf, gesteigerte Peristaltik). Dieser Satz wurde mit voller Ausführlichkeit zuerst von ERDÉLYI dargelegt. Ferner ermöglichen Röntgen-Kontrollserien, den Krankheits-Querschnitt der ersten Röntgenuntersuchung quasi durch einen Längsschnitt zu ergänzen und hierdurch die Tendenz der Geschwürkrankheit sicherer zu beurteilen. Die Diagnose der Geschwür*krankheit* muß selbstverständlich nicht unbedingt an ein nachweisbares Geschwür gebunden werden.

4. Während der auf meiner Klinik durchgeführten Untersuchung des Histaminhaushaltes der Magenschleimhaut stießen BORBOLA—BIKICH—HETÉNYI auf die überraschende, bereits mitgeteilte (s. S. 91). Tatsache, daß *der Histamingehalt des Magensaftes bei Geschwürkranken in der aktiven Periode der Krankheit beträchtlich abnimmt,* unter den Wert von 20 γ pro Liter sinkt und sich nach dem Übergang in die aktive Periode wieder von neuem normalisiert. Die Homogenität dieses Verhaltens ist um so beachtlicher, da uns zu dieser Zeit als Kriterium der Aktivität nur die oben unter Punkt 1 und 2 aufgezählten Angaben zur Verfügung standen. Leider wird der praktische Wert der Probe durch die Umständlichkeit der Untersuchung stark herabgesetzt; die Anwendung des Verfahrens macht nämlich ein eigens zu diesem Zweck eingerichtetes Laboratorium nötig.

Wir haben bereits erwähnt, daß — falls sich in diesem Zusammenhang neuro-endrokrine Einwirkungen geltend machen — die Aktivierung der Geschwürkrankheit vielleicht durch die Veränderungen bedingt ist, die im Histaminhaushalt der Magenschleimhaut eintreten. Auf Grund der Untersuchungen von BUSINCO, sowie PARROT und anderen scheint es, daß das Histamin im Blute der Geschwürkranken in verhältnismäßig größerer Konzentration vorhanden ist als im Blute gesunder Menschen. Während wir bei BUSINCO keine Angaben darüber finden, ob sich diese Feststellung auf jeden Geschwürkranken oder auf die in der aktiven Periode beziehen, haben PARROT und seine Mitarbeiter gefunden, daß der Histamingehalt des Blutes zur Zeit der großen Ulkusschmerzen auf das 4—30fache steigt und im Intervallum der Schmerzen auf einen normalen Wert zurückgeht. (SURKES vermochte diese Angaben nur teilweise zu bestätigen.) Stellen wir neben diese Befunde das Ergebnis unserer eigenen Untersuchungen, d. h. die bedeutende Verminderung der Histaminkonzentration im Magensaft, so kann die Arbeitshypothese aufgestellt werden, daß die Zellen der Magenschleimhaut in der aktiven Periode der Geschwürkrankheit nicht fähig sind, sich von dem in ihnen entstandenen Histamin entsprechend zu befreien, und ihr Histamingehalt wächst in bedeutendem Maße. Hört diese »Blockade« auf, so beginnt das Histamin in Richtung zum Magenlumen zu strömen. Dieser Zeitpunkt fällt mit dem Aufhören der Charakteristika der aktiven Periode zusammen. Demnach wäre die Störung des histaminbeseitigenden Mechanismus der Magenschleimhaut als *unmittelbare* Ursache des Übergangs der Krankheit in die aktive Periode anzusehen.

5. Ebenfalls auf meiner Klinik bewiesen NOVASZEL, FAREDIN und HETÉNYI — im Gegensatz zu SANDWEISS —, daß die in der aktiven Periode befindlichen Geschwürkranken *in ihrem Urin 17-Ketosteroide von subnor-*

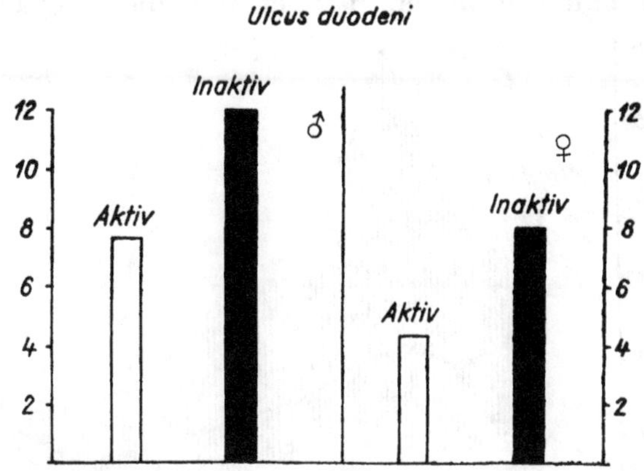

Abb. 21 17-Ketosteroidenausscheidung im Harn von Männern und Frauen mit Duodenalgeschwür in der aktiven, bzw. inaktiven Phase der Krankheit

maler Menge entleeren. In der inaktiven Periode steigen die Werte, wenn sie auch den normalen Stand meistens erst langsam erreichen. Ähnliches stellte vor uns auch BIRÓ fest, der aber zwischen der aktiven und inaktiven Periode der Geschwürkrankheit keinen Unterschied machte und sich nur auf die Feststellung beschränkte, daß die Entleerung von 17-Ketosteroiden bei den Geschwürkranken im allgemeinen kleiner sei als bei gesunden Menschen.

Abb. 21—23 zeigen die 17-Ketosteroidausscheidung der an Geschwürkrankheit leidenden Menschen und Abb. 23—24 die der mit Atophan behandelten Hunde.

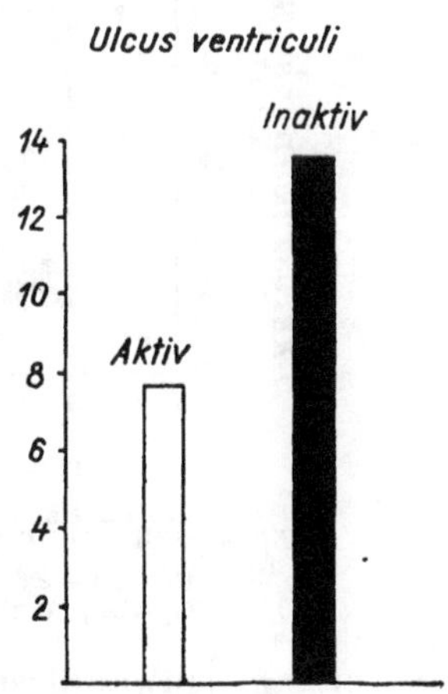

Abb. 22

Leider ist die Ausführung der Probe noch komplizierter als die der Histaminprobe, weshalb sie für die alltägliche Praxis nicht geeignet ist.

Ich möchte kurz auch auf die höchst interessante Tatsache hinweisen, daß *die 17-Ketosteroidentleerung auch in der aktiven Periode anderer* vegetativen *Krankheiten* (Gicht, rheumatoide Arthritis, Asthma) *als vermindert befunden wurde.*

6. Wir versuchten auf unserer Klinik Zeichen festzustellen, die beim Krankenbett oder mit Hilfe des Krankenhauslaboratoriums verhältnismäßig leicht nachgewiesen werden könnten. Die Untersuchungen leitete mein Assistent NOVASZEL. Er führte an jedem Geschwürkranken, der auf

unserer Klinik gepflegt wurde, 7 Untersuchungen durch und zwar zweimal: einmal in der aktiven und einmal in der inaktiven Periode der Krankheit. Die Zahl dieser Kranken betrug 64. Ihre verhältnismäßig kleine Zahl läßt sich damit erklären, daß er nur die Angaben verwertete

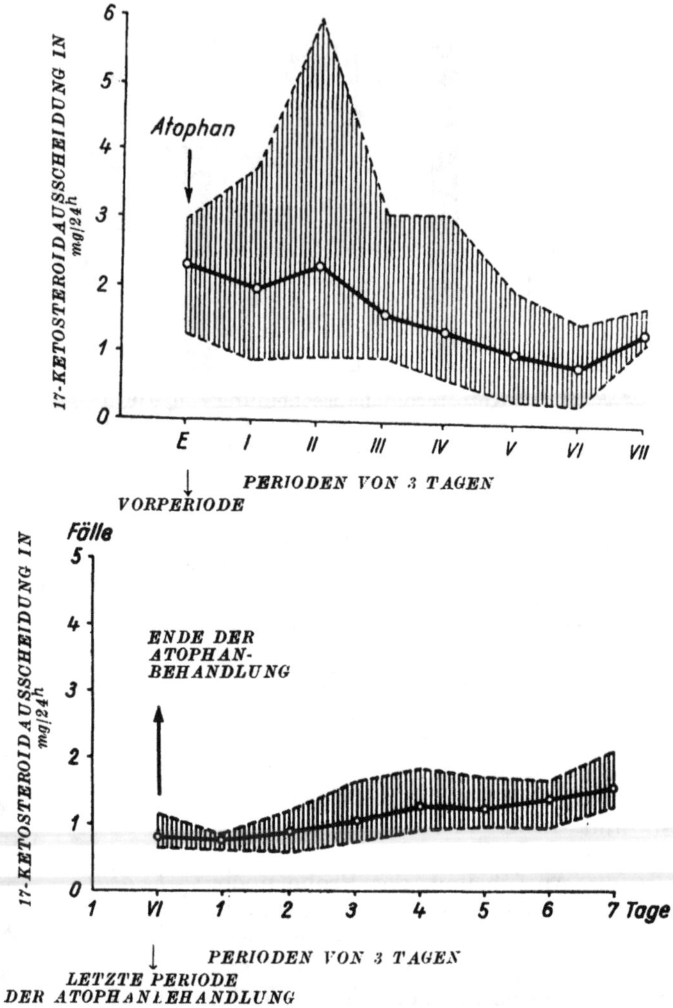

Abb. 23—24 17-Ketosteroidenausscheidung im Harn von Hunden während, bzw. nach der Atophanbehandlung

die er an einwandfrei beobachteten und für verläßlich beurteilten Kranken erhielt. Diese Untersuchungen führten zu den folgenden Ergebnissen:

a) *Vergleich der Ergebnisse des fraktionierten Probefrühstücks in der aktiven und inaktiven Periode.* Wie es schon erfahrene Gastrologen öfters festgestellt haben, geht die Magensäureerzeugung überhaupt nicht parallel mit dem Grad der Aktivität, ja es zeigten sich Fälle, in denen die Säurewerte in der inaktiven Periode der Krankheit höher waren;

b) *Untersuchung der schmerzstillenden Wirkung der physiologischen Kochsalzlösung* (GOTTSEGEN—HERMANN).

Die Untersuchung erfolgte folgendermaßen: wir ließen den Kranken des Morgens auf nüchternen Magen eine dünne Sonde verschlucken, heberten den Mageninhalt aus, injizierten dann durch die Sonde 200 ml physiologische Kochsalzlösung und forderten den Kranken auf, er möge beobachten, ob er innerhalb 20 Minuten etwas verspüre. Spürte der Kranke Schmerzen, so wurde dies als positives Ergebnis gewertet.

Die Ergebnisse waren folgende: bei 35 v. H. der Kranken in der aktiven Periode war ein positives und bei 65 v. H. der Kranken ein negatives Ergebnis zu beobachten. In der inaktiven Periode war das Ergebnis bei 3 v. H. der Kranken positiv und bei 97 v. H. negativ. Eine positive Probe spricht also für die Aktivität, während ein negatives Ergebnis nicht auswertbar ist;

c) *Schmerzerregende Wirkung der n/10 Salzsäurenlösung* (PALMER, GOTTSEGEN—HERMANN).

Beim Kranken wurde auf nüchternen Magen die duodenale Sonde eingeführt, der Mageninhalt ausgehebert, dann durch die Sonde 200 ml n/10 Salzsäurenlösung injiziert und der Kranke 20 Minuten lang beobachtet. Das Ergebnis wurde als positive betrachtet, wenn der Kranke Schmerzen meldete.

Bei 55 v. H. der Kranken in der aktiven Periode war das Ergebnis positiv, bei 45 v. H. negativ. In der inaktiven Periode war das Ergebnis bei 8 v. H. positiv und bei 92 v. H. negativ. Das positive Ergebnis ist also wenn auch nicht entscheidend, so doch eher das Zeichen der Aktivität, während ein negatives Ergebnis hinsichtlich der Aktivität keine Schlüsse zuläßt.

Auf unserer Ambulanz führten wir auch Kontrolluntersuchungen an Kranken durch, die keine Magenbeschwerden hatten. Nach der Einnahme n/10 Salzsäurenlösung spürte von den 24 untersuchten Kranken kein einziger Schmerzen; 7 Kranken hatten ein leichtes Druckgefühl, während an 17 Personen die Salzsäurelösung keinerlei Beschwerden verursachte;

d) *die sog. Neutralisierungsprobe*, d. h. die Feststellung, wie der Magen die in ihn gebrachte n/10 Salzsäurenlösung neutralisieren kann (APPERLY—CAMERON, HETÉNYI).

Diese Probe wurde mit der vorhergehenden Probe gemeinsam derart durchgeführt, daß wir den Inhalt des nüchternen Magens, sowie den Magensaft, den wir von der Salzsäureeinnahme gerechnet alle 10 Minuten ausheberten, in verschiedenen Reagenzgläsern sammelten. Das letzte Hebern führten wir 60 Minuten nach der Einnahme durch. Den Inhalt der Reagenzgläser titrierten wir nach Filtrierung.

Wir wollten beobachten, ob und wie schnell der Magen fähig ist die ihm zugeführte und verhältnismäßig konzentrierte Salzsäure von großer Menge zu neutralisieren. Wir unterschieden drei Typen: wir sprachen von einer *schnellen* Neutralisierung, wenn die freie Salzsäure und die Gesamtazidität schon in der zweiten oder dritten Fraktion auf die Hälfte des Ausgangswertes oder sogar unter diesen fiel; von einer *langsamen* Neutralisierung, wenn die Salzsäurenwerte sehr langsam sanken und von einer *mangelhaften* Neutralisierung, wenn die Salzsäurenwerte nach einer vorübergehenden Verminderung später über den Ausgangswert stiegen.

Vergleichen wir die Ergebnisse der Neutralisierungsprobe mit der Aktivität der Krankheit, können wir zwischen den beiden keinerlei Zusammenhänge feststellen. Die verschiedenen Typen der Salzsäureneutralisierung entsprechen wahrscheinlich den verschiedenen Typen der Magenfunktion und wir untersuchten nicht die Frage, ob die verschiedenen Typen und vor allem der mangelhaft neutralisierende Magen irgendeine pathologische Bedeutung habe;

e) *Untersuchung des Cholesteringehaltes des Blutserums.* Ein ungarischer Autor (JARNO) wies darauf hin, daß der Serumcholesterinstand der Geschwürkranken normal oder niedrig sei — im Gegensatz zur gesteigerten Blutcholesterinkonzentration der an Gallensteinkrankheit leidenden Kranken.

Von den Untersuchungen schlossen wir selbstverständlich diejenigen Kranken aus, die gleichzeitig an einer anderen Krankheit litten in der der Cholesterinstand des Blutserums ebenfalls erhöht zu sein pflegt (Diabetes, Ikterus usw.).

Aus den Ergebnissen war zwischen dem Cholesteringehalt des Blutserums und dem Aktivitätsgrad der Krankheit gar kein Zusammenhang feststellbar;

f) *Untersuchung der Senkungsgeschwindigkeit der Erythrozyten.* Die Untersuchungen führten zum bekannten Ergebnis, daß in den komplikationsfreien Fällen die Senkungsgeschwindigkeit der Erythrozyten bei den Geschwürkranken niemals erhöht ist. Aus unserer Erfahrung fügen wir noch hinzu, daß die Blutkörperchensenkung bei Geschwürkranken *auffallend häufig ganz niedrige (2—3 mm) Werte ergibt,* die wir außer den Geschwürkranken nur an Personen finden, die an irgendeiner allergischen Krankheit leiden. Ein Zusammenhang mit dem Aktivitätsgrad der Krankheit war nicht feststellbar;

g) *Untersuchung der Reaktion, die nach einer intrakutan gegebenen Injektion von Blutserum eines aktiven Geschwürkranken erfolgt* (HETÉNYI).

Das zur Reaktion benützte Serum nahmen wir immer von aktiven Geschwürkranken und trennten es vom Blutkuchen, nachdem es 24 Stunden im Eisschrank gestanden hatte. 0,1 ml dieses Serums injizierten wir intrakutan in den Unterarm der Untersuchungsobjekte. Gleichzeitig gaben wir ihnen am anderen Unterarm ebenfalls 0,1 ml Blut das von einem nichtulzerösen Kranken genommen wurde (Kontrollserum). An einer anderen Stelle des Unterarms injizierten wir auf ähnliche Art physiologisches Kochsalz.

Beim Ablesen nahmen wir die Röte um die Injektionsstelle, ferner ihre Größe, sowie den Zeitpunkt des Auftretens und Verschwindens in Betracht.

Wir fanden im Ausfall der Reaktion keinen Unterschied, ob sich der untersuchte Kranke in der aktiven oder inaktiven Periode der Geschwürkrankheit befand. Es ergab sich auch zwischen dem aktiven ulzerösen Serum und dem gesunden Kontrollserum kein beträchtlicher Unterschied: wir stellten nach beiden Eingriffen große Papeln, eine breite, langsam verschwindende rote Areole fest. Es scheint, daß Geschwürkranke im allgemeinen empfindlich gegen fremde Proteine sind.

NOVASZEL faßt seine Ergebnisse in der folgenden Gesamttabelle zusammen:

TABELLE XXI

Nr.	Probe	Wert
1	Histamin-Magensaft	über 20 γ/l bestimmt inaktiv
2	17-Ketosteroide	der niedrige Wert spricht für Aktivität
3	Fraktioniertes Probefrühstück	nicht zu bewerten
4	Phys. NaCl-Probefrühstück	die positive Probe spricht für Aktivität
5	n/10 HCl-Probefrühstück	die positive Probe spricht für Aktivität
6	Neutralisierungsprobe	nicht zu bewerten
7	Serumcholesterin	nicht zu bewerten
8	Blutkörperchensenkung	nicht zu bewerten
9	Intrakutane Serumprobe	nicht zu bewerten*

*Ein ähnliches Ergebnis erzielten seither im großen und ganzen auch FRIEDRICH und TIBOR (M. Belorv. Arch. 1953, 143.).

Die Beobachtung von DELOYERS, daß der Bilirubingehalt des Blutes in der aktiven Periode der Duodenalgeschwürkrankheit regelmäßig zunehme, konnten wir nicht bestätigen. Die Untersuchungen von SZÁNTÓ, sowie von GIMES—LÉLEK—HAJÓS, in denen sie die Angaben LANGS bekräftigen (Zunahme der Leukozytenzahl in der entsprechenden Headschen Zone in der aktiven Periode der Geschwürkrankheit), müssen in größerem Umfang fortgesetzt werden.

Es ist klar, daß wir heute noch mit einer einzigen, leicht ausführbaren Probe gegebenfalls nicht mit völliger Sicherheit entscheiden können, ob die Geschwürkrankheit in der aktiven oder inaktiven Periode ist. Die Untersuchung des Histamingehaltes des Magensaftes und die Ausscheidung der 17-Ketosteroide gibt zwar gute Informationen, doch sind diese Proben kompliziert und zu ihrer Durchführung bedarf es eines eingelernten Laboratoriumpersonals. Es verhält sich damit ungefähr so, wie mit den sog. Leberfunktionsproben: einzelne Proben geben zwar mit gewisser Wahrscheinlichkeit Informationen, aber praktisch brauchbare Ergebnisse erhielten wir erst seitdem wir gleichzeitig mehrere Methoden anwenden.

Das Endziel jeder ärztlichen Funktion ist die *Heilung* und wir müssen uns schließlich mit der Frage befassen, mit welchem Nutzen die Betonung des Begriffs der Aktivität vom Standpunkte der Heilung verbunden ist.

Vor allem damit, daß sie im Gegensatz zur *lokalistischen* Auffassung der Geschwürkrankheit die Bedeutung der Geschwürkrankheit als einer *allgemeinen* Krankheit noch mehr in den Vordergrund stellt.

Zweitens damit, daß sich der Arzt dessen noch bewusster wird, er dürfte sich mit der Behandlung des Geschwürs, also der *lokalen* Veränderung der Magenwand nicht zufriedengeben, sondern müsse vor allem um die Heilung der Geschwür*krankheit*, um die Vorbeugung der Aktivität bemüht sein. Da uns zur Erreichung dieses Ziels noch keine sicher wirkenden Arzneien zur Verfügung stehen, können wir den größten Nutzen von der sosehr verachteten und auch vom Arzt nicht ernst genommenen (wie soll sie dann der Kranke ernst nehmen?), ausführlichen Vorschrift der Lebensweise erwarten. Die Behandlung des Geschwürs an sich ist — in Anbetracht der guten Heiltendenz des Geschwürs — eine leichte Aufgabe. (Daher die jährlich massenhaft gepriesenen und empfohlenen »Wundermittel« und die Volkstümlichkeit der Quacksalber!) Gibt sich aber der Arzt bei den übrigen vegetativen Krankheiten: bei Asthma, bei Angina pectoris, bei Epilepsie usw. etwa mit der Behebung der Anfälle zufrieden? *Die aktive Periode der Geschwürkrankheit entspricht der Anfallperiode, die beim Großteil der vegetativen Krankheiten beobachtet werden kann.* Die Beseitigung der vegetativen »Anfälle«, bzw. der »aktiven Perioden« ist nicht mit der Heilung der Krankheit identisch, sie ist nur eine symptomatische Behandlung: »ein Herumflicken am lochigen Sack«. Damit erreichen wir nichts Beständiges. Wenn wir die aktive — ulzeröse — Periode der Geschwürkrankheit so behandeln, als ob sie die Krankheit selbst wäre, und wenn wir in ihr nicht das sehen, was sie eigentlich ist, nämlich die zyklische Manifestation einer Krankheit, werden die Kräfte, die die Krankheit verursachen, weiter wirken. Die Reaktivierung wird wieder eintreten.

LITERATUR

Apperly—Cameron, in Bockus: Gastroenterology 1, 219, 1949.
Biró, Gastroenterologia 76, 169, 1950/51.
Borbola—Bikich—Hetényi, Acta med. Hung. II. 259, 1951.
Burch—Ray, Am. Heart J. 41, 918, 1951.
Businco, s. Kongresszentralblatt 199, 213, 1942. (Boll. soc. Ital. biol. sper. 16, 145, 1941.)
Deloyers, Acta Gastro-Enter. Belgica 1948, 397.
Erdélyi, Orv. Hetilap 1951, 49, 1577.
Gimes—Lélek—Hajós, Orv. Hetilap, 1952, 40, 1143.
Gottsegen—Hermann, Gastroenterologia 74, 270, 1948/49.
Halmágyi—Felkai—Iványi, Orv. Hetilap, 1951, 10.
Hetényi, Orv. Hetilap, 1952, 22.
Hurst—Stewart, Gastric and duodenal ulcer. London, 1929.
Ivy—Grossman—Bachrach, Peptic ulcer. Philadelphia, 1950.
Jarno, Arch. f. Verdauungskr. 38, 46, 1926.
Novaszel—Faredin—Hetényi, Magyar Belorvosi Archivum 1952.
Novaszel, Orv. Hetilap, 1952, 22.
Palmer, Arch. intern. med. 38, 649, 1926.
Parrot, Bull. soc. méd. hop. Paris III. 59 (1943).
Parrot—Debray—Richet, C. r. soc. biol. 137, 729, 1943.
Parrot—Debray—Richet, Presse méd. 1945, 218.
Surkes, Praxis, 1948, 15.
Szántó, Orv. Hetilap, 1949, 26, 820.

ACHTER ABSCHNITT

GIBT ES EINERLEI ODER ZWEIERLEI GESCHWÜRKRANKHEITEN?

So lange man die Geschwürkrankheit für eine lokale Krankheit des Magens, bzw. des Duodenums hielt, bezweifelte niemand, daß es sich im Grunde genommen um dieselbe Krankheit handelt und es bloß dem Zufall zuzuschreiben ist, ob das Geschwür im Magen oder im Duodenum entsteht. Diese Auffassung festigte sich noch mehr nach dem Aufkommen des Begriffes der Geschwür*krankheit*. In neuester Zeit ergibt sich aber immer häufiger die Frage, ob dieser unitäre Standpunkt berechtigt sei: gewisse Unterschiede an Magen-, bzw. Duodenalgeschwürkranken wurden bereits früher beobachtet, seitdem sich aber die Aufmerksamkeit in wachsendem Maße auf diese Frage richtet, tritt eine dualistische Auffassung immer mehr in den Vordergrund. Selbstverständlich ist die Ähnlichkeit zweifellos noch immer größer als die Verschiedenartigkeit. Das Äußere der Geschwüre, die Symptome, der klinische Verlauf, die Komplikationen und die Folgen, sowie dasselbe Verhalten gegen medizinische und chirurgische Eingriffe weisen auf eine grundlegende Ähnlichkeit. Die Frage kann aber heute noch bei weitem nicht als entschieden betrachtet werden.

Der dualistische Gedanke tauchte bereits bei Moynihan (1928) auf. Er schreibt folgendes: »Es gibt Magengeschwüre und es gibt Duodenalgeschwüre. Zwischen ihnen besteht nicht nur ein lokaler Unterschied. Meines Erachtens kann man auf dem Gebiete der Ätiologie, des klinischen Bildes und der Behandlung keinen wahren Fortschritt erreichen, solange man die beiden Krankheiten als eine Krankheit auffaßt«. Auch in der Frage der Pneumonie gelangten wir nicht weiter, solange wir ihre verschiedenen Arten nicht erkannt hatten!

Im folgenden wollen wir die *Unterschiede* aufzählen, die wir an Magen-, bzw. Duodenalgeschwürkranken teils auf Grund unserer eigenen Beobachtungen, teils an Hand der in der einschlägigen Literatur vorliegenden Angaben feststellen können. Wie wir sehen werden, sind das keine absolute Unterschiede, sie sind eher von quantitativem als von qualitativem Charakter. Es läßt sich jedoch nicht in Abrede stellen, daß Unterschiede tatsächlich vorhanden sind.

Aus der Literatur können wir nur die Mitteilungen der jüngstvergangenen Jahre zu unserem Zweck verwenden. Vorher hielten die Autoren die zweierlei Arten der Geschwüre nicht auseinander und sie faßten sie unter dem Sammelnamen Ulcus pepticum zusammen.

Die relative Häufigkeit des Auftretens der Magen-, bzw. Duodenalgeschwüre stellt einen dieser Unterschiede dar. Wir erwähnten bereits, daß in dieser Hinsicht in den letzten 50 Jahren beträchtliche Veränderungen erfolgten. Während zur Zeit der Jahrhundertwende die Zahl der Magengeschwüre die der Duodenalgeschwüre weit übertraf, änderte sich dieses Verhältnis nach dem ersten Weltkrieg und die Zahl der Magengeschwürkranken wurde durch die der Duodenalgeschwürkranken vielfach über-

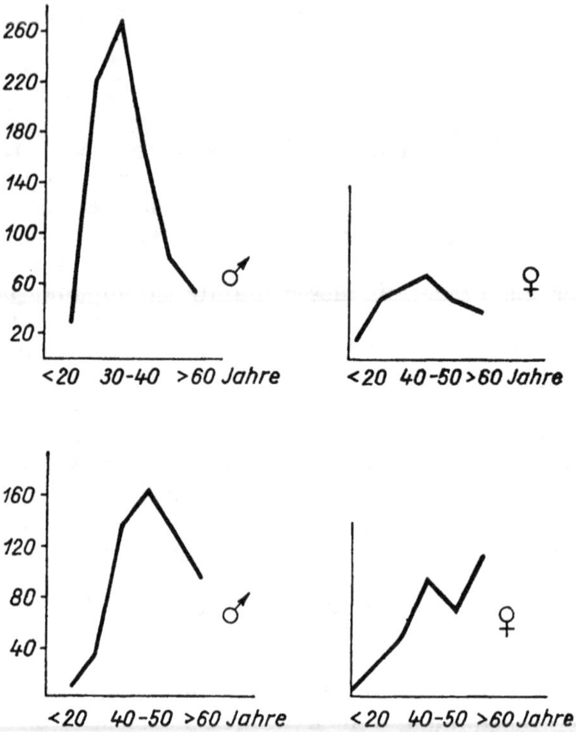

Abb. 25 Verteilung des Magengeschwürs nach dem Lebensalter (Norbye)

troffen. Als diese Tatsache überall auf der Welt erkannt wurde, fehlte es keineswegs an Stimmen, die die Gültigkeit dieser Feststellung bezweifelten und die Ursache einfach darin sahen, daß sich die Aufmerksamkeit eher auf die Duodenalgeschwüre richtete. Auch die Untersuchungsmethoden verbesserten sich und es wurden viele Fälle als Duodenalgeschwüre bezeichnet, in denen die Diagnose nicht ganz beruhigend war. Dies hatte auch etwas Wahres für sich, wobei der bekannte Ausspruch MOYNIHANS: »die Anamnese ist alles, die Untersuchung ist nichts« die größte Rolle spielte. Daß diese einfache Erklärung doch nicht richtig war, wurde durch eine zweite, entgegengesetzte Wendung bewiesen, die während des zweiten

Weltkrieges begann und auch heute noch anhält, als sich nämlich das Verhältnis wieder veränderte, obwohl die Diagnose des Duodenalgeschwürs ihre Neuartigkeit verloren hatte und sich auch die Untersuchungsmethoden nicht vervollkommnet hatten. Gegenwärtig hält sich nämlich — wie bereits erörtert — die Zahl der Magen- bzw. Duodenalgeschwüre die Waage. Wären die zweierlei Geschwüre tatsächlich bloß zweierlei lokale Manife-

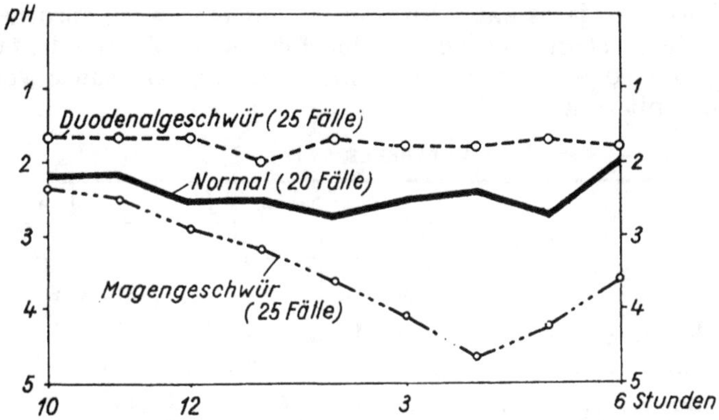

Abb. 26 Verlauf der nächtlichen Sekretion (Watkinson)

stationen derselben Krankheit, so könnte man diese Änderungen in der Häufigkeit schwerlich erklären.

Das Übergreifen des Magengeschwürs auf die Schleimhaut des Duodenums kann nie beobachtet werden. Das gemeinsame Auftreten des Magen- und Duodenalgeschwürs an demselben Kranken läßt sich zwar beobachten, ist jedoch nicht häufig. Die statistischen Angaben des Auslands schätzen die Häufigkeit des gemeinsamen Auftretens auf 6—10 v. H. Im Krankenmaterial unserer Klinik kam ein zweifaches Geschwür in 11,5 v. H. der Fälle vor.

Wie bei allen vegetativen Krankheiten, kann ein familiäres Auftreten der Geschwürkrankheit nicht selten beobachtet werden. Diese Fälle sind bei Duodenalgeschwürkranken annährend doppelt so häufig wie bei Magengeschwürkranken.

Eine entschiedene Differenz kann beobachtet werden, wenn wir das Lebensalter vergleichen, in dem die zweierlei Arten von Geschwür am häufigsten beginnen. Die Entstehung des Duodenalgeschwürs erfolgt im Durchschnitt 10 Jahre früher, als die des Magengeschwürs. Laut der statistischen Angaben aus den verschiedensten Teilen der Welt — mit denen auch unsere Erfahrungen übereinstimmen — tritt das Duodenalgeschwür zwischen dem 30. und 40., das Magengeschwür dagegen zwischen dem 40. und 50. Lebensjahr am häufigsten auf.

Ein genauer Unterschied zwischen den beiden Geschlechtern zeigt sich — wie bereits erwähnt — nur im Falle des Duodenalgeschwürs zugunsten der Männer.

Jahreszeitliche Schwankungen kommen an *Magen*geschwürkranken — auch nach dem eigenen Krankenmaterial — höchst selten vor.

Die beträchtlichsten Unterschiede können in der Magenfunktion der Magen-, bzw. Duodenalgeschwürkranken beobachtet werden. Während beim Ulcus duodeni die intragastrische Azidität ständig hoch ist (MOYNIHANS Aussage : »die rezidivierende Superazidität = Ulcus duodeni«), finden wir, daß sich an Ulcus ventriculi leidende Kranken ebenso verhalten wie gesunde Menschen, ja es kann bei ihnen sogar eine ausgesprochene Hypochlorhydrie festgestellt werden. In der folgenden Tabelle teilen wir die diesbezüglichen Angaben von LAMBLING und SACHAR, sowie von BYKOW und KURZIN mit :

TABELLE XXII

	Ulcus duodeni		Ulcus ventriculi	
	Bykow	Lambling	Bykow	Lambling
Achlorhydrie	5,0 v. H.	—	21,5 v. H.	12,0 v. H.
Hypochlorhydrie	17,5 v. H.	3,0 v. H.	7,0 v. H.	47,0 v. H.
Normochlorhydrie	19,0 v. H.	28,0 v. H.	29,0 v. H.	28,0 . H.
Hyperchlorhydrie	58,5 v. H.	69,0 v. H.	43,0 v. H.	13,0 v. H.

Das ähnliche Verhalten unserer Fälle wird durch die folgende Abbildung veranschaulicht :

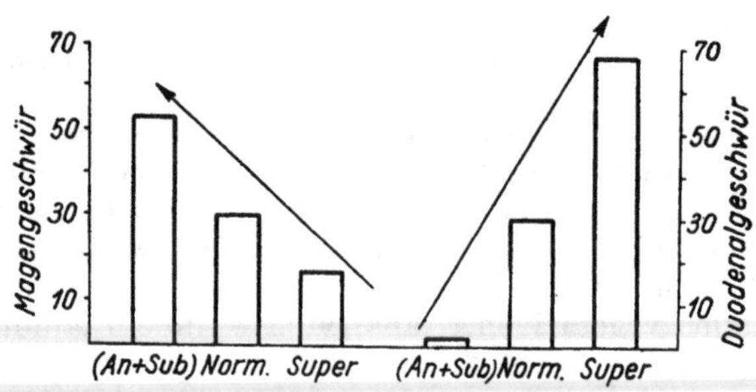

Abb. 27. Verteilung der Geschwürkranken nach der Azidität ihres Magensaftes

Die entgegengesetzte Richtung der zweierlei Arten des Geschwürs kann gut beobachtet werden.

Denselben Unterschied finden wir auch bezüglich der sog. basalen Sekretion der Salzsäure und des Pepsins (JANOWITZ—HOLLANDER).

Eine entschiedene Differenz macht sich auch hinsichtlich der sog. nächtlichen Sekretion bemerkbar, die im Falle des Ulcus duodeni immer gesteigert ist, indessen wir bei Kranken, die an Ulcus ventriculi litten, sogar noch niedrigere Werte erhalten können als bei Gesunden (JAMES—PICKERING, WATKINSON, LINCOLN—PALMER). Die Angaben der

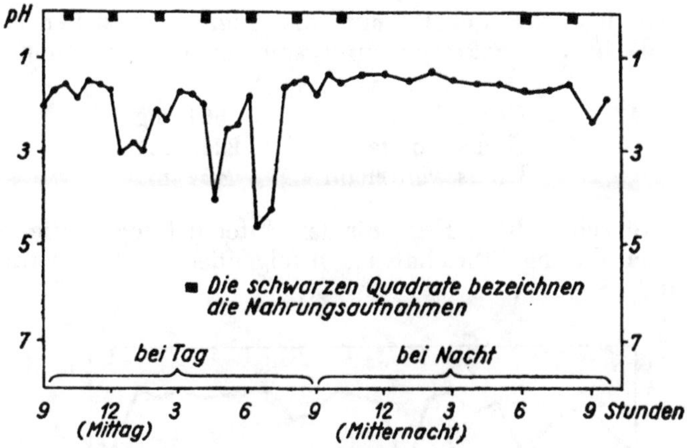

Abb. 28 Intragastrische Azidität des gesunden Menschen

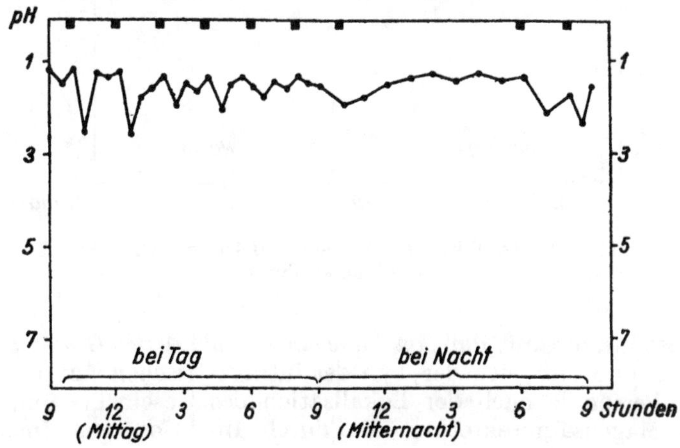

Abb. 29 Intragastrische Azidität des Duodenalgeschwürkranken

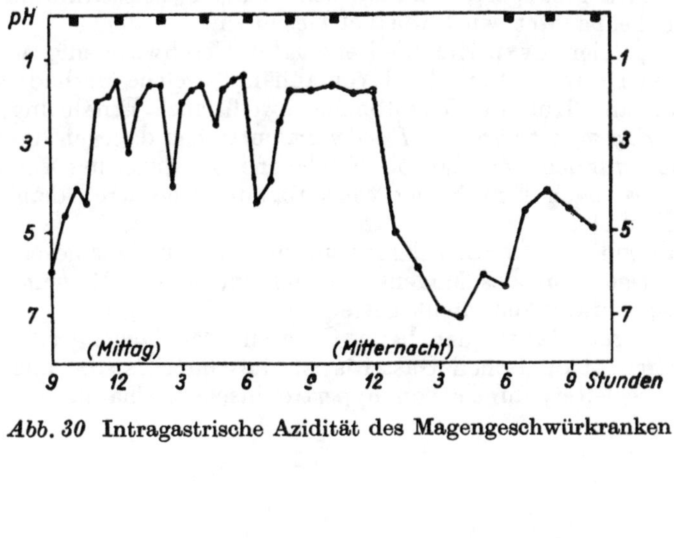

Abb. 30 Intragastrische Azidität des Magengeschwürkranken

Letzteren teile ich untenstehend mit (die Angaben beziehen sich auf die 12stündige nächtliche Sekretion und sind in mg der freien Salzsäure angegeben):

Gesunde	661 mg
Ulcus duodeni	2242 mg
Ulcus ventriculi	454 mg

Das durchschnittliche Ergebnis der Untersuchungen, die WATKINSON an 70 Personen durchgeführt hat, ist in folgenden Kurven veranschaulicht (Abb. 26 und 28—32):

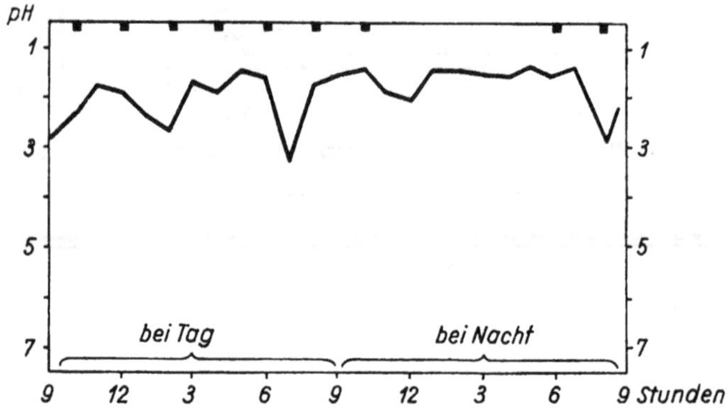

Abb. 31 Kombiniertes Magen- und Duodenalgeschwür (Duodenaler Typus)

Es ist interessant, daß *im Falle eines kombinierten Geschwürs der Typ duodenal ist* und daß sich der Typ der intragastrischen Azidität auch bei derselben Person je nach der Lokalisation des Geschwürs ändert.

Die Magensäuresekretion, die durch Injektion von Insulin, bzw. Histamin hervorgerufen werden kann, ist bei Duodenalgeschwürkranken ebenfalls stark gesteigert, während beim Magengeschwürkranken dasselbe Verhalten beobachtet wird wie bei Gesunden.

Die an Tieren experimentell erzeugten Geschwüre sind ebenfalls von verschiedener Lokalisation, die davon abhängt, welche Methode wir anwenden. Atophan, Koffein, Vagotomie, eiweißarme Ernährung, Hungern erzeugen *Magengeschwüre*. Im *Duodenum* entstehen dagegen die Geschwüre nach Brandwunden der Hautoberfläche, nach Injizierung von Histamin-Bienenwachs, nach Einführung von Salzsäure oder nach dem Anbringen einer Gallenfistel.

Während wir an den Kranken, die an Duodenalgeschwür leiden, eine Hypermotilität des Magens beobachten, ist die Magenmotilität der Magengeschwürkranken nicht gesteigert.

Im Gegensatz zu der beim Großteil der Magengeschwürkranken feststellbaren atrophischen Gastritis ist die Gastritis, die das Duodenalgeschwür begleitet, immer von hypertrophischem Charakter.

Schließlich erwähnen wir noch die wertvolle Beobachtung, daß das Geschwür fast immer im Duodenum sitzt, wenn ein Migränekranker zugleich auch geschwürkrank ist. KLECKNER und HORTON beobachteten, daß die sog. histaminkephalalgischen Anfälle, die sie als erste beschrieben haben, manchmal durch Entstehung von akuten Geschwüren begleitet werden, und daß diese Geschwüre immer duodenal sind.

Die Geschwüre an Säuglingen, die anscheinend viel häufiger sind als angenommen, treten zehnmal so häufig im Duodenum auf wie im Magen (PLUMMER—STABINS).

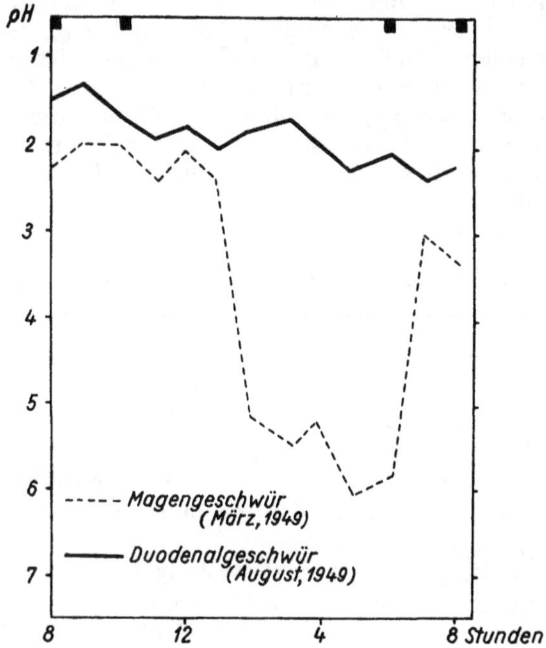

Abb. 32 Veränderung der nächtlichen Kurve bei ein und demselben Menschen im Zusammenhang mit der Entstehung eines neuen Geschwürs

Welche Bedeutung ist den aufgezählten Unterschieden beizumessen? Sind sie nebst den vielen ähnlichen Zügen zureichende Beweise für die dualistische Auffassung der Geschwürkrankheit? Können sie trotz der Identität im klinischen und pathologisch-anatomischen Bilde überhaupt bewertet werden?

Der überwiegende Teil der Gastrologen, unter ihnen auch IVY, ist der Meinung, daß die ähnlichen Züge ausschlaggebend seien und daß sich die Unterschiede aus der verschiedenen Lokalisation der zweierlei Geschwüre ergeben. Dies wäre damit gleichbedeutend, daß die beobachteten Unterschiede auf die Verschiedenheit der *Folgen* des Magengeschwürs bzw.

des Duodenalgeschwürs zurückzuführen sind. D. h. die Unterschiede bestehen nicht vor der Entstehung des Geschwürs, sondern sie sind eine Folge der verschiedenen Lokalisation des bereits entstandenen Geschwürs.

Diese Auffassung kann vielleicht auf die Verschiedenartigkeit im Verhalten der Sekretion und der Motilität des Magens bezogen werden. Sie kann aber keineswegs die Verschiedenartigkeit erklären, die z. B. hinsichtlich des mehrmaligen Umkehrs des Häufigkeitsverhältnisses, des Lebensalters, des Geschlechts usw. feststellbar sind. Diese Frage könnte nur entschieden werden, wenn man an zahlreichen, gesunden, jungen Personen die Sekretions- und Motilitätsverhältnisse des Magens feststellte und diese Menschen in den kommenden zwei Jahrzehnten unter Beobachtung hielte. Insofern es sich herausstellen sollte, daß von den inzwischen geschwürkrank gewordenen Menschen diejenigen an Ulcus duodeni erkranken, die hinsichtlich der oben angeführten Angaben schon zur Zeit der ersten Untersuchung dem »duodenalen Typ« angehörten, während diejenigen, die sich mehr oder minder normal verhalten mit der Zeit an Ulcus ventriculi erkranken, so könnte dies die Frage zugunsten der dualistischen Auffassung entscheiden.

TABELLE XXIII

Übersicht über die Unterschiede zwischen Magen- und Duodenalgeschwür

	Charakteristische Züge	Ulcus duodeni	Ulcus ventriculi
1	Relative Häufigkeit in den letzten 50 Jahren	stark veränderlich	
2	Gemeinsames Auftreten	verhältnismäßig selten	
3	Familiäres Vorkommen	bei Ulcus duodeni doppelt so häufig	
4	Lebensalter zu Beginn der Krankheit	30—40 Jahre	40—50 Jahre
5	Unterschied der Geschlechter	an Männern wesentlich häufiger	kein wesentlicher Unterschied
6	Intragastrische Azidität	immer hoch	wie bei Gesunden
7	Basale Sekretion	hoch	wie bei Gesunden
8	Nächtliche Sekretion	stark gesteigert	kleiner als bei Gesunden
9	Säuresekretion nach Insulin oder Histamin	gesteigert	wie bei Gesunden
10	Motilität des Magens	gesteigert	nicht gesteigert
11	Die begleitende Gastritis	hypertrophisch	atrophisch
12	Das die Migräne begleitende Geschwür	fast immer duodenal	
13	Akute Geschwüre nach einem histaminkephalalgischen Anfall	entstehen im Duodenum	
14	Geschwüre an Säuglingen	das Ulcus duodeni ist zehnmal so häufig	
15	Jahreszeitliche Schwankungen	häufig	selten

Wir sind der Auffassung, daß *das Geschwür des Magens und des Duodenums zwar verwandte Krankheiten, doch nicht identische Krankheiten sind.* Die Störung im Zentralnervensystem ist wahrscheinlich bei jeder vegetativen Krankheit dieselbe, und die Ursache der verschiedenen Organlokalisation ist an der Peripherie zu suchen. Das Verhältnis der beiden Geschwüre zueinander ist etwa dem vergleichbar, das wir zwischen dem rheumatischen Fieber und der rheumatoiden Arthritis annehmen. Außer den ähnlichen Merkmalen finden wir auch dort Unterschiede, ja auch ein gemeinsames Auftreten der beiden Krankheiten ist uns bekannt ; aber dieses Problem ist ebenfalls noch nicht so weit gediehen, daß wir es zugunsten der unitarischen oder der dualistischen Auffassung als endgültig entschieden betrachten könnten. Es sind noch weitere Beobachtungen nötig.

LITERATUR

Hetényi, Orv. Hetilap, 1951. 1. (ung.)
Horton, J. A. M. A. 122, 59, 1943.
James—Pickering, Clin. Sc. 8, 181, 1949.
Janowitz—Hollander, J. clin. invest. 31, 3, 398, 1952.
Kleckner—Horton, Gastroenterology 13, 141, 1949.
Lambling—Zahar, Presse méd. 1952. 513.
Lincoln—Palmer, Bull. New York Acad. Med. 26, 527, 1950.
Moynihan, Ulcus duodeni, London, 1910.
Moynihan, Brit. m. J. 1928. II., 1021.
Plummer—Stabins, J. Pediatr. 1950. Dezember.
Watkinson, Gastroenterology 18, 327, 1951.

NEUNTER ABSCHNITT

DAS ULKUSKARZINOM

Kann eine »bösartige Entartung« des im Laufe der Geschwürkrankheit entstandenen Geschwürs beobachtet werden? Diese Frage ist im Falle des duodenalen Geschwürs leicht zu beantworten: nein, so etwas wurde niemals beobachtet. Was aber das Magengeschwür anbelangt, kann diese Frage selbst heute noch nicht für entschieden betrachtet werden. Die Angaben der einschlägigen Literatur sind höchst widerspruchsvoll: früher wurde der Übergang des Magengeschwürs in Karzinom für sehr häufig gehalten. So kamen WILSON und MCCARTY im Jahre 1909 zu der Feststellung, daß 71 v. H. der *Magenkrebsfälle* auf solche Weise entstehen. MOYNIHAN schätzte 1906 die Anzahl solcher Fälle auf 60 v. H. In Deutschland gibt KÜTTER 34, PAYR 26 v. H., NEWCOMB 1932 nur noch 13 v. H. an. Es muß noch erwähnt werden, daß wir diese großen Zahlen nur in älteren Zusammenstellungen finden, was mit den oft versäumten oder mit geringerer Sorgfalt durchgeführten histologischen Untersuchungen erklärt werden kann. Im Gegensatz zu dieser Auffassung stehen diejenigen, die die Umwandlung des Magengeschwürs in Karzinom als große Seltenheit betrachten. BROWN (1930) erwähnt sie bei 1 v. H., CROHN (1927) bei 1,2 v. H., BROWN—FISCHER—HAZARD (1952) bei 1,1 v. H., BAMBERG (1927) bei 2,1 v. H. der Fälle; dagegen wurde sie von ABRAHAMSON—HINTON (1947) und PALMER (1952) niemals beobachtet. Und es ist eine bekannte Aussage BORRMANNS (1926), daß »der Krebs ulzeriert, aber das Geschwür wird nicht karzinomatös«. GORDET stellte im Material der Pariser Salpetrière aus einem Jahrzehnt nur 6 Ulkuskarzinome fest. Die Mehrheit der Verfasser nimmt zwischen den beiden Extremen eine Mittelstellung ein und gibt die Häufigkeit des Ulkuskarzinoms mit einigen Prozenten an. So verzeichnet EWING (1918) seine Häufigkeit mit 2—5, BILLE und RÖMCKE (1948) mit 2,9, HABERER (1944) mit 5, SMITH und JORDAN (1948) mit 10, HURST und STEWART (1929) mit 6, KORPÁSSY und seine Mitarbeiter mit 5, 9 v. H. Die sowjetischen Prosektoren (POSHARISKY, ABRIKOSOW, BOCHAROW, FEDOREJEW) rechnen auf Grund ihres umfangreichen Materials mit einer Häufigkeit von 10—15 v. H. Ich habe nur Zusammenstellungen angeführt, die auf Grund eines größeren Krankenmaterials verfertigt wurden.

Man darf die beachtlichen Abweichungen dieser Angaben nicht ausschließlich auf die Verschiedenartigkeit des Krankenmaterials zurückführen. Bei einem Teil der Fälle kann es sich auch um diagnostische Irrtümer handeln. Die Hauptschwierigkeit liegt aber darin, daß der entscheidende Anteil des Geschwürs an der Entstehung des Krebses auch dann nur schwer beweisbar ist, wenn die Entstehung von Magenkrebs in einem Magen, in welchem vorher unbezweifelbar ein Geschwür vorhanden war, mit Bestimmtheit festgestellt werden kann. Dies gilt auch für die Fälle, in denen der Krebs nach der Heilung des Geschwürs aus einer zurückgebliebenen Narbe oder vom Rand eines offenen Geschwürs ausgeht. Auch ist es nicht ausschlaggebend, wenn an den beiden entgegengesetzten Enden des Geschwürs ein Geschwulstgewebe von histologisch abweichender Struktur nachgewiesen werden kann. So etwas kann nämlich an jeder Geschwulst beobachtet werden (SAPHIR). Eine weitere, nicht einmal durch die pathologisch-anatomische Untersuchung immer mit völliger Sicherheit überwindbare Schwierigkeit besteht darin, daß gegebenenfalls schwer entschieden werden kann, ob es sich um ein kanzerös entartetes Geschwür oder um ein durch aktiven Magensaft verdautes, d. h. ulzeriertes Karzinom handelt.

Diese letztere Auffassung, daß das kanzeröse Geschwür schon kanzerös ist, wenn es noch wie ein einfaches Geschwür aussieht, wird vor allem von PALMER vertreten. Maligne Geschwülste können sich infolge einer unzulänglichen Blutversorgung und Infektion auch an anderen Stellen des Körpers nekrotisieren und auf diesem Wege ulzerieren. Dies bezieht sich auch auf das gewöhnliche Magenkarzinom. In den Mägen jedoch, in denen — wenn auch in kleinerem Maße — freie Salzsäure nachweisbar ist, müssen wir mit einem Faktor rechnen, der bei anderen Tumoren nicht vorhanden ist und zwar mit der Pepsinverdauung. Eine ausgesprochene Subazidität (mit freien Salzsäurewerten bis 10—15) entspricht einem pH-Wert von 3—3,5, bei der eine Pepsinaktivität bestehen kann und auch tatsächlich besteht. Das vom Karzinom angegriffene Gewebe scheint gegen die Verdauung weniger widerstandsfähig als das normale. Es wurden auch Fälle beschrieben, in denen die Pepsinverdauung die ganze Geschwulst zerstörte, selbst in den Serienschnitten keine Malignität aufgewiesen werden konnte und sich in den regionalen Lymphknoten doch ein Karzinom befand (WILENSKY—THALHIMER, EWING). Häufiger geht aber nur ein Teil der Geschwulst zugrunde. Der azide Magensaft und das Pepsin erzeugen somit im blastomatösen Gewebe einen ulzerösen Prozeß, der dem gutartigen Geschwür auch morphologisch mehr oder minder ähnlich scheint.

RÖMCKE und SPONLAND ziehen aus ihrem Krankenmaterial folgenden Schluß: KNUTSEN und SELVAAG bewiesen aus dem Material desselben Hospitals in Drammen (Norwegen), daß die Anzahl der Geschwürkranken (über 30 Jahre) 2,75 v. H. sämtlicher Kranken beträgt und die Zahl der Duodenal-, bzw. Magengeschwüre ein Verhältnis von 1,85 : 1 ergibt. Auf Grund dieser Berechnungsweise stellten sie fest, daß nach den Angaben von KNUTSEN und SELVAAG unter den von ihnen untersuchten 556 Krebskranken in 18 Fällen die Angabe einer vorhergegangenen Geschwürkrankheit zu erwarten ist. Tatsächlich ergaben sich 20 Fälle in denen vorher Geschwürkrankheit diagnostiziert wurde. Der Unterschied ist somit nicht signifikant, kann es aber werden, wenn wir die Duodenal- und Magengeschwüre gesondert ins Auge fassen. Von den 20 Fällen kam nämlich in der Anamnese bei 18 ein Magengeschwür und nur in zwei Fällen ein Duodenalgeschwür vor, obzwar der Berechnung nach 7 Magen- und 11 Duodenalgeschwüre hätten erwartet werden müssen. Die Anzahl der tatsächlich gefundenen Duodenalgeschwüre beträgt demnach nicht einmal 1/5 des Errechneten, während die Anzahl der Magengeschwürkranken das zweieinhalbfache des errechneten Wertes ergibt.

Die Frage, ob es sich gegebenenfalls um ein Geschwür oder ein Karzinom handelt, kann verhältnismäßig am zuverlässigsten auf zweierlei Art entschieden werden:

a) auf dem Wege einer klinischen Beobachtung (nachträglich), wenn sich die Symptome der Geschwürkrankheit und das röntgenologische Bild des Geschwürs spurlos zurückentwickeln.

Hierbei muß bloß erwähnt werden, daß wir das Verschwinden der Symptome, eine beträchtliche Gewichtszunahme und eine Besserung im Röntgenbilde bestimmt auch an karzinomatösen Kranken beobachtet haben. Darum kann nur die am Röntgenbild des Geschwürs feststellbare *völlige* Genesung maßgebend sein, ja selbst sie nur dann, wenn der Röntgenologe sich ohne jeden Zweifel davon überzeugen kann, daß an der Stelle des Geschwürs und in seiner Umgebung keine Infiltration besteht, d. h. die Starre der Magenwand verschwunden ist.

b) Der andere Weg zu einer verläßlichen Diagnose ist die pathologisch-histologische Untersuchung.

Die Entscheidung ist auch hier nicht immer leicht. Die Diagnose des Ulkuskarzinoms kann nur dann gestellt werden, wenn sowohl das chronische Geschwür als auch das Karzinom, bzw. ihre charakteristischen Veränderungen mit völliger Sicherheit nachgewiesen werden können. Der Nachweis reparativer, das Ulkus begleitender Prozesse oder einzelner Mitosen ist noch keinesfalls Beweis für ein Karzinom.

Mallory hat darauf hingewiesen, daß das sog. carcinoma in situ (Broders), also die Geschwulst epithelialen Ursprunges, die zytologisch einem Karzinom entspricht aber sich noch über seine ursprüngliche Stelle hinaus nicht verbreitet, auch im Magen vorkommt und dort unter dem Einfluß des Magensaftes sekundär ulzeriert. Eben diese Geschwüre sind nur an ihren Rändern »bösartig«.

Wenn schon die sog. sicheren diagnostischen Verfahren Irrtümer verursachen können, so ist es einleuchtend, daß die Anzeichen, auf Grund derer wir die Wahrscheinlichkeitsdiagnose stellen, noch weniger verläßlich sind.

Von diesen wird zuerst das Lebensalter des Kranken in Betracht gezogen. Im allgemeinen wird angenommen, die Geschwürkrankheit sei die Krankheit jüngerer Personen, der Krebs eher die von älteren. Dies ist im großen und ganzen auch gültig und das Geschwür von Leuten unter 45 Jahren ist tatsächlich in mehr als 80 v. H. der Fälle gutartig. Die Umkehrung dieser Annahme erweist sich jedoch als unbegründet: an einer anderen Stelle erwähnten wir, daß sich die Altersgrenze der Geschwürkrankheit sowohl abwärts wie auch aufwärts stark verschoben hat. Es verhält sich demnach schon heute so, daß in einer beträchtlichen Anzahl der Fälle im höheren Alter mit der Wahrscheinlichkeit eines Geschwürs zu rechnen ist.

Viele schreiben dem Umstand eine große Bedeutung zu, seit wann die Magenbeschwerden bestehen. Im allgemeinen ist tatsächlich die These gültig, daß eine kurze Anamnese für ein Karzinom, eine lange Anamnese dagegen für ein Ulkus spricht. Es war eine zutreffende Bemerkung OGILVIES, als er sagte, daß im Rahmen der Krebsprophylaxe in den Speisesälen Warnungstafeln mit folgendem Text angebracht werden müßten: »Verdauungsbeschwerden fangen nicht mit 40 Jahren an«. Selbstverständlich gibt es auch von diesen Regeln Ausnahmen: es ist möglich, daß frühere Beschwerden mit den gegenwärtigen gar nichts zu tun

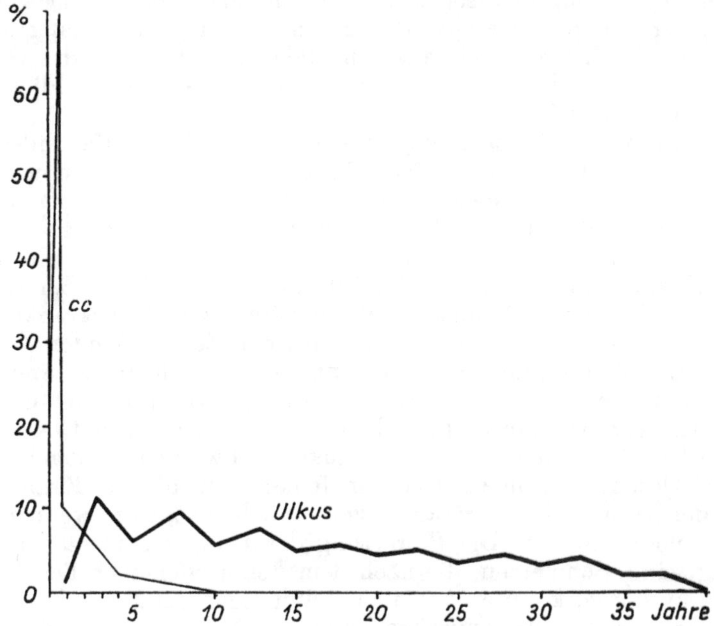

Abb. 33 **Durchschnittliche Dauer der Symptome an ulzerösen und kanzerösen Kranken**

haben oder, daß die Geschwürkrankheit verhältnismäßig akut beginnt und ihr so die Beschwerden kaum einige Monate lang vorhergehen.

Obenstehende Abbildung zeigt die allgemeine Dauer der Symptome zur Zeit der Stellung der Diagnose.

Was den Unterschied zwischen den Geschlechtern anbetrifft, so verschob sich das Verhältnis der Männer und der Frauen sowohl im Falle der Geschwürkrankheit, wie auch beim Karzinom »zugunsten« der Männer, und dies ist im Falle maligner Geschwülste sogar noch ausgeprägter.

Das am meisten hervorgehobene Unterscheidungsmerkmal ist die Größe des röntgenologisch bemerkbaren Kraters. Tatsächlich haben etwa die Hälfte oder zwei Drittel der benignen Geschwüre einen Durchmesser, der kleiner als 2 cm ist. Dagegen hat nur etwa 1/5 der malignen Geschwüre einen kleineren Durchmesser als 2 cm. Es ist aber Tatsache, daß die malignen Geschwüre auch klein sein können, dagegen ist aber nicht jedes kleine Geschwür gutartig. Viele halten die Kratergrenze von 4 cm für ein wichtiges Unterscheidungsmerkmal. ALVAREZ und MCCARTY fanden tatsächlich, daß die benignen Geschwüre einen kleineren Umfang haben, während bei den Karzinomen nur etwa 1/4 einen kleineren Durchmesser als 4 cm aufweisen. Leider bewies sich auch diese Regel nicht als gültig : BOUDREAU und seine Mitarbeiter fanden z. B. daß ungefähr die Hälfte der malignen Geschwüre einen Durchmesser hat, der kleiner als 4 cm ist. Dagegen hatten 10 v. H. der benignen Geschwüre einen größeren Durchmesser als 4 cm. Die Diagnose kann somit nicht ausschließlich auf der Größe des Geschwürkraters basieren und dieses Merkmal hat in der Differentialdiagnose nur einen beschränkten Wert.

Ein größerer Körpergewichtsverlust kann im Laufe beider Krankheiten auftreten. Geschwürkranke können mitunter auch in unglaublich kurzer Zeit eine starke Gewichtsabnahme erleiden was diejenigen nicht in Betracht ziehen, die einen jeden Magenkranken, der in kurzer Zeit stark abgenommen hat, im voraus für karzinomatös halten. Der alte Spruch : »der Geschwürkranke *wagt*, der Krebskranke *vermag* nicht zu essen«, ist nur gültig, solange es sich um komplikationsfreie Geschwürkranke handelt. Tritt in den Beschwerden eines seit längerer Zeit leidenden Geschwürkranken eine Veränderung ein, so kann dies der Diagnose eine größere Wahrscheinlichkeit verleihen. Das eine dieser Symptome ist das Unterbleiben der wohlbekannten Periodizität. Der periodische Charakter der Beschwerden läßt sich an Krebskranken schwerlich beobachten, aber auch bei Geschwürkranken kann er fehlen, sobald die Krankheit die Periode der fixen Gewebsveränderungen erreicht hat, d. h. wenn z. B. eine Pylorusstenose entsteht. Die Bewertung der Hungerschmerzen kann sehr schwierig sein : Schmerzen, die nach dem Essen oder nach der Aufnahme von Soda aufhören, konnten wir nicht selten auch bei Magenkrebskranken sehen. Der Verlust des Appetites kann bei Magenkrebskranken schnell erfolgen, jedoch auch bei Geschwürkranken, wenn Komplikationen auftreten. Die Anzahl der Kranken, bei denen der Gewichtsverlust mehr als 10 kg betrug, ist bei der Gruppe der Geschwürkranken verhältnismäßig größer als bei der der Krebskranken!

Über die Komplikationen können wir bemerken, daß sowohl die Blutung als auch die Perforation des Geschwürs häufiger eine Begleiterscheinung des Geschwürs ist als des Krebses.

Darin, daß die Wahrscheinlichkeit der Diagnose des Ulkuskarzinoms erhärtet wird, haben auch die Laboratoriumsuntersuchungen eine Bedeutung. Der Salzsäuregehalt des Magens hat verhältnismäßig die kleinste Bedeutung. 60 v. H. der Magenkrebskranken haben Achlorhydrie. Der Nachweis von Salzsäure im Magensaft ist aber nicht entscheidend ; einige sind sogar der Meinung, daß die Ulkuskarzinome mit normalen oder gar erhöhten Säurewerten verbunden sein können. In dieser Hinsicht ist die folgende Tabelle von SMITH und JORDAN aufschlußreich :

TABELLE XXIV

Azidität	Maligne Fälle		Benigne Fälle	
	Anzahl	%	Anzahl	%
Anazidität	6	12,8	14	6,7
Freies HCl <25	14	29,8	75	13,5
25—50	12	12,5	67	31,7
>50	10	21,2	35	16,5
Aufzeichnung fehlt	5	10,6	20	9,4

Anazidität kommt also bei den Krebskranken doppelt so häufig vor wie bei den Geschwürkranken. Eine Superazidität ist mit einem bösartigen Prozeß keineswegs inkompatibel.

Die Röntgenuntersuchung bietet Aufklärung über die Stelle der Läsion. Bekanntlich befindet sich der Großteil der Karzinome in der präpylorischen Gegend und das bis zu 2 cm unmittelbar vor dem Pylorus liegende Gebiet ist als besondere Gefahrzone zu betrachten. Die Geschwüre an der großen Kurvatur sind doppelt so häufig bösartig wie gutartig. *Es befindet sich aber keine Stelle im Magen, die gegen Malignität immun wäre!*

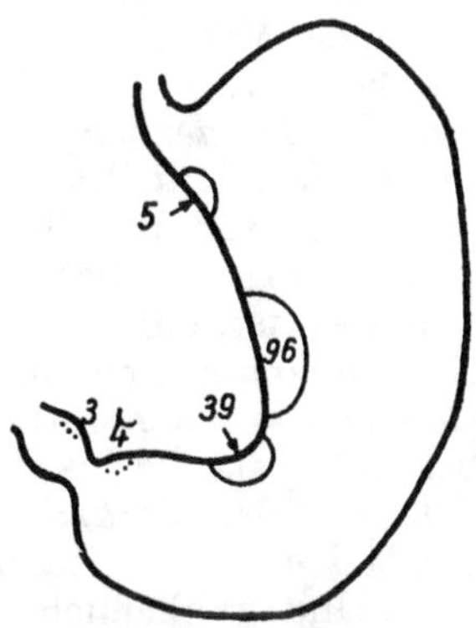

Abb. 34 Topographische Verteilung der Magengeschwüre in ihrer Substanz

Über den Wert der Gastroskopie weichen die Meinungen ab. BOLLER hält die wiederholte gastroskopische Untersuchung für sehr wichtig, während auf Grund der Erfahrungen von SMITH und JORDAN die gastroskopische Untersuchung bei 25 v. H. der Fälle keine Hilfe leistet, da gerade die Veränderungen in der präpylorischen Gegend und an der hinteren-oberen Wand der kleinen Kurvatur schwer zu sehen sind. Dort wo man sie sehen kann, kann die Unterscheidung im allgemeinen korrekt durchgeführt werden.

Die zytologische Untersuchung erreicht in ihrer heutigen Form nur selten ihren Zweck.

Auf Grund des Gesagten müssen wir also den Standpunkt einnehmen, daß die Diagnose des Ulkuskarzinoms schwer zu beweisen ist und wir meistens nur eine Diagnose erhalten, die durch zahlreiche kleine Zeichen und Laboratoriumsuntersuchungen wahrscheinlich gemacht wurde. Fehlerhafte Diagnosen kommen in beiden Richtungen in ziemlich großer Anzahl vor. Nach HANSENS und PEDERSENS Angaben konnte man bei 17,5 v. H. der Kranken, die mit einer Krebsdiagnose operiert oder seziert wurden, eine Geschwürkrankheit feststellen (der Irrtum der internen Abteilung erreichte 26 v. H., der der Chirurgie 5 v. H.). Und umgekehrt: die Geschwürdiagnose erwies sich bei 2 v. H. der Fälle als falsch.

Im weiteren zähle ich einige Angaben auf, die stark gegen Entstehung des Magenkrebses aus dem Geschwür oder zumindest für die außerordentliche Seltenheit des Ulkuskarzinoms sprechen:

a) die eine Angabe ist die Feststellung von SWYNNERTON—TRUELOVE. Von 370 Magenkrebskranken fanden sie 26, bei denen auf Grund der Anamnese, sowie der histologischen Befunde an Ulkuskarzinom gedacht werden mußte. Sie machten die interessante Entdeckung, daß in diesen Fällen die Stelle der Läsionen nicht der gewöhnlichen Verteilung des Magen*geschwürs*, sondern der des Magen*karzinoms* entsprach (von 26 Fällen waren 18 präpylorisch!). Auf Grund dieser Feststellungen schließen sie sich dem Standpunkt PALMERS an und sind der Meinung, daß der Großteil der Ulkuskarzinome ein exulzeriertes Karzinom sei.

b) Die andere Angabe ist folgende : wir wiesen bereits darauf hin, daß im Laufe des Krieges die Anzahl der Geschwürkranken beträchtlich gestiegen ist, und dies war nicht nur in den kriegführenden Ländern zu bemerken, sondern z. B. auch in Schweden (PETRÉN). Wäre das Magengeschwür tatsächlich eine präkanzeröse Veränderung, so müßte man erwarten, daß die Zahl der Magenkrebsfälle während des Krieges und auch nachher anstiege. Dies erfolgte jedoch weder jetzt (SCHANKA, VERSLUYS) noch nach dem ersten Weltkriege (HAMPERL).

Weitere zwei interessante Beobachtungen : das gemeinsame Auftreten des Magenkarzinoms und des Ulcus duodeni ist sehr selten und kommt nur bei 1 v. T. der Ulcus duodeni-Fälle vor. *Charakteristischerweise zeigt sich das Duodenalgeschwür in diesen Fällen zur Zeit der Krebsoperationen immer als geheilt.* Vielleicht ruft die Entstehung der Magenläsion Veränderungen hervor, die die Heilung des Geschwürs fördern. Interessanterweise ist die Prognose dieser Fälle weit günstiger, was vielleicht nur dem zuzuschreiben ist, daß wir in verhältnismäßig vielen Fällen beizeiten die richtige Diagnose stellten. Es kann nämlich angenommen werden, daß die Geschwürkranken ihrem Magen gegenüber eine größere Aufmerksamkeit bekunden als die bis dahin Gesunden. — Die andere Feststellung besagt, daß *ulzeröse Veränderungen im Magen nach der Gastroenterostomie im Großteil der Fälle bösartig sind.*

Und schließlich : wir haben genügend Angaben dafür, daß *unter den zum zweiten Mal auftretenden Magengeschwüren sehr viele bösartig sind.* Vielleicht traten in den Heilungs- und Abbauprozessen Zellveränderungen auf, die zur Malignität führen. Denken wir z. B. an die ausgesprochene Krebsdisposition der Colitis ulcerosa.

Inwiefern wird der Arzt durch die kanzeröse Entartungsmöglichkeit des Magengeschwürs beeinflußt? Das Bemühen um eine frühzeitige Diagnose muß eine seiner Bestrebungen sein. Ferner muß er vor Augen halten, daß die Reaktivierung der Magengeschwüre bei einer internen Behandlung häufig vorkommt. Er muß auch wissen, daß die Mortalität der subtotalen Magenresektion niedrig ist : da das normale Duodenum keine Schwierigkeiten für den Chirurgen bietet, kann die Gastrektomie bei einem Magengeschwür mit viel größerer Sicherheit durchgeführt werden als beim Duodenalgeschwür. Schließlich muß er — obzwar die Aussichten der Resektion im Falle des Magenkrebses schlecht sind (nach fünf Jahren leben 7—14 v. H.) auch daran denken, daß die Ergebnisse bestimmt besser werden, wenn der Arzt im Falle eines nicht heilenden oder reaktivierenden Magengeschwürs mit Warten nicht viel Zeit verliert.

Haben somit diejenigen recht, die empfehlen, daß jeder ulzeröse Prozeß im Magen durch Magenresektion zu lösen sei, mag es sich um einen benignen oder um einen malignen Prozeß handeln, und daß man die Stellung der sicheren Diagnose dem nach der Operation untersuchenden Histologen überlassen müsse? Die Frage scheint verführerisch zu sein, weil es auf diese Weise gelegentlich gewiß gelingen wird auch solche Leben zu retten, die ansonsten zugrundegehen müßten. Diesen Standpunkt scheint auch der Umstand zu stützen, daß das Risiko der Resektion durch die Verbesserung der chirurgischen Operationstechnik und die Entwicklung der Anästhesieverfahren bedeutend vermindert wurde.

Und doch können wir uns nicht auf diesen Standpunkt stellen. Wenn wir ihn einnähmen, so würde dies bedeuten, daß die »benignen« Geschwüre der Geschwürkrankheit, insofern sie diesseits des Pylorus liegen, durch das Messer entfernt werden müssen. Dies hätte zwei unerwünschte Folgen: *a)* wie gering auch die Mortalität der Resektionen wegen Magengeschwür sein möge, wäre es doch unvermeidlich, daß Menschen, deren Geschwürkrankheit durch interne Behandlung heilbar wäre, auf den Operationstisch kämen und stürben; *b)* die Überlebenden jedoch, — und ihre Anzahl wäre gewiß beträchtlich — müßten mit 1/3 Magen, d. h. unter gänzlich aphysiologischen Umständen leben.

Kann mit Recht behauptet werden, daß das Magengeschwür zu den präkanzerösen Veränderungen zählt? Bekanntlich vertrat Konezny in seinem ausgezeichneten Werke über den Magenkrebs den Standpunkt, daß sowohl das gutartige Magengeschwür, wie auch die atrophische Gastritis als Vorläufer des Magenkarzinoms zu betrachten sind. Wie wir sahen, ist das Problem theoretisch noch nicht zu entscheiden. Wir sind jedoch der Meinung, daß *für den Kliniker das Hauptproblem nicht einmal darin liegt, ob ein gutartiges Geschwür zu einem bösartigen werden kann, denn diese Gefahr ist — wenn auch vorhanden — so doch sehr gering, sondern darin, ob gegebenenfalls ein Geschwür gutartig oder bösartig ist,* also in der Differentialdiagnose des benignen und malignen Magengeschwürs. Der Kliniker soll also folgenden Standpunkt einnehmen:

a) nicht jedes Magengeschwür muß operiert werden;

b) Magengeschwüre, die sich in 3—4 Wochen nicht wesentlich bessern (erwünschte Kriterien: Symptomlosigkeit, Verschwinden des okkulten Blutes aus dem Mageninhalt, die schnelle Verkleinerung des Geschwürs im Röntgenbild), sowie diejenigen die rezidivieren, sind unbedingt dem Chirurgen anzuvertrauen;

c) die *erste* Manifestation des Magengeschwürs, muß »aggressiv« behandelt werden und man darf die Behandlung vor *völliger* Genesung nicht abbrechen;

d) das Risiko der wegen Magengeschwür durchgeführten Magenresektion ist zahlenmäßig kleiner (2—3 v. H.), als die Gefahr, daß im konservativ behandelten Kranken ein Karzinom vorhanden ist oder entsteht (8—10 v. H.). Nach Cain und seinen Mitarbeitern sind 5 v. H. der kleinen Veränderungen, die für ein Magengeschwür gehalten werden, bereits zu der Zeit Krebs, als der Arzt sie zum ersten Mal sieht; bei weiterem 5 v. H. entwickelt sich der Magenkrebs später (innerhalb von 5 Jahren).

Denjenigen, die längere Zeit Gelegenheit hatten Geschwürkranke in großer Zahl zu beobachten, fiel es bestimmt auf, daß die Anzahl der als Ulkuskarzinome verbuchten Fälle seit dem zweiten Weltkrieg beträchtlich abgenommen hat. Besonders bei Frauen ist es im Verschwinden. Es wäre wünschenswert, wenn diese klinische Beobachtung durch die Pathologen überprüft würde.

Die Frage des Ulkuskarzinoms wirft auch eine allgemeine Frage auf, die bisher ebenfalls nicht aufgetaucht ist. Es ist dies die Frage, in welchem Verhältnis die vegetativen Krankheiten zur Entstehung des Krebses stehen. In der Beantwortung dieser Frage können wir vorläufig nur einen spekulativen Weg verfolgen : diese Fragen werden erst durch ausgebreitete pathologisch-anatomische und klinische Untersuchungen beantwortet werden. Die Spekulation kann von zwei Sätzen ausgehen : *a)* jede chronische lokale Erregung kann der Ausgangspunkt einer Krebsbildung sein und *b)* im Laufe der vegetativen Krankheiten sind die peripherischen »Effektor«-Organe ständigen und mehr oder weniger intensiven Nervenreizen ausgesetzt. Die Frage, die sich ergibt, lautet, ob chronische Nervenreize in der Entstehung des Krebses eine ebensolche Rolle spielen können wie chronische mechanische, physikalische oder chemische Reize. Dies weist zugleich auch auf die Rolle der Gehirnrinde und der subkortikalen Ganglien in der Krebsentstehung.

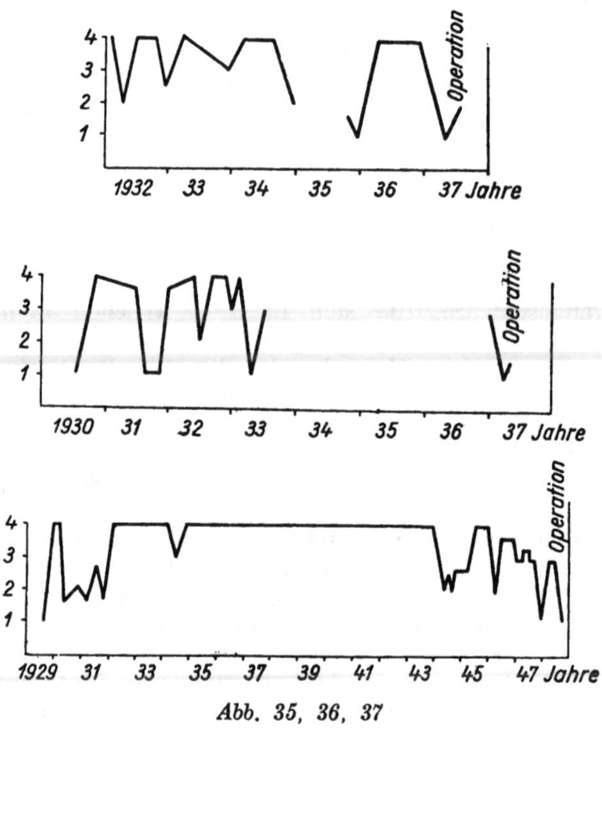

Abb. 35, 36, 37

Mit dieser Fragestellung bezwecken wir, die Aufmerksamkeit breiterer Kreise auf diese Frage zu lenken. Die klinischen Eindrücke — und hierher zählt der Umstand, daß die Existenz des Ulkuskarzinoms bis nun endgültig nicht bewiesen werden konnte (oder zumindest seine Seltenheit) — scheinen den Zusammenhang zwischen den lokalen Offenbarungen der vegetativen Krankheiten und der Krebskrankheit *nicht* zu realisieren.

Abschließend teile ich den Krankheitsverlauf von 3 Fällen mit. In jedem Falle entwickelte sich ein Magenkrebs bei Kranken, die früher an Magengeschwürkrankheit litten (s. Abb. 35, 36,37).

LITERATUR

ABRAHAMSON—HINTON, Surg. Obst. 84, 481, 1947.
ABRIKOSOW, s. Fedorejew!
ALLEN, Rev. Gastroenterology 16, 13, 1949.
ALLEN—WELCH, Ann. Surg. 114, 498, 1941.
ALVAREZ—MCCARTY, J. A. M. A. 91, 226, 1928.
BAMBERG, s. Brown—Fischer—Hazard, Gastroenterology 22, 103, 1952.
BILLE—RÖMCKE, Papers dedicated to Dr. Poul Iversen 1949.
BOCHAROW, Am. Rev. Soviet Med. 1, 532, 1943/44.
BOLLER, Gastroenterologia 77, 129, 1951.
BORRMANN, im Handbuch von Henke—Lubarsch, 4. Band, 1. Teil, S. 910. 1926.
BOUDREAU und Mitarbeiter, J. A. M. A. 147, 374, 1951.
BRODERS, J. A. M. A. 99, 1670, 1932.
BROWN, J. A. M. A. 95, 1144, 1930.
BROWN und Mitarbeiter, Gastroenterology 22, 103, 1952.
CROHN, Affections of the Stomach, Philadelphia 1927.
EWING, Ann. Surg. 67, 715, 1918.
(FEDOREJEW) федереев, Рак желудка из язвии, Москва, 1948.
FISCHER—CLAGETT—MCDONALD, Surgery 21, 168, 1947.
FLOOD—HENNIG, Gastroenterology 16, 57, 1950.
GRAY—LOFGREN, Surg. Gyn. Obst. 89, 285, 1949.
GORDET, Presse Méd. 1952. 430.
HABERER, Wien. Klin. Wschr. 1944. 419.
HAMPERL, Erg. allg. Path. und path. Anat. 26, 353, 1932.
HANSEN—PEDERSEN, Gastroenterologischer Kongreß, Lausanne 1948.
HURST—STEWART, Gastric and duodenal ulcer, New York 1929.
KNUTSEN—SELVAAG, s. Rümcke—Sponland.
KONEZNY, Der Magenkrebs. Stuttgart, 1938.
KORPÁSSY und Mitarbeiter, Acta med. Hung. II., 243, 1951.
MALLORY, Arch. Path. 30, 348, 1940.
MOYNIHAN, Brit. med. J. 1906, I. 370.
NEWCOMB, Brit. J. Surg. 1932, 279.
OGILVIE, Surg., Gyn. Obst. 68, 295, 1939.
PACK, Cancer 3, 515, 1950.
PALMER, Bull. New-York Acad. Med. 26, 527, 1950.
PETRÉN, Acta chir. scand. 92, 151, 1945.
POZHARISKY, Zbl. Path. 51, 108, 1931.
RICKETTS und Mitarbeiter, Am. J. M. Sc. 217, 542, 1949.
RIVERS—DRY, Arch. Surg. 30, 702, 1935.
RÖMCKE—SPONLAND, XXI. Skand. Internistenkongress, 1948.
SAPHIER, Am. J. Path. 14, 443, 1938.
SCHANKE, Acta chir. scand. 1946, Suppl. 115.
SMITHS—JORDAN, Gastroenterology 11, 575, 1948.
SWYNNERTON—TRUELOVE, Brit. med. J. 1951, II. 1243.
VERSLUYS, Brit. J. Canc. 1949. III. 161.
WILENSKY—THALHIER, Ann. Surg. 67, 215, 1918.
WILSON—MCCARTY, Am. J. med. sc. 138, 846, 1909.

ZEHNTER ABSCHNITT

DIE BEHANDLUNG DER GESCHWÜRKRANKHEIT

»*Multitudo remediorum est filia ignorantiae.*«
Bacon

Nichts ist natürlicher, als, daß die genaue Diagnose die unerläßliche Voraussetzung zu der Behandlung der Geschwürkrankheit bildet. In Anbetracht unserer heutigen diagnostischen Methoden gehört diese Aufgabe gewöhnlich nicht zu den schwierigen Aufgaben; es kommen jedoch hie und da Fälle vor, in denen die Diagnose nicht auf unanfechtbare Weise gesichert werden kann. Auch in diesen Fällen ist es richtig, wenn wir irgendeine Geschwürkur versuchen: das Resultat der Kur wird *ex juvantibus* die Diagnose erhärten oder verwerfen. In Kenntnis der bekannten Erscheinung, daß die Krankheiten der Abdominalorgane ziemlich häufig in der Mehrzahl auftreten, müssen wir weiterhin immer vor den Augen halten, daß die nachweisbare Krankheit irgendeines anderen Abdominalorgans nicht das gleichzeitige Vorhandensein der Geschwürkrankheit ausschließt. Meistens jedoch nehmen wir die Behandlung auf Grund einer sicheren Diagnose in Angriff.

Die Richtung in der Therapie einer jeden Krankheit — und so auch der Geschwürkrankheit — wurde und wird vor allem durch die Auffassung einer bestimmten Epoche über den Ursprung der betreffenden Krankheit bestimmt. Dieser Umstand tritt auch klar zu Tage, wenn wir die Geschichte der Behandlung der Geschwürkrankheit verfolgen. Eine jede der Theorien über Entzündung, Korrosion, Mangelkrankheit und Nervensystem führten alle zu einer oder zu mehreren entsprechenden Kuren, was sich aus dem natürlichen Bestreben ergab, die Ergebnisse der Theorie baldigst in die Praxis umzusetzen. Da die Geschwürkrankheit — wie bereits geschildert — auch heute noch keine allgemein angenommene Theorie hat, sind wir heute noch — ebenso wie einst — weit davon entfernt eine einheitliche Therapie anzuwenden. Da jedoch die zur Zeit meistverbreitete vegetative, bzw. kortikoviszerale Auffassung den Ursprung der Krankheit auf ein System lokalisiert, dessen Funktion wir mit Arzneien bestenfalls nur vorübergehend beeinflussen können, gab uns auch diese Theorie noch kein entscheidendes Mittel zur Behandlung der Geschwürkrankheit in die Hand, bzw. sie erheischt die Durchführung von Maßnahmen, die sich dem Wirkungskreis des Arztes, ja selbst dem Willen des Kranken entziehen und Anforderungen stellt, denen wir heute meistens überhaupt nicht oder nur magelhaft entsprechen können. Damit läßt es sich erklären, daß bis heute noch keine einheitliche Therapie der Geschwürkrankheit entstand, was umso bedauerlicher ist, da die Anzahl der Geschwürkranken in beachtlichem Maße steigt und unter den vegetativen Krankheiten die Geschwürkrankheit — hinsichtlich ihrer Häufigkeit — bereits den zweiten Platz hinter der Hypertoniekrankheit einnimmt. Es kann also mit Recht behauptet werden, daß die Bestrebungen, die sich um Vorbeugung und Behandlung dieser beiden Krankheiten bemühen, zu den vordringlichsten Aufgaben des Gesundheitswesens zählen.

Die Geschwürkrankheit zählt heute zu den unheilbaren, aber behandelbaren Krankheiten. Darunter ist zu verstehen, daß wir zwar keinem Geschwürkranken garantieren können, seine Krankheit werde sich künftig nie wieder aktivieren, daß uns jedoch in der aktiven Periode der Geschwürkrankheit immerhin sehr gute Heilungsverfahren zur Verfügung stehen und

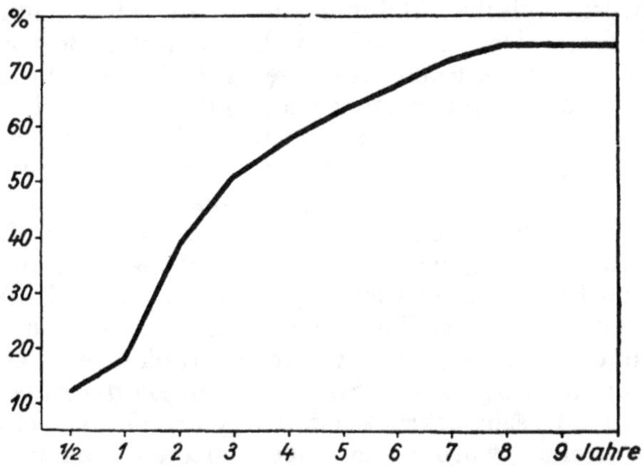

Abb. 38 **Häufigkeit der Geschwüraktivierung im Falle des Ulcus duodeni (eigene Beobachtung)**

daß wir auch in der inaktiven Periode so manches für ihre Verlängerung tun können. In der inaktiven Periode fühlt sich der Kranke bekanntlich völlig gesund, ist vollauf arbeitsfähig und nach der gegenwärtigen Konzeption der Geschwürkrankheit ergibt sich für ihn kein anderer Nachteil, als daß er kleinerer »Annehmlichkeiten« entsagen und sich zeitweise ärztlicher Kontrolle unterziehen muß.

Die Geschwürkrankheit hat also kein spezifisches Heilmittel. Mit den meisten Arzneien kann nur die Verringerung der Aktivität der Krankheit und die Heilung der lokalen Läsion : des Geschwürs erreicht werden. Es gibt unzählige Arzneien, die die pharmazeutische Industrie jährlich unter vielversprechenden Parolen herausbringt. Mit diesen Arzneien kann man anfangs gewöhnlich vorzügliche Heilerfolge erzielen, mit der Zeit werden jedoch immer mehr kritische Stimmen laut, bis schließlich diese Mittel ebenso in Vergessenheit geraten, wie ihre zahlreichen Vorgänger.

Die Vielfältigkeit in der Behandlung der Geschwürkrankheit können wir demnach vor allem darauf zurückführen, daß die gegenwärtigen Methoden nicht befriedigen. Dies wird noch dadurch gefördert, daß die Krankheit einen periodischen Verlauf hat, und nimmt man dies nicht in Betracht, so kann das zur falschen Bewertung der angewandten Mittel führen, weiterhin, daß die Suggestion sowohl in der Reaktion des Arztes wie auch des Kranken eine bedeutende Rolle spielt, und schließlich, daß die Ärzte den Wert der angewandten Mittel fast ausschließlich auf Grund der symptomatischen Besserung oder des röntgenologischen Verhaltens des Geschwürs feststellen, und daß wir nur vereinzelt Untersuchungen vorfinden, in denen der Wert eines Mittels nicht nach einer Beobachtungszeit von einigen Wochen oder — bestenfalls — einigen Monaten entschieden wird, sondern nach einer langjährigen Beobachtung der Kranken.

In der Beurteilung der Heilerfolge müssen wir auch mit der Wahrscheinlichkeit der spontanen Heilung rechnen. Dies wird durch die klinischen und röntgenologischen Befunde, die in der einschlägigen Literatur aufzufinden sind, zur Genüge bewiesen. Ein weiterer Beweis sind hierfür die Narben, die die Prosektoren als Spuren geheilter Geschwüre besonders im Magen selbst bei solchen Personen auffinden, die in ihrem Leben nie Magenbeschwerden hatten. Interessanterweise heilen die *großen* Magengeschwüre schneller als die kleinen (RÖMCKE und MITARBEITER)!

Besonders FASCHINGS Mitteilung veranlaßt zum Nachdenken über dieses Problem. FASCHING leitete 1943 in München eine Magenkrankenabteilung und in dieser Eigenschaft hatte er öfters Gelegenheit zahlreiche Geschwüre durch Röntgenuntersuchungen nachzuweisen. Unter den schweren Verhältnissen des zweiten Weltkrieges, der damals noch voll im Gange war, kam es häufig vor, daß die Geschwürkranken erst einige Wochen nach der Stellung der Diagnose ins Spital kamen. Da die Abteilung die Aufgabe hatte, in der Geschwürkrankheit den Wert der verschiedenen Heilmethoden festzustellen, wurden die eingelieferten Kranken sicherheitshalber von neuem geröntgent, bevor mit dem anzuwendenden Verfahren begonnen wurde. Dadurch ergab sich die alleinstehende Möglichkeit, daß er das Verhalten *unbehandelter* Fälle von relativ großer Zahl studieren konnte. Er wandte strenge Kautelen an und nahm in seine Abhandlung nur diejenigen Fälle auf, von denen anläßlich der ersten Untersuchung eine Röntgenaufnahme gemacht wurde, die ferner in dem Zeitabschnitt zwischen den beiden Röntgenuntersuchungen überhaupt nicht behandelt wurden, und in denen die Kranken nicht einmal Diät hielten und ihre Arbeit auch weiterhin versahen. Von 1743 Geschwürkrankheiten beobachtete er 87mal, also in 5 v. H. der Fälle die spontane Heilung des Geschwürs. Die Heilung war in 16 v. H. der Fälle schon nach 30 Tagen nachweisbar und nach 76 Tagen betrug diese Zahl 42,5 v. H.

SZEMZŐ berichtete darüber, daß 25 v. H. seiner Geschwürkranken auch ohne Behandlung jahrelang vollkommen beschwerdefrei blieben.

STOLTE behandelte seine Kranken abwechselnd mit Robuden (s. dort!) und Plazebo. Die Ergebnisse erwiesen sich — die Röntgenuntersuchung miteinbegriffen — als identisch.

Auf dem Gebiete der Wertbestimmung der Heilmittel ist also ein wachsamer und kritischer Skeptizismus angebracht.

Vielleicht begehen wir auch den Fehler, daß wir nur für die neuen Heilverfahren eine Beweisführung erfordern und den Wert der alten orthodoxen Verfahren als endgültig festgestellt betrachten. Wie wir es weiter unten sehen werden, müssen wir uns von dieser Auffassung befreien, damit nicht die seit Jahrzehnten eingefleischten — und den damaligen Kentnissen entsprechenden — Verfahren als ein Trägheitsmoment den Fortschritt der Therapie hemmen.

Wir müssen auch mit einer weiteren Fehlerquelle rechnen: jede Behandlung, die in der inaktiven Periode durchgeführt wird, aber auch die ambulatorische Behandlung der aktiven Periode erwünscht die Kooperation des Kranken. Dies erfordert hinwieder eine beträchtliche Willenskraft des Kranken, sonst unterliegt er den Versuchungen; sein Schamgefühl dagegen

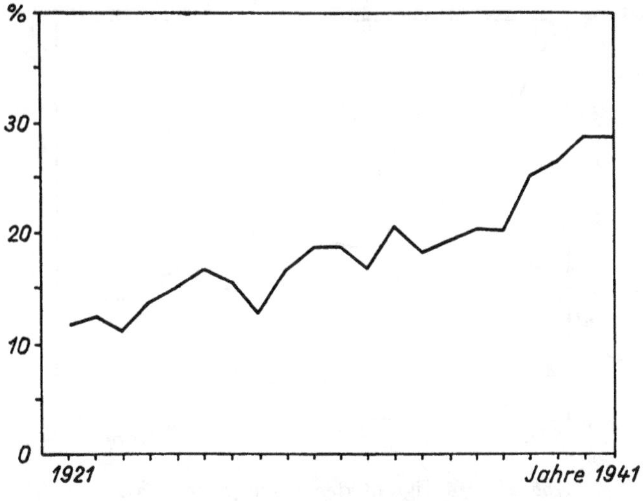

Abb. 39 Häufigkeit der chirurgischen Lösung des Ulcus ventriculi (in den eigenen Fällen)

nötigt ihn dies seinem Arzte zu verschweigen. Dies führt dann selbstverständlich zu einer falschen Auswertung des angewandten Mittels. Was für eine große Rolle diese Fehlerquelle spielen kann, erkannte ich, als ich bei der Bearbeitung des Geschwürkrankenmaterials der Korányi-Klinik feststellen mußte, daß *die keineswegs strengen und nur kleine Einschränkungen vorschreibenden ärztlichen Verfügungen nur von jedem siebenten Kranken eingehalten wurden.*

Aus dem Gesagten folgt jedoch noch lange nicht ein therapeutischer Nihilismus. Im Gegenteil: *gerade die Häufigkeit der spontanen Heilung soll uns hinsichtlich der Heilbarkeit der Krankheit mit Optimismus erfüllen.*

Wenn wir die heutigen Richtlinien für die Behandlung der Geschwürkrankheit studieren, können wir folgendes feststellen:

a) die früher gebräuchlichen sog. *klassischen* Liegekuren, die 6—8 Wochen lang dauerten, treten im Vergleich zu den kurzen Kuren langsam *in den Hintergrund;*

b) in der Behandlung der *auf den Magen bzw. das Duodenum lokalisierten Geschwürkrankheit* entfaltet sich langsam ein merklicher Unterschied. Während das Magengeschwür immer mehr zu einer »chirurgischen Krankheit« wird, nimmt die Zahl der operierten Duodenalgeschwürkranken allmählich ab. Diese Tatsache ist auf Abb. 45 und 46 gut veranschaulicht; die Abbildungen zeigen die Zahl unserer operierten Magen- bzw. Duodenalgeschwürkranken zwischen 1921 und 1941, und schließlich

c) in der internen Behandlung bietet sich den säure*neutralisierenden* Mitteln gegenüber denjenigen Arzneien ein immer weiteres Feld, die *die Sekretion* der Magensäure hemmen bzw. die *auf die Steigerung des Widerstandes* der Magenschleimhaut abzielen.

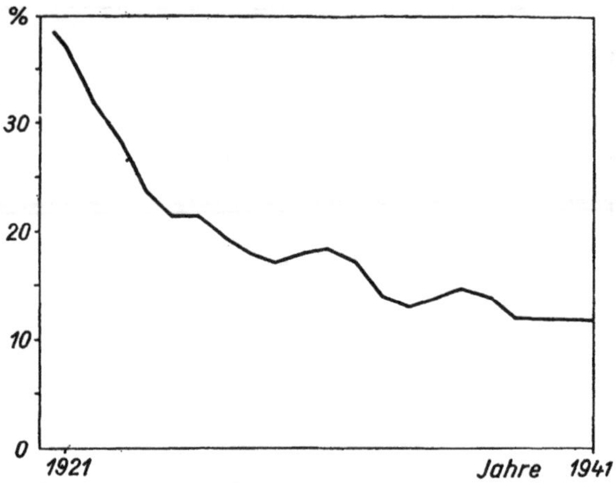

Abb. 40 Häufigkeit der chirurgischen Lösung des Ulcus duodeni (in den eigenen Fällen)

Wie die Behandlung aller vegetativen Krankheiten, verfolgt auch die der Geschwürkrankheit zwei Ziele. In der *aktiven* Periode bezweckt sie den baldmöglichsten Übergang in die inaktive Periode. In der *inaktiven* Periode ist sie bemüht der Aktivierung vorzubeugen. Es stehen der Behandlung auch zweierlei Mittel zur Verfügung: die interne und die chirurgische. Wollen wir unsere Verfahren klassifizieren, so läßt sich dies am zweckmäßigsten auf Grund meines Dreierschemas (s. S. 170) durchführen. Die eine Gruppe unserer Verfahren bezweckt die Reize *aus der Umwelt* zu vermindern oder auszuschalten. In einer anderen Gruppe bildet das *Zentralnervensystem* den Angriffspunkt. Und schließlich richtet sich die dritte Gruppe unserer Heilungsverfahren *auf den Magen* und bestrebt die Vorbeugung oder Behandlung der lokalen Veränderung, d. h. des Geschwürs. Während die Behandlungsmittel in den ersten beiden Gruppen vorwiegend intern sind, kommen in der dritten Gruppe interne und chirurgische Mittel gleicherweise zur Geltung. Die überwiegende Mehrzahl unserer Verfahren gehört in die dritte Gruppe, was teils ein Überbleibsel der alten lokalistischen

Anschauung ist, teils dem Umstand zuzuschreiben ist, daß wir in dem System »Umwelt—Zentralnervensystem—Magen« unseren heutigen Fähigkeiten nach den Magen am besten beeinflussen können. Bei der Aufzählung der einzelnen Mittel kann ich selbstverständlich nicht auf alle Mittel Bezug nehmen, die in der Behandlung der Geschwürkrankheit jemals angewendet wurden. Aber es ist auch nicht mein Ziel, die Erörterungen über diese Mittel so sehr zu kürzen, daß ich mich ausschließlich auf diejenigen beschränke, deren Wert vollauf erwiesen ist. Deshalb wählte ich als Richtschnur folgendes:

a) wie weit trug irgendein Verfahren zur besseren Erkenntnis der Geschwürkrankheit bei, bzw.

b) inwieweit wird das betreffende Mittel heute noch verwendet. Nach den internen Verfahren befassen wir uns gesondert mit den chirurgischen Verfahren.

I. Die Ruhe

Der Wert der Ruhe wird in jedem Lehrbuch und jeder Mitteilung hervorgehoben. Avery Jones stellt in seiner 1949 erschienenen Mitteilung den orthodoxen Standpunkt über den *Duodenal*geschwürkranken folgendermaßen dar: »Das anempfohlene Verfahren, vor allem im Falle eines frischen Geschwürs, ist die anfängliche Bettruhe. . . Es ist eine sechswöchige Bettruhe erwünschenswert . . . Die Bettruhe fördert fast sicher den Heilungsprozeß . . .«. Was das *Magen*geschwür anbelangt, empfiehlt er ebenfalls Bettruhe, »bis die Genesung nicht eintritt. Dies kann drei Wochen, ja sogar manchmal einige Monate dauern«.

Und doch wissen wir, daß Geschwüre heilen und ihre Träger auch ohne Bettruhe beschwerdefrei werden. Obenstehend erwähnten wir Faschings Beobachtungen. Über ähnliche Ergebnisse können auch Davies und andere berichten. Es kann auch niemand behaupten, daß durch Ruhe, welchen Grades und welcher Dauer sie auch sein mag, die spätere Aktivierung der Krankheit verhindert werden kann, selbst wenn das Geschwür scheinbar völlig geheilt ist.

Das Meiste also, was wir von der Ruhe erwarten können, ist, daß sie vielleicht die Heilung einzelner Geschwüre fördert, die ansonsten nicht heilen würden. Aber selbst dies kann nicht als bewiesen gelten. Auf der Geschwürkrankenabteilung meiner Klinik (Novaszel) reihten wir die Kranken ohne Auswahl in vier Gruppen: die Kranken der ersten Gruppe lagen überhaupt nicht, die Kranken der zweiten Gruppe lagen eine Woche, die der dritten Gruppe zwei Wochen und die der vierten Gruppe drei Wochen. Die Behandlung war übrigens in allen vier Gruppen dieselbe (häufige Aufnahme von kleinen Nahrungsmengen, Beruhigungsmittel für die Nacht). Der Zeitpunkt des Aufhörens der Aktivität in den vier Gruppen ist in der folgenden Tabelle veranschaulicht (jede Gruppe bestand aus 30 Kranken):

Die Beobachtung dauerte gleicherweise 4 Wochen lang. Als Zeitpunkt des Unterbleibens der Aktivität diente der Beginn des *endgültigen*

TABELLE XXV

Ende von Liegedauer und Zusammenhang der Krankheitsaktivität

Gruppe	Wöchentliches Liegen	1—7 Tage %	8—10 Tage %	11—14 Tage %	>14 Tage %
I.	0	22	56	11	11
II.	1	9	73	18	0
III.	2	50	20	10	20
IV.	3	3	33	33	31

beschwerdefreien Zustandes. Die Erfolge gehen somit überhaupt nicht parallel mit der Zeitdauer des Liegens.

Eigentlich ist es auch schwer einzusehen, was für ein Erfolg von der *körperlichen* Ruhe zu erwarten wäre. Zweifellos erwarten wir von ihr die Ruhe des Magens. Befindet sich jedoch der Magen des bettlägerigen Menschen in größerer Ruhe? Wäre die physikalische Arbeit tatsächlich von schädlicher Wirkung, so wäre zu erwarten, daß an den physikalisch angestrengt Arbeitenden die Geschwürkrankheit häufiger aufträte als an denjenigen, die bei ihrer Arbeit sitzen. Die statistischen Angaben beweisen gerade das Gegenteil. Daß geistige und seelische Ruhe vom Standpunkt der Heilung des Geschwürkranken günstig ist, kann kaum bezweifelt werden; aber dürfen wir es immer als sicher annehmen, daß der bettlägerige Kranke auch geistig besser ruht: im Gegenteil, das Liegen kann seine Angstgefühle oder Sorgen steigern. Es ist klar, daß wir hier individuell verfahren müssen.

Wenn der richtige Wert des Liegens unter solchen Umständen auch unsicher sein mag, kann nicht bezweifelt werden, daß es in einigen Fällen den Kranken auch schädlich ist. Da seine Schmerzen nach einigen Tagen abklingen, hält der Kranke das Liegen nicht mehr für nötig und kann nur durch die Drohung ans Bett gefesselt werden, daß — falls er ungeduldig ist — sein Geschwür nicht heilen, sondern vielleicht bluten oder perforieren kann. Er wird auch die Frage aufwerfen, wie er jedesmal 6—8 Wochen im Bett verbringen sollte, wenn seine Krankheit 6—8monatlich aktiv wird.

Solcherweise kommen wir unumgänglich zu dem Endschluß, daß wir in der Frage der Bettruhe nicht schematisch vorgehen dürfen und ihre Notwendigkeit jedesmal nach sorgfältiger Erwägung entscheiden müssen. U. E. gehören von den komplikationsfreien Geschwürkranken diejenigen unbedingt ins Bett, die *sehr große* Schmerzen haben und deren Klagen beim gleichzeitigen Versehen ihres gewöhnlichen Berufes *schwer beeinflußbar* sind.

Die andere Frage, die sich hier stellt, lautet, ob die Behandlung ambulatorisch durchführbar ist oder aber ob jeder Geschwürkranke ins Krankenhaus gehört. In dieser Frage stehen wir auf folgendem Standpunkt: der Geschwürkranke bedarf einer Behandlung im Krankenhaus oder auf der Klinik.

a) zur Zeit der ersten Aktivierung seiner Krankheit,

b) wenn das Geschwür *im Magen* ist,

c) wenn eine starke Blutung besteht oder droht,

d) wenn es sich um ein Geschwür mit Komplikation handelt,

e) wenn die Schmerzen sehr stark oder aber mehr oder minder anhaltend sind,

f) wenn der Kranke sehr nervös, erschöpft oder hypersensibel ist oder wenn bei ihm der Verdacht begründet erscheint, daß er die ambulatorische Kur nicht genau einhalten wird oder

g) wenn seine geistige oder seelische Ruhe nur so gesichert werden kann, daß man ihn von den Sorgen seines Berufs und den häuslichen Sorgen befreit und ihm zugleich auch eine wirksame Behandlung zukommen lassen kann.

Heute erhält der Großteil der Kranken ambulatorische Behandlung : dies ist bei den Magengeschwürkranken überhaupt nicht richtig und bei den Duodenalgeschwürkranken nur dann, wenn ihre wirksame Behandlung auch so gesichert ist. Wir müssen uns im allgemeinen mit einem Kompromiß zwischen dem Erwünschten und dem Erreichbaren zufriedengeben.

II. Verfahren, die über das Zentralnervensystem wirken

1. BERUHIGUNGSMITTEL

Die Beruhigungsmittel, insbesondere die Salze der Barbitursäure sind in der Behandlung der Geschwürkranken außerordentlich verbreitet. Ihren regelmäßigen Gebrauch empfahlen zuerst Bársony und Preisach. Wir führen wieder Avery Jones an : »In der Behandlung des Ulcus pepticum sind die Barbiturate die wichtigsten Mittel, wenn wir sie in entsprechenden Dosen derart verabreichen, daß sie tatsächlich eine beruhigende Wirkung auslösen können.« Es fehlen jedoch Beobachtungsserien, in denen ein Teil der Kranken — ansonsten bei gleicher Behandlung — Barbiturat, der andere Teil indessen dies nicht erhält. Die theoretische Grundlage zur Anwendung der Barbiturate bietet sich in der Auffassung, die besagt, daß Erregungen, Emotionen den Geschwürkranken schädlich beeinflussen und demzufolge die Verminderung der emotionellen Reaktionen dieser Kranken durch Beruhigungsmittel die Heilung des Geschwürs fördert. Es ergibt sich die Frage, inwiefern die Ruhe eines unruhigen und angstgequälten Menschen durch Barbiturat gesichert werden kann. Nimmt er soviel davon ein, daß er benommen wird, so können wir mit dieser Wirkung rechnen, ist aber die Dosis so gering, daß sein Gehirn auch weiter unverändert funktioniert — und im allgemeinen ist dies der Fall — erscheint es als höchst unwahrscheinlich, daß ein auffallender Erfolg zu erwarten wäre. Die Aussicht auf erfolgreiche Behandlung durch Beruhigungsmittel verringert sich weiter, wenn wir bedenken, daß sehr viele Magenkranke überhaupt nicht erregt oder erregsam sind. Daß die Benommenheit durch größere Dosen ein ungewöhnlich schlechtes Gefühl hervorruft und auch zur mentalen Depression führen kann, ist wohlbekannt.

Hier müssen wir also — wie auch in Anbetracht der Ruhe — den Standpunkt einnehmen, Barbiturate nicht schematisch zu verabreichen, sondern nur denen, auf deren Unruhe sich die Probedosen allem Anschein nach günstig auswirken. Die empfohlene Menge ist 0,015—0,05 g pro dosi und das 3—4fache davon pro die.

2. SCHLAFMITTEL

Schlafkur. Selbstverständlich ist es zweckmäßig, den schlecht schlafenden Geschwürkranken abends ein Schlafmittel zu verabreichen. Haben wir nur einmal einen Kranken gesehen, der nach einer unruhig verbrachten Nacht zerschlagen, verstimmt und benommen erwacht und haben wir dieses Bild mit einem Tage verglichen, wo der Kranke am vorhergehenden Abend ein Schlafmittel bekam und seine Nacht ruhig verbrachte, so werden wir nicht zögern unseren schlaflosen Kranken ein Schlafmittel zu verabreichen. Dies ist besonders in den ersten Tagen der aktiven Periode nötig. Wir verabreichten vorzüglich Veronal oder Chloralhydrat, aber auch irgendein anderes Schlafmittel kann in nicht allzu großen Dosen gegeben werden. Morphium soll wegen der Gefahr der Angewöhnung möglichst nicht verabreicht werden und dies bezieht sich auch auf die Ersatzmittel des Morphiums.

Die Schlafmittel beeinflussen auch die Magensekretion. Sallay und Tóth bewiesen, daß der Magen des Menschen während dem physiologischen Schlaf durch lokal verabreichten Koffein zur Säureausscheidung nicht bewogen werden kann. Nach den Angaben von Leporski nahm die Magensaftausscheidung der Geschwürkranken während der Narkose um 60 v. H. ab. *Wir* selbst fanden mit Magyar, daß an Hunden, die man nicht schlafen ließ, außerordentlich schwere, dagegen an narkotisierten Hunden sehr leichte Atophangeschwüre entstehen.

Im Vergleich zu der Verabreichung von Beruhigungs- und Schlafmitteln bedeutete es einen beträchtlichen Fortschritt, als Andrejew, noch auf Anregung Pawlows Geschwürkranke durch Dauerschlaf behandelte.

In Anbetracht ihrer Neuartigkeit und der zahlreichen Mißtände auf dem Gebiete dieser Behandlungsweise, befassen wir uns eingehender mit der Schlafkur:

Die grundlegenden Ergebnisse der Behandlung durch »Heilschlaf« wurden zuerst auf Anregung Pawlows von Iwanow—Smolenski zur Behandlung der Schizophreniekranken benützt. Petrowa behandelte auf solche Weise die experimentellen Neurosen der Tiere mit sehr gutem Erfolge: die entstandenen trophischen Störungen hörten auf und die höhere Nervenfunktion der Tiere wurde wiederhergestellt. Selbst Pawlow schrieb dieser Methode zeit seines Lebens eine sehr große Bedeutung zu und versuchte sie auch in die klinische Praxis einzuführen. Auf diesem Gebiete war diese Heilmethode bis zu einem gewissen Maße auch bis dahin angewandt worden: und zwar zur Beruhigung erregter Kranken, um ihre Behandlung zu erleichtern. Pawlow jedoch gab der Behandlung durch Dauerschlaf bekanntlicherweise eine ganz andere, originelle theoretische Grundlage.

Er empfahl sie nämlich als ein wirkungsvolles Verfahren zur Wiederherstellung der gestörten höheren Nervenfunktion. Ausgehend von dem durch ihn aufgestellten Satz, daß der medikamentöse Schlaf den Schutz der Gehirnrindenzellen steigert, schuf er die Voraussetzungen zur Ausschaltung der überstark wirkenden, bzw. übermaximalen Reize, und damit die Möglichkeit der Wiederherstellung normaler Funktionen. In seiner Arbeit über die Funktion der Großhirnhemisphären schreibt PAWLOW: »Die Zellen der Hirnrinde geraten unter der Wirkung der bedingten Reize früher oder später unbedingt — und wenn die Reize sich oft wiederholen —, außerordentlich schnell in den Zustand der Hemmung. Die eintretende Hemmung gereicht den Zellen zum Schutze und verhindert ihre weitere übermäßige und gefährliche Belastung. Die Zellen werden in den Hemmungsperioden von der Arbeit befreit und ihre normale Zusammensetzung wird wieder hergestellt. Dies bezieht sich auf jede Zelle der Rinde; funktioniert eine große Menge der Rindenzellen, so gerät notwendigermaßen die ganze Rinde in denselben Hemmungszustand, den wir bei den einzelnen Zellen beobachten. Und diese alltägliche Tatsache ist nichts anderes als unser Schlaf und der Schlaf jedes Tieres.«

PAWLOW betrachtete die Hemmung als ein Mittel, das die normale Funktion der Hirnrinde herstellt. Er sah in ihr einen Abwehrfaktor, der die Nervenzelle vor Überstrengung und Erschöpfung bewahrt. Im Hemmungszustand nehmen die Zellen weder die Reize der Umwelt noch die interorezeptiven Impulse der inneren Organe auf. »Wenn im Nervensystem die Hemmungsprozesse auftreten und schließlich überwiegen, so ist dies — schreibt PAWLOW — eine physiologische Maßnahme gegen Erkrankungen und bezweckt die Abwehr ernsthafterer Zerstörungen, ernsterer Gefahren. Daraus folgt ein ganz bestimmtes therapeutisches Verfahren. Denken sie ja nicht daran, diese physiologische Maßnahme durch irgendein Reizverfahren oder durch Reizmittel auszuschalten, denn dadurch nützen sie dem Kranken nicht und würden seine Lage nur verschlimmern.«

Die Schlafmittel hemmen im geraden Verhältnis zur Höhe der Dosen die Funktion der Hirnrinde, und in größeren Dosen schalten sie die Funktion der phylogenetisch älteren Teile: die Funktion des Subkortexes, des Hirnstammes, des Rückenmarks und schließlich auch die des verlängerten Marks aus. Nach den sowjetischen Forschern handelt es sich somit nicht etwa darum, daß sich die einzelnen Schlafmittel auf die kortikalen *oder* subkortikalen Nervenprozesse selektive auswirken: jedes von ihnen wirkt vor allem auf den funktionellen Zustand der Hirnrinde und dann erstreckt sich die Wirkung — parallel mit der Erhöhung der Dosis — auf immer größere Gebiete des Zentralnervensystems aus.

Nach dem Tode PAWLOWS begann man außer den Geisteskranken auch verschiedene Neurosen, Vergiftungen, trophische Störungen, traumatische Läsionen des Gehirns und des Rückenmarks durch medikamentösen Schlaf zu behandeln; die Internisten konnten sich jedoch lange Zeit nicht zur Anwendung dieser Behandlungsweise entschließen. Zuerst wandte ANDREJEW dieses Verfahren an. Nach ihm berichteten TSCHERNORUZKI, SPERANSKI, TSCHERNOGOROW und andere über ihre Erfolge. Es wurde von den meisten Ärzten in der Behandlung der Geschwürkrankheit und der

Hypertoniekrankheit angewandt. Dies ist auch verständlich. PAWLOW und seine Schüler: BYKOW, sowie IWANOW—SMOLENSKI klärten die kortikoviszerale Natur dieser Krankheiten. Auf dieser Grundlage kann bei diesen beiden Krankheiten der Heilschlaf mit Recht als *pathogenetische Therapie* bezeichnet werden. Wir müssen aber schon hier betonen, daß der Erfolg der Heilbehandlung durch Narkose in großem Maße von der richtigen Indikation abhängt. Sie ist nur dann anzuwenden, wenn sie pathogenetisch als begründet erscheint, und nicht auf Grund des Prinzips: »vielleicht wird es auch hier helfen«.

Eine wichtige Frage ist es unter welchen Umständen man die Behandlung durch Heilschlaf anwenden soll. Auf diesem Gebiete wurden viele Fehler begangen und das Verfahren wurde vielenorts unter keineswegs entsprechenden Umständen angewandt. Darum faßte die Plenarsitzung der sowjetischen Wissenschaftlichen Gesellschaft für innere Medizin im Jahre 1952 den Beschluß, daß »die auf dem Prinzip der Schutzhemmung basierenden verschiedenen Heilmethoden nur nach der Schaffung von entsprechenden Möglichkeiten, auf speziell organisierten Abteilungen und Krankensälen verrichtet werden dürfen«, und die — auch bei uns bekannte — Verordnung des Ministeriums für Gesundheitswesen der Sowjetunion verfügt, daß die Kranken während der Kur unter sorgfältigster Beobachtung stehen müssen.

Selbstverständlich ist auch außerordentlich wichtig, daß in der Frage der Auswahl und der Dosierung der Schlafmittel ein möglichst einheitlicher Standpunkt vertreten wird. Auf diesem Gebiete herrscht eine große Verwirrung und viele betrachten nicht den Zustand des Nervensystems des Kranken für ausschlaggebend, eher entscheidet die Vorliebe des leitenden Arztes für gewisse Schlafmittel. Es ist klar, daß dem Arzte eine beträchtliche Schwierigkeit auferlegt wird, wenn der Zustand des Nervensystems des Kranken als ausschlaggebend gilt, denn so wird dem Mediziner die sorgfältige klinische Beobachtung des Kranken und das Studium der Anamnese zur unumstößlichen Pflicht.

Die Erfahrungen der letzten Jahre beweisen, daß es zweckmäßig ist mit der Schlafbehandlung erst nach einer Vorbereitung durch entsprechendes einleitendes Verfahren zu beginnen. Es scheint am angebrachtesten, wenn wir zur Verminderung des übermäßigen Reizzustandes und zur Verstärkung der Hemmungsprozesse irgendein Brompräparat wählen.

Vor der Behandlung müssen außer den üblichen klinischen Untersuchungen die funktionellen Eigenschaften des Nervensystems ermittelt werden. Im allgemeinen stimmt man darin überein, daß diejenigen Kranken, bei denen in der Nervenfunktion die Reiz- oder die Hemmungsprozesse beträchtlich überwiegen, auf die Behandlung schlecht reagieren, und heute wird in solchen Fällen bereits der Heilschlaf für kontraindiziert gehalten. Auch in weniger schweren Fällen darf die Behandlung nur nach entspechender Verbreitung eingeleitet werden: bei überwiegenden Hemmungsprozessen wird eine physikotherapeutische Vorbehandlung angewandt, während den reizbaren, erregten Kranken größte Ruhe zu gewährleisten ist.

Je nach der Hemmungsdauer können mehrerlei Arten des Heilschlafes unterschieden werden. Diese sind: der *normale* Schlaf (täglich

8—9 Stunden), der *verlängerte* Schlaf (täglich 16—20 Stunden), der *fraktionierte* Schlaf (Behandlung jeden zweiten Tag), der *unterbrochene* Schlaf (mit längeren Pausen) und der *Dauerschlaf* (8—10tägiger oder noch längerer Schlaf ohne Unterbrechung). Der letztere wird heute schon wegen der häufig auftretenden Arzneiintoxikation sowie wegen anderer Schwierigkeiten kaum angewandt. Am meisten verbreitete sich die Methodik des *verlängerten* Schlafes. Iwanow—Smolenski empfiehlt 6—8tägige Kuren mit täglich 20—22stündigem Schlaf. Dies kann auf mehrerlei Weise erreicht werden. Moltschanow verabreicht 15 Tage hindurch morgens 10 cg Luminal, mittags 30 cg Noctal, abends 20 cg Nembutal. Stepanowa verabreicht jede 3—4 Stunde Barbamil (20 cg).

Lang anhaltende Schlafbehandlung kann nicht selten mit schweren Vergiftungssymptomen verbunden sein: es können Kopfschmerzen, Kopfsausen, Schwindelgefühl, Übelkeit, Erbrechen, Temperaturerhöhung, Stuhlverstopfung, ataktische-statische Störungen, Doppelsehen, Nystagmus, Gesichts- und Gehörshalluzinationen beobachtet werden. Oft läßt sich Albuminurie und Hämaturie, Subfebrilität und Linksverschiebung der weißen Blutkörperchen feststellen. Diese Symptome lassen sich selbst mit dem am wenigsten toxischen Präparat, mit Barbamil, nicht vermeiden. Die schwersten Symptome treten meistens in der Zeit nach Beendigung der Behandlung ein. In einzelnen Fällen zeigten sich schwere Depression, Verwirrung und Wahnvorstellungen. Diese toxischen Symptome sind seltener zu sehen, wenn wir die medizinale Narkose *mit Unterbrechungen* vornehmen. Das Wesentliche dieser Methode besteht darin, daß wir nach 4—5tägigen Schlafperioden 3—4tägige Pausen einschalten.

Neuerdings ist die Methode der *bedingtreflektorischen* Narkose in Verbreitung. Zweifelsohne gleicht dies am besten dem physiologischen Schlaf. Toxische Nebenwirkungen treten nicht auf, was die bessere Wirkung des Heilsschlafs und die Ausbreitung des Indikationsgebietes ermöglicht. Das Wesentliche an diesem Verfahren besteht darin, daß man von einem gewissen Moment an den Kranken statt der Schlafmittel in Geschmack und Form analoge, jedoch indifferente Mittel verabreicht. So wird z. B. den Kranken zuerst Medinal in 40—50prozentigem Alkohol gegeben, dann wird im Alkohol Calcium carbonicum statt Medinal gelöst. Der charakteristische Geschmack des Alkohols läßt diese Lösung dem Bewußtsein der Kranken als ein Mittel von stark narkotisierender Wirkung erscheinen. Darum muß man Stoffe von scharfem Geschmack im Gegensatz zu Stoffen mit süßem Geschmack bei der Zusammenstellung von Arzneimischungen bevorzugen. Außer den *Geschmack*reizen können auch noch *Geruch*reize mit der Wirkung der Schlafpulver verknüpft werden. Hier kommen solche Geruchreize in Betracht, die übrigens keine Schlafwirkung haben. Hieher gehört der Geruch von Mentha, Karamel usw.

Als Mittel zur Auslösung des Schlafs durch bedingten Reiz, kann *jeder Gegenstand oder jede Aktion* dienen, die an sich noch keine Schlafwirkung haben. Als bedingter Schlaffaktor kann sich bei Kindern z. B. bewähren, daß ihnen vor dem Einschlafen eine Puppe oder ein anderes Spielzeug ins Bett gelegt, auf die Stirn ein Handtuch aufgelegt wird oder daß sie eine bestimmte Körperlage einnehmen (rechtseitiges Liegen, das

Gesicht wird auf die gefalteten Hände gelegt). Als indifferenter bedingter Reiz kann auch irgendeine *physiko-therapeutische Prozedur* benützt werden, die keine unmittelbare Schlafwirkung hat.

Schließlich können wir den bedingten reflektorischen Schlaf auch dadurch hervorrufen, daß wir *selbständige* Schlafreize anwenden. Zu diesen gehören die längere Zeit wirkenden verschiedenen *monotonen* Reize. Z. B. *visuelle* Reize : grünes Licht, Öllicht, Kunstkamin usw., *akustische* Reize : Summen, Taktmesser, Uhrticken, die Nachahmung des Klopfens von Regentropfen, das Rattern des Zuges, für Kinder : ein Schlaflied. *Thermische* Reize sind : Warmwasser- oder Elektrothermophor, Bäder und andere physiko-therapeutische Wärmeprozeduren.

Aus den verschiedenartigen Schlafreizen können verschiedene Komplexe gebildet werden. Die Kombination des Thermophors und des Regenklopfens bewährten sich sehr gut. Der Kranke hat das Gefühl, als regnete es im Freien und alles wäre draußen naß und dreckig, im Bett ist es dagegen angenehm warm. Eine andere beliebte Kombination ist das Rattern des Zuges, das grüne Licht und die wie Johanniskäfer auftauchenden kleinen Lichter. Dies wird von den Kranken meist mit einer Eisenbahnreise assoziiert.

Wir können schon am ersten Tage damit beginnen, die Schlafmittel durch indifferente Pulver zu ersetzen, z. B. derart, daß der Kranke am Morgen das Schlafmittel, tagsüber und am Abend aber indifferente Pulver erhält. Vom Schlafmittel verabreichen wir eingangs kleine sog. Zieldosen um dadurch die individuelle Reaktion des Kranken auf das betreffende Schlafmittel festzustellen. Solcherweise benützten wir schon in den ersten Tagen, in der Periode der Entstehung des bedingten Reflexes, nur unbedeutende Mengen des Schlafmittels. Zur Verstärkung der Reize sollen wir die Schlafpulver vor allem in der Früh verabreichen, weil die Kranken des Morgens sonst nur schwer einschlafen können. Früher wurde *Sevenal*, neuerdings wird *Amital* verwendet. Die tägliche Durchschnittsdosis des Schlafmittels entspricht 1/5 der Maximaldosis, die Größe der Dosen hängt aber vom Charakter der Erkrankung, vom Alter und Geschlecht des Kranken, von der Dauer der Kur usw. ab. Die Gesamtdauer der Kur beträgt meistens : 15—20 Tage. Es ist zweckdienlich, wenn wir statt des gewaltsamen Weckens, das unangenehme Gefühle hervorruft z. B. entsprechend gewählte leise Musik anwenden.

Was den Erfolg der Kur anbelangt, konnte auf dem Gebiet der *Geschwürkrankheit* folgendes beobachtet werden : die Schmerzen hörten sehr schnell auf, die Magensaftausscheidung verminderte sich im allgemeinen in 1—2 Tagen. Von Erfahrungen in Ungarn berichteten Takó, Nagy—Gergely—Vermes, bzw. Kopasz. Ebenso gute Erfolge wurden bei der narkotischen Behandlung der *Hypertoniekrankheit* erzielt. Die Dauerresultate sind sehr verschieden und können infolge der bisherigen Unzulänglichkeit der Beobachtungszeit noch nicht genau festgestellt werden. Die einheitliche Bewertung wird auch dadurch erschwert, daß die bisherigen Erfahrungen an veschiedensten Orten, unter den verschiedensten Umständen und mit den verschiedensten Methoden erreicht wurden. Wünschenswert wäre, einheitliche Behandlungsprinzipien auszuarbeiten und die solcherweise behandelten Kranken eine entspechend längere Zeit zu beobachten. Gerade auf dem Gebiete der Geschwürkrankheit hatte ich Gelegenheit bei der Bearbeitung des Krankenmaterials der Korányi-Klinik festzustellen, daß der tatsächliche Wert einer Kur erst nach 7 Jahren sicher festgestellt werden kann. Hoffentlich wird die Durchführung dieser Prinzipien in allernächster Zukunft angebahnt, so daß wir dann einerseits ein getreues Bild der mit dieser Heilmethode erreichbaren Erfolge erhalten, andererseits die Vulgarisierung dieses Verfahrens, das gegebenenfalls nur zur Verwirrung und zur ungerechtfertigter Unterschätzung führt, verhindern können.

Womit sind die mitunter auftretenden negativen Ergebnisse zu erklären? Allem Anschein nach damit, daß es nicht in jedem Falle gelingt die Behandlung zu individualisieren, d. h. die vollkommenste Methode auszuwählen. Als Kontraindikation der Schlafbehandlung müssen das kallöse Geschwür, die narbigen Veränderungen des Duodenums, die Verwachsungen, chronische entzündlichen Prozesse im Bauch, die Insuffizienz des Blutkreislaufes, die vorgerückte Arteriosklerose betrachtet werden, obzwar z. B. TSCHERNOGOROW und TATJEWOSOW auch beim Herzmuskelinfarkt, bzw. bei der Koronarinsuffizienz gute Erfolge erreicht haben. Die letzteren Krankheiten können also nur als bedingte Kontraindikationen angesehen werden, und wir meinen, daß die Schlafbehandlung dort, wo sie von Ärzten durchgeführt wird, die in der Anwendung dieser Methode bewandert sind, für anwendbar gelten darf. Während der Schlafkur können chronische entzündliche Begleiterkrankungen aufflammen, und in solchen Fällen ist eine Vorsicht am Platze.

SATAJEWA erachtet die Erfolglosigkeit der Schlaftkur als Zeichen dafür, daß eine Komplikation der Geschwürkrankheit besteht, die eine Operation indiziert. In diesen Fällen kann die Schlafbehandlung zugleich auch als eine gute operative Vorbereitung betrachtet werden.

3. DIATHERMIE DES KOPFES

Mit dieser Behandlungsmethode erreichte SHERDIN gute Erfolge vor allem bei Schmerzen, Obstipation und angiospastischen Erscheinungen. Sie bedarf weiterer Erfahrungen.

4. MITTEL, DIE DAS CHOLINERGISCHE NERVENSYSTEM BLOCKIEREN

a) *Atropin und Belladonna.* Die Anwendung dieser Mittel hat eine sehr lange Vergangenheit, und beide waren schon Bestandteil der klassischen Geschwürkuren. Ihren Gebrauch begründet schon der Umstand, daß der Vagus teils der sekretorische, teils der motorische Nerv des Magens ist und daß die Lähmung des Vagus (»interne« oder »chemische« Vagotomie) die an den Geschwürkranken so häufig wahrnehmbare Hypersekretion und Tonuserhöhung zu stillen vermag. Sind die Untersuchungsergebnisse auch nicht ganz homogen, so wird heute im großen und ganzen doch als angenommen betrachtet, daß das auf eine 70jährige Vergangenheit zurückblikkende Atropin sowohl die basale Sekretion wie auch die Sekretion nach dem Essen tatsächlich verringern kann. Das Atropin hebt die kephalische Periode der Magensaftsekretion vollständig auf, und den neuesten Untersuchungen nach kann es auch die durch Histamin hervorgerufene Sekretion vermindern. Die völlige Atropinisation wird im allgemeinen als Äquivalente der Vagotomie angesehen, obzwar ihre Wirkung diejenige der Vagusdurchtrennung bei weitem übertrifft. Nach einer Vagotomie bleiben nämlich die peripherischen cholinergischen Nervenelemente in der Magenwand intakt und das Atropin kann auch derer Wirkung blockieren. Es mag sein, daß das Atropin — besonders in großen Dosen — auch eine unmittelbare Magenwirkung hat, indem es die sekretorische Aktivität der Schleimhautzellen unterdrückt. Seine wichtigste Wirkung besteht jedoch zweifelsohne darin, daß es auf den Schleimhautzellen die cholinergischen Einflüsse blokkiert und infolgedessen weder die durch den Vagus vermittelten noch in der Magenwand lokal entstandenen Reize zu den sezernierenden Zellen gelangen.

Auch wir wenden Atropin häufig an, uns zwar in der aktiven Periode : in großen Dosen. Im allgemeinen gehen wir derart vor, daß wir die obere Grenze der Atropintoleranz des Kranken, also die größte Dosis bestimmen, die der Kranke ohne Auftreten etwaiger Nebenwirkungen gerade noch erträgt und diese Dosis verabreichen wir 6stündlich bei Tag und Nacht. Nach dem Aufhören der Aktivität setzen wir die Zahl der Dosen herab und stellen schließlich die Behandlung nach 3—4 Wochen ein. HENSZELMANN betrachtete bei der intravenösen Verabreichung von Atropin (täglich 1/2—2/3 mg) eine noch kräftigere Wirkung. Ähnlich müssen wir verfahren, wenn wir statt Atropin Belladonna anwenden.

b) *Banthin.* Das Beta-Diäthylaminoäthylxanthen-9-carboxylatmethobromid — eines der quaternären Ammoniumsalze — wirkt anticholinergisch und antiadrenergisch : es hemmt die Wirkung des Azetylcholins, das in den postganglionären parasympathischen Nervenendigungen frei wird, und blockiert die Übergabe des Azetylcholins bei den ganglionären Synapsen. Seine blockierende Wirkung auf das sympathische Nervensystem wirkt sich nur auf die ganglionäre Synapsis aus, doch kommt diese nur bei größeren Dosen zur Geltung. Am ausgeprägtesten ist seine *motorische* Wirkung auf den Magen, sie vermindert zugleich jedoch die Magen*sekretion*, welche auslösende Reize wir immer anwenden. Diese letztere Wirkung erfolgt aber nicht regelmäßig. Im Vergleich zu dem Atropin ist seine motorische Wirkung ausgeprägter und andauernder, während seine Wirkung auf die Sekretion annähernd so groß ist wie die des Atropins. Nach einer Verabreichung von 100 mg per os erfolgt die Wirkung schon nach 20—30 Minuten und hält 6—8 Stunden an. Nach größeren Dosen können unangenehme, denen des Atropins ähnliche Nebenwirkungen auftreten, und zwar Trockenheit des Mundes, Sehstörungen, Störung der Blasenentleerung. Die Tabletten sind sehr bitter, so daß es zweckmäßig ist, wenn der Kranke sie sofort verschluckt. Die Dosis in der aktiven Periode beträgt: 6stündlich 25, dann 50 und — falls der Kranke es gut erträgt — 100 mg vor der Nahrungsaufnahme; die letztere Dosis kann in der inaktiven Periode wieder auf die Hälfte herabgesetzt werden. Wenn wir — die Dosen allmächlich vergrößernd — die Toleranz des Kranken solcherweise »austitrieren«, beträgt die Zahl der Fälle, in denen wir gezwungen waren die Behandlung zu unterbrechen, nicht mehr als 2 v. H. Die bisherigen Berichte sind zwar außerordentlich günstig — vor allem vom Standpunkt der sofortigen symptomatischen Wirkung — ; da das Mittel jedoch nicht in allen Fällen wirksam ist und bei einigen Kranken die Nebenwirkungen den längeren Gebrauch des Mittel unmöglich machen, sind weitere Untersuchungen und eine längere Beobachtungszeit nötig. Glaukom, Prostatahypertrophie (das Mittel verursacht eine Blasenatonie!) und Pylorusstenose sind Kontraindikationen des Mittels!

Da das Aufhören der Schmerzen sehr oft ohne Verminderung der Sekretion erfolgt, müssen wir den Wirkungsmechanismus des Banthins anderswo suchen (beschleunigte Motilität? Ausschaltung der im Sympathikus verlaufenden schmerzerregenden Impulse?).

c) *Hexamethoniumjodid.* Im Gegensatz zu den Dekamethoniumverbindungen, die eine kurareähnliche Wirkung ausüben, und im Gegensatz zum Pentamethonium, das vor allem ein Vasodilatator ist, übt das Hexamethonium auf die Sekretion und Motilität des Magens eine bedeutende Wirkung aus. Sie ist im großen der des Banthins ähnlich. Leider hat das Mittel zahlreiche unangenehme Nebenwirkungen: und zwar Bindehautblutung, orthostatische Synkope usw. Trotz einiger günstigen klinischen Berichte kann über dieses Mittel noch keine endgültige Meinung gegeben werden. Es kann nur unter ärztlicher Aufsicht versucht werden; Dosis: etwa 500 mg dreimal täglich.

d) *Tetraäthylammoniumsalze.* Das Tetraäthylammoniumchlorid oder -bromid gehört ebenfalls zu den quaternären Ammoniumsalzen und seine chemische Zusammensetzung steht der dem Azetylcholin nahe. Außer ihren bekannten Kreislaufwirkungen haben sie noch eine bedeutende Magenwirkung, insofern sie die Motilität und Sekretion des Magens stark vermindern. Das Mittel kann nur intravenös oder intramuskulär gegeben werden. Seine Wirkung dauert nicht länger als 3 Stunden. Einige beschrieben zwar gute Erfolge an Geschwürkranken, das Mittel konnte und wird sich jedoch auch nicht verbreiten, da es infolge seiner verhältnismäßig kurzen Wirkungsdauer öfters verabreicht werden müßte: dies wird aber dadurch unmöglich, daß es nur parenteral wirkt. Ein anderes Hindernis seiner Anwendung besteht in der auftretenden orthostatischen Hypotension bzw. in den damit verbundenen Unannehmlichkeiten. Seine Dosis beträgt: 3—400 mg intravenös und das 2—3fache dieser Dosis bei intramuskulärer Injektion.

e) *Dibutolin.* Es ist ein Cholinderivat, das auf die postganglionären Rezeptoren eine hemmende Wirkung ausübt. Es vermindert entschieden die Motilität und die Sekretion des Magens. Sein Vorteil besteht darin, daß die Wirkung schon einige Minuten nach der subkutanen Injektion beobachtet werden kann, ferner daß es nicht so viele und auch schwächere Nebenwirkungen hat. Seine Wirkung auf die Motilität des Magens entspricht der des Banthins, während seine Wirkung auf die Sekretion etwas geringer ist. Wirkungsdauer: 2—3 Stunden. Da es aber per os wirkungslos ist, steht dies leider seiner weiteren Verbreitung im Wege.

5. MITTEL, DIE DAS ADRENERGISCHE NERVENSYSTEM BLOCKIEREN

Gynergen. Denen, die sich streng an den Antagonismus des parasympathischen und sympathischen Nervensystems halten, mag es für seltsam erscheinen, daß an Geschwürkranken mit Gynergen gute Heilerfolge erreicht werden können. EDLÉN, der die vaskuläre Theorie der Geschwürkrankheit vertrat, ging von der Hypothese aus, daß Verengerung der Magenwandgefäße über die Splanchnici durch die Erregung des sympathischen Nervensystems verursacht wird. Auf Grund dieser Arbeitshypothese begann er die Geschwürkranken mit Gynergen zu behandeln und bearbeitete 115 Fälle in einer kleineren Monographie. Nachträgliche Untersuchungen stehen noch aus und so kann man über diese Behandlungsmethode noch keine endgültige Meinung äußern.

Interessant ist, daß es im Organismus zwar Sympathikuserreger (und auch Vaguserreger), aber keine -paralysatoren gibt!

6. MITTEL, DIE DAS HISTAMINERGISCHE NERVENSYSTEM BEEINFLUSSEN

Unsere Untersuchungen, die wir an einer anderen Stelle des Buches mitteilen, haben bewiesen, daß das Freiwerden des Histamins in der Magenschleimhaut mit der Erregung des cholinergischen Nervensystems, bzw. mit dem Freiwerden von Azetylcholin verknüpft ist. In diesem Sinne können wir von einem histaminergischen Nervensystem sprechen. Im folgenden werden wir all die Verfahren erörtern, die ein Freiwerden des Histamins verhindern können, und zwar ungeachtet dessen, ob dieses Histaminfreiwerden Folge der über das Nervensystem vermittelten oder aber die einer unmittelbaren Wirkung ist.

a) *Die sog. Histamindesensibilisierung*. Wenn auch die Frage, ob der tierische oder menschliche Organismus gegen Histamin desensibilisierbar sei, bis heute noch nicht sicher entschieden ist (KARÁDY), stellten unsere Untersuchungen mit KALAPOS zweifelsohne fest, daß die Entstehung des Atophangeschwürs bei Hunden durch geringe zunehmende Histamindosen verhindert werden kann. Auf Grund unserer diesbezüglichen Untersuchungen arbeiteten wir zur Behandlung der Geschwürkrankheit ein Verfahren aus, das darin bestand, daß wir an unseren Geschwürkranken jährlich zweimal (meistens im Vorfrühling und im Frühherbst) eine solche »Histamindesensibilisierung«-Kur durchführten und dies mit der Dosierung von Atropin und Acidum phenylaethylbarbituricum kombinierten. Unsere Kranken genossen in den Intervallen in ihrer Lebensweise eine große Freiheit. Wir gaben uns mit den günstigen Ergebnissen der Kur in der aktiven Periode nicht zufrieden, sondern untersuchten die Wirkung wiederholter Behandlung auf den späteren Verlauf der Geschwürkrankheit. Die Beobachtungszeit umfaßte 7 Jahre. In den Kontrollgruppen behandelten wir einen Teil unserer Kranken (II. Gruppe) nach der klassichen Behandlungsart, bei anderen wieder (III. Gruppe) hielten wir uns an eine mehr liberale ambulante Behandlung.

Die folgende Tabelle bietet einen Überblick über die Ergebnisse der siebenjährigen Beobachtung in drei Gruppen :

TABELLE XXVI

Therapeutische Ergebnisse in den verschiedenen Krankengruppen

	I. Gruppe	II. Gruppe	III. Gruppe
Krankenbestand	61	79	107
Nach sieben Jahren »rezidivfrei« geblieben	52	32	48
Prozentsatz	85 v. H.	40 v. H.	45 v. H.

Aus der Tabelle ist gut ersichtlich, daß sich die Ergebnisse der bisherigen konservativen und liberalen Behandlungsmethoden sehr nahe stehen (die Ergebnisse der ambulanten Behandlung sind noch etwas günstiger!), die Heilergebnisse der ersten Gruppe übertreffen dagegen weit über alle Erwartungen die der anderen Gruppen um nahezu 100 v. H.

Da man solch einen beständigen Erfolg mit Atropin und Barbituraten allein kaum erreichen kann, scheint unsere Auffassung berechtigt, daß in den erzielten Ergebnissen die Histaminbehandlung die größte Rolle spielt.

Die empfehlbare Methode der Histaminbehandlung :

Injektion	*Dosis*
1.	1/100,000 mg
2.	2/100,000 mg
3.	3/100,000 mg
4.	4/100,000 mg
5.	5/100,000 mg
6.	6/100,000 mg
7.	7/100,000 mg
8.	8/100,000 mg
9.	9/100,000 mg
10.	1/ 10,000 mg
11.	2/ 10,000 mg
12.	3/ 10,000 mg
13.	4/ 10,000 mg
14.	6/ 10,000 mg
15.	8/ 10,000 mg
16.	1/ 1,000 mg
17.	1/ 1,000 mg
18.	1/ 1,000 mg
19.	1/ 1,000 mg
20.	1/ 1,000 mg

Die Dosierung ist die gleiche, die DZSINICH bei der Behandlung von Asthmakranken empfohlen hat.

Die Injektionen verabreichen wir durchschnittlich *jeden zweiten Tag.* Im Falle einer stärkeren Reaktion muß die vorherige Dosis wiederholt werden.

b) *Histaminasebehandlung.* BEST hat 1929 mitgeteilt, daß aus verschiedenen Geweben ein Enzym hergestellt werden kann, daß das Histamin inaktivisert. Darum nannte er dieses Enzym Histaminase. Später bewiesen ZELLER und seine Mitarbeiter, daß das Enzym zur oxydativen Deamination einer ganzen Menge von Diaminen fähig ist und darum richtiger Diaminooxydase genannt werden sollte. Als die Reinigung des Enzyms entsprechenderweise fortgeschritten war, konnte man beweisen, daß seine parenterale Dosierung die Sekretion nach Nahrungsaufnahme oder nach der Injektion von Histamin verhindern kann. BEST und McHENRY stellten die wertvolle Tatsache fest, daß die Magenschleimhaut trotz ihres hohen Histamingehaltes keine Histaminase enthält.

Da wir die Rolle des Histamins unter physiologischen Umständen in der Sekretion, unter pathologischen Umständen in der Entstehung des Geschwürs kennen, lag es an der Hand, die Histaminasebehandlung an den Geschwürkranken zu versuchen. Solche Versuche erfolgten auch tatsächlich und zu diesem Zweck wurde vor allem der RIGLERsche Darmschleimhautauszug, das *Torantil*, verwendet. Es konnten aber damit keine überzeugende Resultate erreicht werden und die kurz darauf erfolgte Entdeckung der Antihistamine setzte diesen Versuchen auch ein Ende.

c) *Antihistamine.* Seit BOVET und STAUB 1937 als erste bewiesen haben, daß einzelne Petrolätherderivate die Wirkung des Histamins ausschalten können, hat die in diese Richtung durchgeführte Forschung eine ganze Menge von Präparaten ähnlicher Wirkung hergestellt. Diese sog. Antihistamine haben sich in der Behandlung einzelner allergischen Krankheiten ausgezeichnet bewährt und damit läßt sich auch die große Erwartung erklären, womit man der Wirkung dieser Mittel bei der Behandlung der Geschwürkrankheit entgegensah. Das Ergebnis war jedoch, bedauerlicherweise, eine Enttäuschung. Es ergab sich nämlich, daß die Magensaftsekretion durch die Antihistamine weder unter physiologischen noch unter pathologischen Umständen im akuten Experiment zuverläßlich herabgesetzt werden kann. Bei einer *lang anhaltenden* Dosierung bemerkte ein Teil der Autoren die Verminderung der Magensäurenwerte. Diese Wirkung erfolgt im allgemeinen in der dritten Woche. Nach der Aussetzung des Histamins erreichen die Säurenwerte alsbald den früheren Stand.

Die Rolle des Histamins in der Geschwürentstehung wurde bereits an anderer Stelle erörtert. Wir wissen, daß experimentelle Geschwüre durch Histamin hervorgerufen werden können. Es wurde gefunden, daß in der aktiven Periode der Geschwürkrankheit eine bedeutende Vermehrung des Histamingehalts des Blutes zu beobachten ist. Zur gleichen Zeit verminderte sich in unseren Untersuchungen der Histamingehalt des Magensaftes in bedeutendem Maße. Wir hatten Gelegenheit, eine Kranke zu beobachten, bei der sich die Geschwürkrankheit aktivierte, als in der Behandlung ihrer rheumatischen Krankheit Histaminiontophorese angewandt wurde. Aber weder das experimentelle Geschwür, noch die Geschwürkrankheit des Menschen konnten durch Antihistaminbehandlung beeinflußt werden. Die Verabreichung von Antihistaminen kann nicht einmal die Entstehung eines experimentellen Histamin-Bienenwachsgeschwürs verhindern (CRANE,

Lindsay und Dailey). Deutsch konnte in der Vorbeugung der Büchnerschen Geschwüre ebenfalls keinen Erfolg verzeichnen, Pasteur—Vallery—Radot, Halpern und Martin versuchten an Meerschweinchen unter dem Schutze von Antergan die Verabreichung von Histamindosen, die sich auf das 1500fache der tödlichen Dosis beliefen. Die Tiere blieben am Leben: das Antihistamin bekämpfte also die Histaminvergiftung, im Magen traten jedoch dieselben Veränderungen auf, wie man sie an Tieren beobachten kann, die ohne schützende Antihistamine mit Histamin behandelt werden. Auch die Erfahrungen in der Behandlung der menschlichen Geschwürkrankheit sind nicht übereinstimmend. Im großen und ganzen gelangte man zu der Ansicht, die bisher im Umlauf gesetzten Antihistamine seien in der Behandlung der Geschwürkrankheit erfolglos.

7. INSULINTHERAPIE

Roller teilte 1938 als erster mit, daß durch die Behandlung der Geschwürkranken mit Insulin gute Erfolge erzielbar sind. Er erhöhte die Insulindosis allmählich von täglich 10 Einheiten bis zu 50 Einheiten und fand, daß während dieser Behandlung die Geschwürschmerzen alsbald ausblieben.

Auf Grund dessen, was wir über die Wirkung des Insulins auf die Sekretion und Motilität des Magens wissen, erschienen diese Ergebnisse als auffallend. Es ist ja wohlbekannt, daß das Insulin den Vagus reizt und somit die Magensaftsekretion und die Magenmotilität steigert. Tatsächlich, die Magenwirkung des Insulins kann durch Atropin oder durch Vagotomie ausgeschaltet werden. Trotzdem bestätigen später viele andere die Erfolge Rollers. Während früher die Behandlung derart durchgeführt wurde, daß man den Insulinschock möglichst vermied, wandte Gülzow absichtlich die Schockbehandlung an und konnte damit auf die Symptome der aktiven Periode eine ausgezeichnete Wirkung ausüben: die Schmerzen hörten auf, das allgemeine Befinden verbesserte sich schnell, es wurde möglich, den Kranken ausgiebig zu ernähren, und dadurch eine schnelle Zunahme des Körpergewichts zu erzielen. Was die weiteren Ergebnisse anbelangt, so unterschieden sie sich nicht davon, das wir nach anderen Kuren beobachten können.

Gülzows Untersuchungen sind auch vom Standpunkte der Frage über die Pathogenese der Geschwürkrankheit außerordentlich wichtig. Das ist endlich ein Verfahren, das die Säureverhältnisse des Magens ausgesprochen ungünstig beeinflußt und dennoch der aktiven Periode der Geschwürkrankheit ein außerordentlich schnelles Ende bereiten kann. Dies spricht jedenfalls dafür, daß *der Magensäure keinesfalls eine entscheidende Rolle im Hervorrufen der Aktivität und der Symptome der aktiven Periode eingeräumt werden kann.* Man versuchte die günstige Wirkung des Insulins auf die Geschwürkrankheit auf verschiedenste Weise zu erklären (Hyperämie, Hypoglykämie, Alkalosis, günstige Wirkung auf die Wundheilung). Wir bezweifeln unsererseits nicht, daß wir die Ursache der guten Ergebnisse in der Wirkung des Schocks auf das Zentralnervensystem suchen müssen.

Auf die günstige Wirkung der auf verschiedener Weise hervorgerufenen Schockzustände bei den vegetativen Krankheiten, deutete ich bereits 1937 hin (Asthma, Epilepsie usw.) und brachte schon damals meine Hoffnung zum Ausdruck, daß man mit dieser Behandlungsmethode auch in der Heilung anderer vegetativen Krankheiten gute Ergebnisse erreichen kann.

Die Behandlung müssen wir so durchführen, daß der Kranke längere Zeit im Zustand der Hypoglykämie sei; es kann gegebenenfalls auch ein schwacher Schock erfolgen, bei schwereren Symptomen muß aber die Behandlung durch Verabreichung von Zucker abgebrochen werden. Innerhalb der Kur müssen 10 Behandlungen in 1–3tägigen Zeitabschnitten vorgenommen werden. Die Ernährung des Kranken sei so reichlich wie möglich.

8. FIEBERTHERAPIE

Was bisher über die Insulintherapie gesagt wurde, gilt im großen und ganzen auch für die Verfahren, die durch die Hebung der Körpertemperatur Heilerfolge zu erreichen versuchen. Zu diesem Zweck wurden vor allem intravenöse Injektionen von Pyrifer oder Typhusvakzine, in anderen Fällen wieder überhitzte Bäder angewandt. Die Ergebnisse (Hochrein) waren in einzelnen Fällen sehr günstig und die Merkmale der aktiven Periode gingen auch bei Kranken schnell zurück, deren Zustand bis dahin durch andere Behandlungsmethoden nicht beeinflußbar war.

Die gute Wirkung des Fiebers ist bei allergischen Krankheiten wohlbekannt (Fornet), aber häufig wirkt sie sich auch bei nichtallergischen vegetativen Krankheiten günstig aus.

Die sog. protoplasmaaktivierende oder Umstimmungstherapie (Pribram, Rudolf Engel), bei der man durch Injizierung verschiedentlicher nicht spezifischer Mittel im Verlauf der torpid genesenden Krankheiten eine Wendung hervorzurufen versuchte, gehört schon der Vergangenheit an.

Vielleicht zählt auch Weidlingers Verfahren in den Kreis dieser Therapie: die intrakutane Injektion von 0,1 ml eigenem Magensaft.

9. ENTFERNUNG VON INFEKTIONSHERDEN

Aus der Theorie, die besagt, die Geschwürkrankheit sei eine »sekundäre Krankheit« und entwickle sich auf humoralem oder neuralem Wege infolge einer infektiösen-entzündlichen Krankheit eines anderen Organs, folgt, daß jeder Geschwürkranke auf einen etwaigen Infektionsherd genau zu untersuchen und, wo ein solcher gefunden wird, dieser auch entfernt werden muß. Den Wert dieser Theorie haben wir bereits erörtert. Wir glauben nicht, daß die Geschwürkrankheit – wie auch die übrigen vegetativen Krankheiten – die sekundäre Folge der Erkrankung eines anderen Organs wäre. Es muß an die Migränenkrankheit erinnert werden, bei der die Ärzte ebenfalls die verschiedensten Veränderungen suchen — und auch finden —; nichtsdestoweniger kommt es außerordentlich selten vor, daß nach der Ausschaltung einer solchen »Ursache« die Krankheit heilt. Ich erinnere ferner auch daran, daß Infektionsherde auch in sehr vielen gesunden Menschen zu finden sind. Vor allem gilt das für die Infektionsherde der Mundhöhle, auf die sich die Aufmerksamkeit der Ärzte und des Laienpublikums meistens richtet.

Es stehen uns statistische Angaben, die auf Grund einer langen und sorgfältigen Beobachtung eines umfangreichen Krankenmaterials und mit entsprechender Kontrollgruppe zusammengestellt wurden, nicht zur Verfügung. Die Veränderungen, die in der Magen- oder Duodenumwand im Laufe akuter Infektionen entstehen, sind gewöhnlich nur Erosionen, Blutungen, Entzündung, selten (akute) Geschwüre.

Nichts ist selbstverständlicher als daß der Kranke, der eine akute Gingivitis, eitrige Zähne oder eitrige Mandeln hat, für derer Behandlung sorgt. Oft tritt dann eine wesentliche Verbesserung im Allgemeinbefinden, im Appetit und im Gemütszustand ein. Die Ausschaltung dieser Herde ist aber auch dann berechtigt, wenn jemand zufälligerweise gar nicht an gleichzeitiger Geschwürkrankheit leidet.

10. PSYCHOTHERAPIE

Statistische Analysen, die von *uns* selbst und auch von DAVIES und WILSON durchgeführt wurden, bewiesen zweiffellos, daß emotionelle Störungen verhältnismäßig oft die Aktivierung der Geschwürkrankheit verursachen können. Dies ist jedoch in der Praxis ein sehr schwieriges und oft unlösbares Problem. *Gegen die eingebildeten Sorgen kann der Arzt vieles tun, aber gegen die tatsächlichen Sorgen vermag er meistens nichts.* Ein Kranker läßt sich schwer beruhigen und beschwichtigen, wenn ihn eine jede Kleinigkeit infolge seiner Nervosität erregt. Viele Kranken sind der Ansicht, daß sie eher bei ihren bisherigen Gewohnheiten bleiben und das Risiko der Aktivierung der Krankheit auf sich nehmen. Mit der Psychotherapie kann der Arzt wie bereits erwähnt, nur dort einen Erfolg erreichen, wo sich der Kranke *unnötigerweise* erregt. So z. B. im Falle der Angst vor Krebs oder der Befürchtung, die eine Folge der Überschätzung der Geschwürkrankheit ist. Ein solcher Kranker untersucht sich selbst voller Sorgen, ist sich über sämtlichen möglichen Komplikationen der Geschwürkrankheit im reinen und lebt ständig im Banne der Angst vor den schwersten Folgen. Selbstverständlich kann der Arzt einem solchen Kranken mit beruhigenden Worten viel helfen.

Hinsichtlich der Heilung der vegetativen Krankheiten ist es sehr wichtig, welches Verhältnis sich zwischen dem Arzt und dem Kranken entwickelt, ob der Arzt das Vertrauen des Kranken gewinnen und seine Kooperation erreichen kann. Betrachten wir den Verlauf der Geschwürkrankheit während des ganzen Lebens, so kann nicht bezweifelt werden, daß die Kooperation des Kranken mit dem Arzt, bzw. ihr Fehlen einer der entscheidenden Faktoren ist, der den Verlauf der Krankheit, ja oft das Auftreten eventueller Komplikationen bestimmt. In diesem Sinne kann die Psychotherapie zu einem der wichtigsten Mittel der Heilung werden. Übertreibungen sind aber zu vermeiden und es ist nicht notwendig, bei jedem Geschwürkranken nach »latenten« Konflikten zu forschen. Der Arzt, der in jedem Geschwürkranken einen Nervenkranken sieht, befindet sich ebenso auf dem Holzwege, wie derjenige, der um jeden Preis Infektionsherde finden will — auch dort, wo keine vorhanden sind — und dabei die sonst grundlegenden Methoden der Heilung vernachlässigt.

11. HORMONTHERAPIE

Die *Follikelhormon*therapie wurde im Jahre 1938 unabhängig voneinander von KORBSCH und CSÉPAI empfohlen. CSÉPAI ging von der Beobachtung aus, daß die Geschwürkrankheit an Frauen seltener vorkommt und auch »im allgemeinen« einen milderen Verlauf nimmt als die der Männer, ferner, daß zur Zeit des Klimakteriums und nachher die Krankheit an Frauen verhältnismäßig öfters auftritt als an Männern gleichen Alters. Es ist auch wohlbekannt, daß während der Schwangerschaft die Geschwürkrankheit auffallend inaktiv ist! Die durch ihn empfohlene Dosis war: zwei- oder dreitägig 10 000 E (Glandubolin) intramuskulär; nach der Heilung des Geschwürs verabreichte er das Mittel noch eine gute Zeit lang in Zeitabschnitten von 1—2 Wochen. HORN und BRÜLL erreichten mit dem per os verabreichbaren synthetischen Östrogen (Fenozyklin) denselben Erfolg. Der Wirkungsmechanismus ist ungeklärt: die Sexualhormone sind von vasodilatatorischer Wirkung — hierbei muß an die in der Behandlung der Thromboangiitis obliterans erreichbaren guten Erfolge erinnert werden — und so könnte man vor allem daran denken, daß sie auf die in der Magenwand anzunehmende Kreislaufstörung wirken. Mehrere berichteten über günstige Ergebnisse, obzwar die Anwendung des Mittels an Männern dadurch erschwert wird, daß in einzelnen Fällen Merkmale der Feminisation (Potenzverminderung, Brustdrüsenschmerz und -vergrößerung) auftreten können. Der genaue Wert der Behandlung ist schwer feststellbar.

KÖHLER und HECKENSTEIN behandelten ihre an Leberzirrhose leidenden Kranken mit *Desoxykortikosteron* und beobachteten, daß dabei ein gleichzeitig vorhandenes Duodenalgeschwür des Kranken — nach dem Röntgenbild — in einer Woche heilte. Sie begannen — aus dieser Beobachtung ausgehend — ihre Geschwürkranken mit Perkorten zu behandeln und konnten von einer auffallend schnellen Besserung hartnäckiger Riesengeschwüre berichten. KÖHLER lenkt bei der Erörterung des Wirkungsmechanismus die Aufmerksamkeit darauf, daß *a)* die Epinephrektomie bei Tieren im Magen zu Erosionen und zum Auftreten von Geschwüren führt; *b)* bei 20 v. H. der Fälle der Addisonschen Krankheit Magen- oder Duodenalgeschwüre mit Achlorhydrie oder Hypochlorhydrie gefunden werden können; *c)* die Geschwürkranken meistens hypotonisch, asthenisch und zur Hypoglykämie disponiert sind.

Ihre Ergebnisse wurden von vielen bekräftigt. In Ungarn berichteten BÍRÓ und NAGY ebenfalls über gute Ergebnisse bei ihren Kranken, bei denen auch eine verminderte Funktion des Nebennierenrindensystems bewiesen werden konnte (Blutdruckmessung, Kalium-Wasserprobe, 17-Ketosteroidausscheidung). Auch bei einer Adrenalin-Salztherapie sahen sie gute Erfolge.

Die *Succus Liquiritiae*-Behandlung kann als eine indirekte Desoxykortikosterontherapie bezeichnet werden (REVERS, MOLHYSEN, FRIEDRICH usw.). Dieses Mittel, womit — nach den Beschreibungen — in den Fällen von *Magen*geschwür ein symptomenfreier Zustand schnell erreicht werden kann, hat eine desoxykortikosteronähnliche Wirkung (sie fehlt in der Addisonschen Krankheit!) und zwar vermutlicherweise durch die Stimulation der Salzkortikoiderzeugung. 20 g Succ. Liq. entsprechen 20 mg Desoxykortikosteron. Tagesdosis: 20—40 g (zerstückelte Stäbchen in 1 Glas Wasser gelöst). Diese Behandlungsweise bedarf weiterer Beobachtungen.

Das *ACTH* und das *Cortison* sind als kontraindiziert zu betrachten, denn auf Grund literarischer Angaben kann während einer solchen Behandlung Blutung, Perforation, bzw. ein Übergang der Geschwürkrankheit in die aktive Periode eintreten (SMYTH). Diese Hormone *steigern* die Menge des Magensaftes, des Säuren- und Pepsingehalts. INGLE und seine Mitarbeiter beobachteten an Ratten nach einer dreiwöchigen Cortisontherapie die Entstehung von Geschwüren in der Pylorusgegend. Der Umstand jedoch, daß eine Schwangerschaft die Geschwürkrankheit meistens günstig beeinflußt, kann — wie einige Autoren meinen — auf Analogie der rheumatoiden Arthritis der Cortisonwirkung zugeschrieben werden.

Eine wichtige und gar nicht seltene Komplikation des *Hyperparathyreoidismus* ist die Geschwürbildung. Praktisch ist auch die Beobachtung von Bedeutung, daß eine Milchdiät (viel Ca) in diesen Fällen eine akute parathyreoide Vergiftung auslösen kann.

III. Mittel von unmittelbarer Wirkung auf den Magen

1. *Diät.* Die diätetische Therapie ist die älteste Heilmethode der Geschwürkrankheit. Jeder hält es für selbstverständlich, daß es bei einer Krankheit, die den Magen angreift und Magenschmerzen verursacht, nicht gleichgültig ist, was der Kranke ißt. Dieser Satz besteht auch heute, und man muß für die Diät des Geschwürkranken entsprechende Sorge tragen: nicht nur in der aktiven, sondern oft auch in der inaktiven Periode der Krankheit.

Während früher an die Geschwürkrankendiät nur die Anforderung gestellt wurde, daß sie die subjektiven Symptome der Krankheit, besonders die Schmerzen nicht steigert, wird heute von der Diät noch erwartet, daß sie die lokale Erscheinung der Geschwürkrankheit, das Geschwür heilen helfen möge. Im Interesse dieses Zieles stellen wir an die Diät zwei Hauptfordernisse: wir verlangen, 1. daß sie den »Säurefaktor« vermindere bzw. ausschalte, und 2. daß sie vollwertig sei, d. h. das Nährstoff- und Vitaminbedürfnis des Kranken vollständig zufriedenstelle. Gegen den Säurefaktor kann die Diät zwei Funktionen erfüllen: sie kann den Magensaft neutralisieren und die Magensäuresekretion vermindern.

Das Hauptbestandselement der früheren Ulkusdiäten war die Milch. Tatsächlich bildet die Milch eine sehr geeignete Nahrung des Geschwürkranken, besonders wenn wir die Diät mit Obstsäften ergänzen (und vor diesen sollen wir keine Angst haben, da die in ihnen vorhandenen schwachen organischen Säuren das Pepsin nicht aktivieren, eher eine Pufferwirkung haben). Sie enthält jeden wichtigen Bestandteil der nötigen Nahrung und dabei auch Eiweiß von genügender Menge. Eine bestimmte Menge Milch kann annähernd eine 0,3prozentige Salzsäure von gleicher Menge neutralisieren (FREEZER und MITARBEITER). Auch das Pepsin wird durch das Eiweiß der Milch gebunden, die Magensaftsekretion in weitaus geringerem Maße stimuliert als durch die übrigen, häufiger konsumierten Speisen (PAWLOW). Die Wirksamkeit der Milch wird wesentlich gesteigert, wenn wir Sahne dazu geben: nicht nur deshalb, weil die Sahne vom Standpunkte der Kalorienvermittlung ein sehr wertvoller Nahrstoff ist, sondern weil sie mit ihrem hochgradigen Fettgehalt die Magensaftsekretion vermindert. So führten nach PAWLOWS Untersuchungen 600 cm^3 Sahne an Hunden zu einer Magensaftsekretion von nur 18,9 cm^3, im Gegensatz zur Magensaftsekretion von 37,7 cm^3, die nach dem Trinken von der gleichen Menge Milch einsetzte.

Milch kann aber auch schädlich sein: 1. wenn wir den Kranken zu lange auf der erwähnten Milch-Sahne-Diät halten und dies nicht mit anderen Speisen, höchstens mit Zwieback ergänzen, kann ein Mangel an Vitamin C und an Eisen entstehen; 2. viele Geschwürkranke »vertragen« keine Milch. Tatsächlich führte die sorgfältige Beobachtung der mit Milch ernährten Geschwürkranken zu der Erkenntnis, daß eine Überempfindlichkeit gegen Milch (Milchallergie) unter unseren Verhältnissen viel häufiger vorkommt als wie wir es früher dachten. Bei 19 v. H. (!) unserer Kranken auf der Klinik fanden wir eine Milchallergie.

In der diätetischen Therapie der Geschwürkranken kommen heute meistens zwei Richtungen zur Geltung. Die eine Richtung, behielt als Grundlage der Diät auch weiterhin die Milch-Sahne-Diät bei (diese Diäten sind hauptsächlich durch die SIPPY-Kur vertreten), die andere benützt die Milch — wenn keine Allergie besteht — nur als Nahrungsergänzung und geht ansonsten schnell zu einer reichlicheren Ernährung über.

Das Grundprinzip der SIPPY-Kur ergibt sich aus der folgenden Auffassung: das größte Hindernis der Heilung des Magengeschwürs sei es, daß die destruktive, proteolytische Wirkung des Magensaftes auf der offenen Oberfläche des Geschwürs zur Geltung komme, und daß eine minimale freie Salzsäure schon genüge, die Wirkung des Pepsins zu ermöglichen. Die schnelle Heilung des Geschwürs könne deshalb nur dann erwartet werden, wenn wir dafür sorgen, daß zur Zeit, da im Magen Nahrung vorhanden und die Magensaftsekretion im Gange ist, die *vollkommene* Neutralisierung der freien Salzsäure durchgeführt werden könne. So können wir das neugebildete Granulationsgewebe von der Verdauung schützen und dadurch ermöglichen, daß das Geschwür infolge der natürlichen reparativen Prozesse alsbald narbig heile.

Während der SIPPY-Kur erhält der Kranke von morgens 8 Uhr bis abends 7 Uhr stündlich 100 ml einer Mischung, bestehend aus der gleichen

Menge Milch und Sahne. Während der aktiven Periode, nimmt der Kranke überhaupt keine andere Nahrung zu sich. Nach Aufhören der Schmerzen darf der Kranke auch weiche Eier, Milchreis, Zwieback, Kartoffelpüree verzehren, und wenn das Geschwür geheilt ist, können wir ihm auch gekochte Kartoffel, Butter, Sahnenkäse, sowie Fleischpüree geben. Auch mit reiner Milch-Sahnenkost sorgen wir für die Vermittlung von 1500 Kalorien. Zwischen den einzelnen Milch- und Sahnedosen geben wir in kleiner Menge auch Alkali : soviel, daß die Magensäure in der zweiten Hälfte der Stunde vollkommen durch sie neutralisiert werden kann. Die Dauer der Kur beträgt einige Monate!

Die andere therapeutische Richtung erlaubt schon vom ersten Tage an außer Milch auch noch Eier, Gemüsebrei, Kartoffelpüree, ja sogar Fleischhaschee. Diese Diät ist — wenngleich sie hinsichtlich der Säureneutralisierung hinter der SIPPY-Kur zurückbleibt — eine wertvollere Ernährungsmethode und trägt auch der Ungeduld der Kranken mehr Rechnung.

Die Diät des Geschwürkranken soll individuell sein. Die Speisen, nach denen sich der Kranke über Schmerzen beschwert, sollen selbstverständlich gemieden werden. Doch gilt dies von jedem Kranken, nicht nur von den Geschwürkranken. Aber nicht bei jedem Geschwürkranken werden die Beschwerden durch die gleichen Speisen verursacht. Machen wir Aufzeichnungen darüber, welche Speisen nach der Aussage der Geschwürkranken bei ihnen keine schädlichen Folgen hat, bzw. welche ihnen Beschwerden verursachen, so finden wir die größte Verschiedenartigkeit. Selbstverständlich stellt es sich nach eingehender Befragung oft heraus, daß der Kranke »seines Wissens« eine sehr strenge Diät halten muß, und wenn wir ihn fragen ob er z. B. Rindfleisch ohne nachträgliche Schmerzen essen kann, erhalten wir zur Antwort, er vertrage es nicht : dies behauptet er jedoch nicht auf Grund eigener Erfahrung, sondern weil er annimmt, daß er erkranken würde, wenn er dies täte. Eine große Anzahl der Kranken meint, daß ihr Zustand dadurch, was sie essen, überhaupt nicht beeinflußt werde.

Wenn wir untersuchen, worin das Wesentliche der zahlreichen Geschwürdiäten besteht, die im Laufe der Zeiten empfohlen wurden, so finden wir folgende gemeinsame Züge :

a) häufige Aufnahme kleiner Nahrungsmengen :

b) Benützung von Milch und Milchspeisen als eines ausgezeichneten Mittels zur Säureneutralisierung :

c) einfache Zubereitung der Speisen, so daß solche Kost das Geschwür nicht »irritiert« (keine Zellulose, Gewürze usw.) und die in verhältnismäßig kurzer Zeit den Magen verläßt.

Die häufige Aufnahme von Nahrung ist zweifellos ein richtiges Prinzip, weil dadurch die Magensäure vermindert und – wie bereits öfters gesehen— den Schmerzen vorgebeugt wird. Über die Milch haben wir bereits oben gesprochen : gegen ihre schematische Anwendung spricht die Häufigkeit der Milchallergie. Dagegen ist es nicht mehr so gewiß, daß die Beschränkung des Quantums der einzelnen Mahlzeiten bei Kranken, die sich auch nach der Aufnahme einer einzigen größeren Nahrungsmenge im Tage vollkommen wohl befinden, unbedingt notwendig sei. U. E. ist die Auffassung, wonach das Vorhandensein größerer Speisenmenge im Magen die Heilung des Geschwürs verhindert, durch nichts bewiesen.

Ebenso ist es fraglich, ob gewisse für »irritierend« geltende Speisen tatsächlich die Heilung des Geschwürs verhindern. Dies kann angenommen werden, wenn die eine oder die andere Speise unmittelbar nach der Konsumption Beschwerden verursacht. Wenn wir aber in Betracht ziehen, was für verschiedene Speisen die Ärzte (um von den Laien überhaupt nicht zu reden) für »irritierend« bezeichnen, so müssen wir bedenken, ob es richtig sei, eine Speise, die der Kranke ohne Beschwerden konsumieren kann, für »irritierend« und die Heilung des Geschwürs verzögernd zu halten. Auf Grund dieser Erfahrungen haben wir die alten, starren diätetischen Vorschriften verlassen und stellen die Diät der auf unserer Klinik behandelten Geschwürkranken folgendermaßen zusammen:

Die Diät besteht in der *aktiven* Periode aus Milch, Sahne, weiche Eiern, Milchgrütze und Kartoffelpüree. Im Falle einer Milchallergie schalten wir die Milch selbstverständlich aus. Diese Diät muß der Kranke so lange einhalten, bis er nicht wenigstens drei völlig schmerzlose Tage nacheinander hat. Tritt dieses Stadium ein, so geben wir ihm Gemüsepüree, Obstsaft oder gekochte Äpfel und Sahnenkäse und verlängern zugleich auch allmählich die Intervalle zwischen den Nahrungsaufnahmen. Nach 3—4 Wochen führen wir eine Röntgenuntersuchung durch. Wenn eine Heilung des Geschwürs noch nicht eingetreten ist, ändern wir vorläufig die Diät noch nicht. Sobald die Heilung des Geschwürs feststellbar ist, befreien wir den Kranken von den Gebundenheiten und ermahnen ihn bloß zu mindestens fünfmaliger Nahrungsaufnahmen im Tage. Der Kranke wird auch sehr eingehend darüber befragt, was seine *Erfahrung* über die beschwerdenverursachende Wirkung einzelner Speisen ist. Sind solche vorhanden, so raten wir ihm, diese zu meiden. Ergeben sich Zweifel, so können wir das Problem unmittelbar mit Hilfe eines »Probeessens« entscheiden.

Sind in der *inaktiven* Periode diätetische Beschränkungen überhaupt notwendig? U. E.: nein, ausgenommen Speisen, die beim Kranken *unmittelbare* Beschwerden verursachen. Bei der Bearbeitung des Geschwürkrankenmaterials der Korányi-Klinik in 1937 kamen wir zu dem Schluß, daß nur 30 v. H. der Kranken die Aktivierung ihrer Krankheit auf die Konsumption irgendeiner Speise zurückführen. Wenn auch die diesbezüglichen Angaben der Kranken – aus verständlichen Gründen – nicht immer zuverlässig sind, zeitigt unser Verfahren meiner Erfahrung nach keineswegs schlechtere Ergebnisse, als irgendeine der strengen und schablonmäßig festgesetzten Diäten.

Dies besagt auch zugleich, daß unsere bisherige und heutige diätetische Therapie nur die Behandlung der lokalen Manifestation der Geschwürkrankheit erzielt und dies auf eine Weise erreichen will, daß sie den Magen vor den Faktoren schützt, die die Heilung des Geschwürs verzögern. Über die Möglichkeiten einer diätetischen Beeinflussung der Geschwür*krankheit*, wissen wir noch nichts.

Aus den Erfahrungen zur Zeit der Kriegseinschränkungen müssen wir klar erkennen, daß es für den Geschwürkranken nur von zweitrangiger Bedeu-

tung war, was er aß, viel wichtiger war, wie und in welcher Zubereitung er seine Kost verzehrte. Wir haben jedoch diese Erfahrungen langsam vergessen und die Zahl der Menschen, die in Hast, ohne Appetit oder mit Ekel, schlecht zubereitete Speisen essen, ist — vor allem in den Städten — größer denn je. In dieser Hinsicht bedarf es einer vorzüglichen Propaganda und Erziehung!

In Fällen, in denen vorausgesetzt wird, daß eine erhöhte Erregung der Interorezeptoren (»peripherische« Geschwürkrankheit) den Ausgangspunkt der Funktionstörung im Regelungssystem bildet, kann die Diät selbstverständlich als eine »pathogenetische« Heilungsmethode betrachtet werden.

2. *Antazide Mittel.* a) *Alkalien.* Die Alkalien sind in der Behandlung der Geschwürkrankheit die meistgebräuchlichsten Mittel und erfreuen sich sowohl bei den Ärzten wie auch bei den Kranken allgemeiner Beliebtheit. Ihre Verbreitung können sie vor allem ihrer sofortigen schmerzstillenden Wirkung verdanken, die in den meisten Fällen beobachtet werden kann. Es ist auch eine alte Annahme, daß die Neutralisierung der Magensäure den kranken Magen schont und die Heilung des Geschwürs fördert.

Das älteste und auch heute noch am meisten verbreitete Mittel ist das *Natrium hydrocarbonicum.* Zweifelsohne hat es auch ausgesprochene nachteilige Eigenschaften. Die Kohlensäure, die durch die Wirkung des Mittels auf die Salzsäure freiwird, bildet sich manchmal sehr schnell und kann zur plötzlichen Ausdehnung des Magens führen. Aus den Untersuchungen von NICOL, DOUTHWAITE und anderen wissen wir, daß sogar häufige und große Dosen den freien Säuregehalt mitunter in überraschend geringem Maße beeinflussen. Steigt die Hydrogenionkonzentration des Magensaftes über 7,0, so löst dies eine sekundäre Salzsäuresekretion aus (die »defensive Hypersekretion« von SMITHIES). Es wurde ferner bewiesen, daß die intensive Zufuhr von Soda eine Reizwirkung auf die Magenschleimhaut ausübt.

Wegen der nicht selten wahrgenommenen unangenehmen Nebenwirkungen des Sodas wenden viele Ärzte andere alkalische Salze an. Ein solches sehr häufig angewandtes Mittel ist das Calcium carbonicum, wovon eine Menge von 1—1,5 g selbst bei einer bedeutenden Hypersekretion zur Bindung der Magensäure genügt. Viele wenden auch Magnesium- und Bismuthsalze an. (Letztere haben kaum einen nenneswerten neutralisierenden Wert!) SIPPY verabreicht abwechselnd Kalziumkarbonat und Magnesiumoxyd, bzw. er bestimmt das Verhältnis der beiden Mittel danach, wie es der Zustand der Gedärme des Kranken erfordert (Obstipation oder Neigung zur Diarrhöe.). SZILÁRD wies auch nach der Einnahme von Magnesiumperoxyd ein Aufreten der sekundären Hypersekretion nach.

Die Alkalien können in einzelnen Fällen auch zu einer Alkalosis führen. Das Auftreten der Alkalosis kann meistens an Duodenalgeschwürkranken beobachtet werden, die an Pylorusstenose leiden, vor allem, wenn sie entweder im Laufe ihrer Behandlung durch die Sonde oder durch Erbrechen große Mengen saueren Magensaftes verlieren. Eine Alkalosis tritt bei älteren Leuten verhältnismäßig schneller auf als bei Jüngeren. Wenn der Geschwürkranke zugleich auch nierenkrank ist und seine Nieren schlecht funktionieren, kann ebenfalls eine Alkaliretention auftreten. Die auf Alkalosis verweisenden toxischen Symptome sind folgende: Kopfschmerzen, Durst, Appetitlosigkeit und mentale Depression. Wenn die Anfangssymptome nicht erkannt werden und der Kranke das Nehmen von Alkali fortsetzt, werden die Kopfschmerzen noch heftiger, es tritt eine Polyurie ein, der Kranke wird dehydriert und es stellen sich intensiver Durst, Nausea und Unruhe ein. Wenn wir in solchen Fällen die Möglichkeit haben Laboratoriumuntersuchungen durchzuführen, können wir beobachten, daß im Urin Eiweiß auftritt; die kohlendioxydbindende Fähigkeit der Blutplasma bewegt sich zwischen 80—110 v. H. und der Chlorgehalt des Blutserums fällt unter 300 mg v. H. Früher wurden auch Fälle beschrieben, in denen — bei weiterem Nehmen von Alkali — Muskelkrämpfe, Delirium, Koma und Exitus mit großer Schnelle eintraten.

In Ungarn verbreitete sich die Verabreichung von Alkali niemals so sehr, daß eine Alkalosis so schweren Grades aufgetreten wäre. Diese Fälle wurden eher in den USA beobachtet, wo die SIPPY-Kur auch heute noch verbreitet und beliebt ist. Wir selbst hatten nur Gelegenheit, Fälle von milder Alkalosis zu beobachten. Entziehen wir die Alkalien, so gehen die Symptome in 3—4 Tagen zurück.

Eine übertriebene Alkalisierung kann auch zur Bildung von Phosphatnierensteine führen. Einen solchen Fall beschrieb WEINER aus der Korányi-Klinik. KRETSCHMER und BROWN fanden aber keine signifikante Abweichung bei Nierensteinkranken, die mit oder ohne Alkali behandelt wurden.

An Stelle der lösbaren Alkalien sind in den letzten Jahrzehnten vielenorts unlösbare Alkalien getreten. Diese werden in unverändertem Zustand durch die Gedärme entleert und üben derart keine allgemein alkalisierende Wirkung aus. Von den unlösbaren Alkalien sind die *tribasischen Phosphate des Kalziums und Magnesiums am meisten verbreitet.* Wegen ihrer gegensätzlichen Wirkung auf die Darmfunktion ist es zweckmäßig auch diese Mittel abwechselnd in einer Menge von 1—1,3 g pro dosi zu verabreichen.

In Europa hat die intensive Alkalibehandlung heute nur mehr wenige Anhänger. Statt der Alkalien wurden andere Mittel zur Ausschaltung der schädlichen Wirkung des Magensaftes gewählt. Solch ein Mittel ist das *kolloidale Aluminumhydroxyd.* Sein Vorteil liegt darin, daß es — da das Aluminium nur in Spuren resorbiert wird — das Säure-Basengleichgewicht nicht stört. Die Bindung der Salzsäure erfolgt langsam und inzwischen entsteht Aluminiumchlorid. Dieses Mittel hat leider auch seine Nachteile: der eine ist der, daß das Aluminiumchlorid von adstringenter Wirkung ist, und derart — in größerer Menge verabreicht — Nausea und Bauchbeschwerden (vor allem Obstipation) verursachen kann; der andere Nachteil ergibt sich daraus, daß es weniger säureneutralisierend wirkt als die Alkalien.

Um den mit der hohen Alkalizität zusammenhängenden Reizeffekt der Alkalilösungen auszuschalten, rieten VÁNDORFY und BARÁTH das Trinken von Pufferlösungen an. Sie stellten eine SÖRENSENsche Phosphatmischung her, deren Hydrogenionkonzentration dem des Blutes nahestand. Durch dieses Verfahren konnten sie bei ihren Versuchen sogar in Fällen der Superazidität eine abnorme Säuerung des Mageninhaltes verhindern. Über ihre klinischen Erfahrungen liegen noch keine Mitteilungen vor.

b) *Natriumcarboxymethylzellulose.* Dieses Mittel ist das Salz einer schwachen Säure und einer starken Basis und entspricht als solches den Forderungen eines vollkommenen Antazids. Ein g davon kann 40 ml n/10 Salzsäure binden. Es löst sich nur langsam : zuerst geht es durch eine Gel-Phase, dann bildet es eine viskose Lösung, die zäh an der Oberfläche der Schleimhaut klebt. Es übt auf die Azidität des Magens eine doppelte Wirkung aus : *a)* es tauscht seine Natriumionen in der Gel-Phase gegen Hydrogenionen um und *b)* es wirkt als wirklicher Puffer, wenn es in Lösung übergeht. Es stört nicht das Säurebasengleichgewicht. Seine Nebenwirkung ist sehr gering. In der Behandlung der Geschwürkranken sind klinische Erfahrungen erst in kleiner Anzahl vorhanden und sie können nicht als überzeugend betrachtet werden. Die einmalige Dosis des Mittels ist 0,45 g und sie kann täglich öfters, sogar zweistündlich verabreicht werden. Es ist zweckmäßig damit zugleich 1/3 Dosis Magnesiumoxyd zu verabreichen. Es hat auch eine schwache abführende Wirkung.

c) *Aniontauschende Harze.* In den letzten Jahren beschäftigten sich viele damit, daß sie die Qualität und die Wirksamkeit dieser unlösbaren, plastischen Stoffe verbessern. Man forscht nach stets neueren Harzen und ist bestrebt, durch Verminderung der Größe der Teilchen die neutralisierende Fähigkeit dieser Stoffe zu steigern.

Zur ununterbrochenen Verminderung der Hydrogenionenkonzentration des Magensaftes werden mindestens 2 g pulverisierten Harzes (Polyamin, Formaldehydharz) benötigt. Bedauerlicherweise wurden anfangs viel kleinere Mengen verwendet, die zur adäquaten Neutralisation des Magensaftes nicht genügten. Die theoretische Grundlage ist ausgezeichnet, weil Harz ein gutes, unlösbares, nicht irritierendes Antazid ist, daß das Säurebasengleichgewicht nicht stört, den Urin nicht alkalisiert und keine Wirkung auf die Darmfunktion hat, aber die bisherigen klinischen Berichte lauten nicht sehr überzeugend. Es kann sein, daß durch die weitere Vervollkommnung der Präparate die klinische Wirksamkeit dieser vielversprechenden Stoffe gesteigert wird.

d) *Proteinhydrolysate.* Ihre Anwendung — vor allem die des Kaseinhydrolysats — fand vor Jahren weite Verbreitung, weil man dachte, daß man mit ihnen die Ernährung des Geschwürkranken wesentlich verbessern könne und daß diese »Hyperalimentationstherapie« von guter Heilwirkung sei (Co-Tui und seine Mitarbeiter). Diese Indikation spielt heute keine Rolle mehr und es ist eine allgemeine Ansicht, daß dem Proteinbedarf des Geschwürkranken genüge, wenn man ihm täglich 100 g Eiweiß verabreicht.

Die Proteinhydrolysate haben aber auch eine andere Indikation. Es wurde bewiesen, daß das hydrolysierte Eiweiß eine doppelt so große antazide Wirkung und Pufferfähigkeit hat als die Milch, weiterhin, daß die Mischung von Proteinhydrolysat und Milch noch wirksamer ist als das Hydrolysat an sich. Die klinischen Berichte, die über die mit diesem Mittel bisher erreichten Erfolge in der Behandlung der Geschwürkranken sprechen, sind günstig, aber noch zu wenig an der Zahl.

Eine Hypoproteinämie steigert die Häufigkeit des experimentellen Geschwürs an Ratten. Am Menschen wurde Steigerung der Salzsäuresekretion und Verzögerung der Magenentleerung beobachtet. Die Feststellung von CO-TUI, wonach der Plasmaproteinstand der Geschwürkranken niedriger als der normale sei, konnte nicht bekräftigt werden (WOLDMAN, HODGES).

Eigentlich kann auch das von BOLLER »Magenberieselung« genannte Verfahren als antazide Therapie betrachtet werden. Es besteht darin, daß man zwei dünne Gummischläuche in den Magen des Kranken einführt. Auf dem einen werden Zuckerlösung von 1 v. H. und Natrium bicarbonicumlösung von 3—4 v. H. eingetröpfelt, durch den anderen dagegen die Magenflüssigkeit ständig abgesogen. Dieses Verfahren, das die Anhäufung des Magensaftes verhindert, leistete nach dem Verfasser vor allem in den kargen Kriegszeiten, wo weder Medikamente noch genügende Nahrung zur Verfügung standen, sehr gute Dienste.

*

Zusammenfassend kann über die antazide Therapie festgestellt werden, daß keines der Mittel die einem idealen Antazid gegenüber erhobenen Erfordernisse erreicht. Diese Erfordernisse wären folgende: *das Mittel möge billig und geschmackfrei sein, auch in verhältnismäßig geringer Dosis eine große Menge Säure binden, weiterhin das Pepsin absorbieren, keine sekundäre Hypersekretion verursachen, nicht zur Alkalosis führen, keine größere Menge von Gas bilden und eine prolongierte Aktion haben.*

Die antazide Therapie wäre — wenn wir ein allen Erfordernissen entsprechendes Mittel hätten — zweifelsohne auch in der inaktiven Periode erfolgreich, da sie die Ausbildung des Geschwürs in der Magen-, bzw. Duodenumwand erschweren würde. Selbstverständlich müßten wir eigentlich die lösbaren und schnell resorbierbaren Alkalien anwenden, wenn wir uns der BÁLINTschen Theorie anschlößen, die das Nichtheilen der Geschwürkrankheit damit erklärt, daß sich die Reaktion der Säfte des Organismus in eine saure Richtung verschiebt. Diese Theorie hat aber heutzutage kaum noch Anhänger. Auch die höhere Nerventätigkeit kann durch die Reaktionveränderung der Säfte des Organismus beeinflußt werden. Diesbezüglich haben wir jedoch heute noch keine verwertbaren Angaben.

Was das Verfahren in unserer Klinik anbelangt, sahen wir in der Antazidtherapie der aktiven Periode keine überzeugende Erfolge und daher *verabreichen wir nur denjenigen Geschwürkranken Alkalien, bei denen wir mit der häufigen Aufnahme geringer Nahrungsmengen an sich noch keine völlige Schmerzlosigkeit erreichen können oder die sich über Sodbrennen beklagen.* In der inaktiven Periode geben wir nur im letzteren Falle Antazide.

3. *Muzintherapie.* Wir erwähnten bereits unter den Entstehungstheorien der Geschwürkrankheit, daß einige Forscher die Entstehung des Geschwürs auf die Mangelhaftigkeit der Magenschleimsekretion bei Geschwürkranken zurückführten. Mit einem Ersatz dieses Mangels meinten sie dies Ausbildung des Geschwürs verhindern zu können. Der Magenschleim hat auch noch andere günstige Wirkungen: durch Bedeckung des Geschwürs schützt sie es vor der Einwirkung von Säure oder mechanischen Faktoren und fördert somit seine Heilung; außerdem tritt der Schleim, der nichts anderes, als ein glykuronsäurehaltiges Glykoprotein ist, leicht mit der freien Säure in Reaktion und vermag sie daher zu binden (nach den Angaben von FOGELSON kann 1 g Muzin 15 ml Salzsäure von 0,5 v. H. neutralisieren); schließlich

absorbiert der Schleim auch das Pepsin und das Histamin des Magensaftes (Neumayr—Schmid). Am letzteren ist die Mukoproteose-Fraktion des Schleims am stärksten beteiligt (Schmid).

Der Schleim wurde aus dem Magen des Schweins genommen und daraus ein pulverisiertes Präparat hergestellt (Rivers). Diese Behandlungsmethode war eine Zeit lang auf Grund der günstigen Erfahrungen, über die einige berichteten, sehr verbreitet. Heute ist die Beliebtheit der Muzintherapie stark im Rückgang.

Auch mit sog. muzigogen Mitteln wurden Versuche unternommen. So nannte man Mittel, die die Schleimabsonderung des Magens zu steigern imstande sind. Eigentlich handelt es sich von einer indirekten Muzintherapie (Bandes und seine Mitarbeiter). Das Mittel, das am stärksten die Magenschleimabsonderung stimuliert, ist das Pilokarpin: dies kann aber infolge seiner sonstigen Wirkungen nicht empfohlen werden. Einige machten mit Silbernitratlösung, andere wieder mit der wässerigen Emulsion des Eugenols, mit Hydrogenperoxyd, mit Menthaöl Versuche. Die Ergebnisse sind schwer zu beurteilen, aber die *exogene* Therapie kann anscheinend die normale *endogene* Schleimsekretion nicht ersetzen.

4. *Lokale Anästhesie der Magenschleimhaut.* Pawlows Untersuchungen an Hunden beweisen, daß die lokale Anästhesie der Pylorusschleimhaut die Wirkung der mechanischen oder chemischen Reize ausschaltet, die die Sekretion des Magens hervorrufen können. *Novokain* und andere ähnliche Verbindungen verhindern, daß in der Schleimhaut sekretagoge Stoffe freiwerden. Das Novokain hat aber auch andere günstige Wirkungen: *a)* es unterbindet die Geschwürschmerzen innerhalb einiger Minuten, *b)* schaltet die Irritabilität und den Spasmus der Geschwürgegend aus, *c)* schützt die Schleimhaut vor schädlichen trophischen Einwirkungen. Mehrere Autoren — unter ihnen als erster Bayer — empfahlen diese Beobachtungen bei der Behandlung der Geschwürkrankheit zu verwerten. In Ungarn untersuchten Hámori und Szenes die Wirkung des Novokaintrinkens und berichteten von sehr günstigen Heilergebnissen. Neuerdings werden auch Meinungen laut, die die Novokaintherapie nicht für ganz gefahrlos betrachten (Segal und seine Mitarbeiter, Steigmann—Schlesinger), und zwar teils wegen der eventuellen Toxizität des resorbierten Novokains, teils weil es eine Vernebelung des Krankheitsbildes verursacht und so das Auftreten von Komplikationen fördern kann.

Die durchschnittliche Dosis des Novokains: 50 ml von einer 2prozentigen Lösung eine Woche lang, täglich dreimal.

5. *Röntgentherapie.* Von den vielen Krankheiten in denen die Röntgenbehandlung versucht wurde, konnte selbstverständlich auch die Geschwürkrankheit keine Ausnahme bilden. Der erste, der diese Behandlungsmethode anwandte, war Wilms, doch das umfangreichste Material hat hierüber Matoni veröffentlicht. Von den 140 Fällen Matonis konnten 77,1 v. H. genesen, bei 13,6 v. H. erfolgte eine Besserung und nur bei 9,3 v. H. blieb die Behandlung erfolglos. Die neueren und unter präziseren Bedingungen durchgeführten Untersuchungen sind ebenfalls sehr günstig. So sahen Ricketts und seine Mitarbeiter nicht nur in der aktiven Periode (in der Heilung des vorhandenen Geschwürs) sehr schöne Erfolge — und

zwar sowohl bei Magengeschwüren als auch bei Duodenalgeschwüren — sondern sie berichteten auch darüber, daß die der aktiven folgende inaktive Periode auffallend lang andauerte. BREITLÄNDER hielt aus theoretischen und praktischen Gründen an der Lokalbestrahlung von Magen und Duodenum fest, in jahrzehntelanger Anwendung sah er gute Erfolge auch bezüglich der Fernprognose. NEMENOW erreichte mit der Röntgenbestrahlung des Sympathikus gute Erfolge. In Ungarn, berichtete FÓTI über einen Erfolg von 80 v. H. Die Bestrahlung erfolgt in den Rückensegmenten V—VII. Wir müssen aber erwähnen, daß KOLTA und DUNAY mit der Bestrahlung indifferenter Körperstellen ebenfalls gute Erfolge erreichten!

Was die Erklärung des Wirkungsmechanismus anbelangt, war man anfangs der Meinung, daß die Bestrahlung die Bindegewebsbildung fördert und dadurch die Heilung des Geschwürs beschleunigt. Diese Anschauung kann aber nicht für genügend begründet angesehen werden. Es ist nicht zu bezweifeln, daß die Röntgenstrahlen auf die Magenschleimhaut — wie auch auf andere Drüsen — derart wirkt, daß ihre Sekretion für eine längere Zeit abnehmen oder ausbleiben kann. So fanden z. B. PALMER und TEMPLETON, daß sich bei 40 v. H. ihrer Fälle nach der Anwendung von 3000 r für eine Zeit von einigen Tagen bis mehreren Monaten eine völlige histaminrefraktäre Achlorhydrie entwickelte. In dieser Zeit waren die Kranken völlig symptomfrei, die Röntgenuntersuchung und gastroskopische Untersuchung zeigten die rasche Heilung des Geschwürs und während der Dauer der Achlorhydrie wurde ein erneutes Auftreten des Geschwürs niemals beobachtet. Die Achlorhydrie erwies sich in keinem Fall als endgültig und nach einigen Monaten war die Magensaftsekretion wiederhergestellt. Da kam es vor, daß die Geschwürkrankheit zu dieser Zeit erneut aktiv wurde.

Aus diesen Angaben müssen wir darauf schließen, daß die Röntgentherapie das Problem der Geschwürheilung zwar nicht lösen aber in einzelnen Fällen gute Ergebnisse erzielen kann. *Besonders in Fällen schwer heilender Duodenal-, sowie Jejunalgeschwüre halten wir sie für ratsam.* Die zweckmäßigste Strahlendosis scheint bei 2000 r zu liegen, die man im allgemeinen auf 10 Teildosen verteilt anwendet. Die Wirkung von kleineren Dosen ist nicht ausreichend.

Die hemmende Wirkung der Röntgenbestrahlung auf die Magensaftsekretion wurde auch an Hunden bewiesen. Die histologische Untersuchung ergab in der Magenschleimhaut Ödem, degenerative Veränderungen der Epithelzellen, leukozytäre Infiltration und Hyperämie.

SIMON wies auch vom radioaktiven Phosphorisotop nach, daß dies die Magensaftsekretion bei Hunden um 90 v. H. vermindern kann.

6. *Therapie mit Antikoagulanzien* Ausgehend von der Beobachtung, daß zur Zeit der Geschwürentstehung oft eine lokale Infarktbildung nachgewiesen werden konnte, versuchte VÁNDORFY an Geschwürkranken die Dikumarinbehandlung. Er berichtet zwar in seiner Mitteilung nur über 17 Fälle, in denen er jedoch so ausgezeichnete Erfolge erreichte, daß sie seiner Behauptung nach die Wirkung anderer antiulzerösen Mittel weit übertreffen. In dieser Hinsicht bedarf es noch weiterer Untersuchungen, obwohl man die große Erfahrung des Verfassers in der Behandlung der Geschwürkrankheit nicht außer acht lassen darf.

IV. Substitutionstherapie

In diese Gruppe werden die Mittel gezählt, die auf irgeneiner „Mangelkrankheitstheorie" der Geschwürkrankheit basieren und eine erfolgreiche Behandlung dadurch erzielen wollen, daß sie für den Ersatz eines Stoffes sorgen, der im gesunden Organismus zwar vorhanden ist, aus dem Organismus des Geschwürkranken dagegen fehlt.

1. *Magenwandauszüge. Magensaft.* Von den Arbeiten SELLEIS ausgehend, versuchte L. FRIEDRICH im Jahre 1931 die Geschwürkranken mit Magen- bzw. Duodenalwandauszügen zu behandeln. Die unmittelbaren Ergebnisse waren jedoch im weiteren Verlauf nicht zufriedenstellend. Seine Präparate nannte er — auf Analogie des Epithelins von SELLEI— Gastro- — bzw. Duothelin. FRIEDRICH wandte eigentlich — wenn er sie auch nicht als solche betrachtete — eine Substitutionstherapie an.

VÁNDORFY kam 1937 auf Grund seiner Versuche zu der Auffassung, daß die nachweisbare Dysharmonie zwischen den einzelnen Funktionen des ulzerösen Magens auf die periodische oder anhaltende Verminderung, bzw. Mangel irgendeines Stoffes zurückgeführt werden kann. Hält der Mangel an dieser Koordination längere Zeit an, so entstehen auf der Magenschleimhaut im Großteil der Fälle pathologisch-anatomische Veränderungen und zwar Gastritis, Erosionen, Geschwür und dessen eventuelle Komplikationen. VÁNDORFY ging von der Ansicht aus, daß die Magenwand diesen angenommenen Stoff bildet und der entstandene Stoff, den er *Defendin* nannte, mit dem Magensaft — oder wahrscheinlicher : mit dem alkalischen Sekret — in den Magenraum gelangt, von wo er resorbiert wird und nach der Resorption wirkt. Er gab Geschwürkranken den Mageninhalt gesunder, junger Menschen, der 40 Minuten nach dem Probefrühstück aus dem Magen gehebert wurde. Durch Filtrieren erhielt er ein homogenes, flüssiges Filtrat. Mit Hilfe der duodenalen Sonde brachte er 2—3 Wochen lang täglich 100—300 ml von diesem Filtrat in den Magen der Kranken. Um dauernde Ergebnisse zu erreichen, führte er nach der Beendigung der Kur 2—4wöchentlich eine solche Behandlung durch. Später wandte er — in Anbetracht der Schwierigkeiten bei der Kur — pulverisierte Magenwandauszüge an. Die oralen Präparate von hämopoetischer Wirkung erwiesen sich als erfolglos, die Erfolge verbesserten sich jedoch, als er Auszüge aus der Magenschleimhaut der Pylorusgegend anwandte. Den Wert des Verfahrens kann man nicht endgültig beurteilen, da der Verfasser über seine späteren Erfahrungen bedauerlicherweise nichts veröffentlichte. Es ist aber nicht uninteressant, daß MORRISON 1945 ähnliche Erfolge erzielte. Nachdem MORRISON bewiesen hatte, daß man mit der Verabreichung eines pulverisierten Schweinemagenpräparats an Hunden die Entstehung eines Atophangeschwürs verhindern kann, behandelte er auch Kranke auf diese Weise. Sein Verfahren konnte sich aber nicht verbreiten und war zahlreichen Angriffen ausgesetzt. Von ihm unabhängig gibt FRIEDRICH Magengeschwürkranken den Magensaft genesener Magengeschwürkranken und Duodenalgeschwürkranken den Magensaft genesener Duodenalgeschwürkranken. Er verabreicht täglich 10 ml auf nüchternen Magen nach Neutralisierung und Filtrierung. CARVAILLO injiziert den

Kranken in der aktiven Periode das Blutserum von Geschwürkranken, die sich in der inaktiven Periode befinden.

2. *Vorverdautes Fleisch.* BOLLER vertrat in Wien während des zweiten Weltkrieges, als die Bevölkerung nahezu hungerte, die Ansicht, daß die Geschwürkrankheit im Grunde genommen auf dem Mangel irgendeines vom Magen abgesonderten Stoffes beruht, dieser Abwehrstoff aber nur dann wirke, wenn er sich vorher mit dem Eiweiß, das mit der Nahrung aufgenommen wurde, vereinige. Analog zum Prinzip des Antiperniciosa-Faktors werde ein innerer Schutzfaktor nur mit einem äußeren, im Fleischeiweiß vorhandenen Faktor vereinigt, aktiv. Sowohl an Magengeschwürkranken als auch an Duodenalgeschwürkranken konnten mit der Fleischtherapie, bei der das Fleisch durch normalen Magensaft 6 Stunden lang vorverdaut wurde, in zahlreichen Fällen sehr gute Erfolge erreicht werden. Auf diese Behandlung reagieren nicht alle Geschwürkranken gleich günstig. Bei diesen setzt BOLLER voraus, daß es sich um einen *völligen* Mangel des Abwehrstoffes handelt. Er hält seine Erfolge für so gut, daß er diese Behandlung auch noch unter den heutigen Verhältnissen empfiehlt. Nachträgliche Untersuchungen stehen aber noch aus.

3. *Enterogastron. Urogastron.* IVY und seine Mitarbeiter stellten aus der Schleimhaut des Dünndarms einen hormonalen Stoff her, der in der Anwesenheit von Fett und Zucker die motorische und sekretorische Tätigkeit des Magens hemmt. Aus der Dünndarmschleimhaut von Schweinen stellten sie wirksame Extrakte her, die intravenös verabreicht die Magensaftabsonderung der Hunde signifikativ hemmen. Solche Extrakte verhindern — wie dies von HANDS und IVY bewiesen wurde — mit vollem Erfolg die Entstehung des MANN—WILLIAMSONschen Geschwürs. Da die Präparate nicht völlig rein waren, konnten sie dem Menschen nicht intravenös verabreicht werden, bei einer anderen Art der Einführung erwies sich jedoch das Mittel am Menschen als völlig wirkungslos. Mit Bezugnahme auf die MANN—WILLIAMSONschen Hunde, bei denen das Geschwür auch ohne Verminderung der Magensäureabsonderung heilt, äußerte sich SANDWEISS dahingehend, daß diese Schleimhautkonzentrate einen „antiulzerösen" Faktor enthalten.

Leider blieben die Heilversuche an Geschwürkranken (GREENGARD, SANDWEISS) bisher erfolglos. Dies gesteht auch IVY in seinem 1950 erschienenen Werke ein.

Das Urogastron ist ein aus dem Urin extrahierbarer Stoff, der ebenfalls die Magensekretion hormonartig hemmt. Es erhielt seinen Namen auf Grund seiner Wirkung, die des Enterogastrons sehr ähnlich ist. Auch dieses Mittel erweist sich nur intravenös verabreicht wirksam. Anfänglich wurden an Geschwürkranken gute Erfolge erreicht, die späteren Ergebnisse waren jedoch enttäuschend.

Zusammenfassend kann somit festgestellt werden, daß *die Erwartungen, die dem Enterogastron und Urogastron entgegengebracht wurden, sich keineswegs erfüllten.*

4. *Robuden.* Im Jahre 1944 wurde in der Schweiz unter dem Namen *Robuden* ein Präparat in Umlauf gesetzt, das aus dem Magen und Dünndarm frisch geschlachteter Tiere hergestellt wurde. Im Gegensatz zum

eiweißhaltigen Enterogastron ist dieses Präparat eiweißfrei. Über klinische Erfahrungen berichteten zahlreiche Autoren. Wie es zu sein pflegt, schienen die Anfangserfolge günstig, aber die Durchsicht eines umfangreichen Krankenmaterials führt zu dem Schluß, daß die erreichbaren Heilergebnisse mit Robuden hinter denen der üblichen Geschwürkur zurückbleiben. Darauf verwiesen wir bereits in der Einführung dieses Abschnittes (STOLTE). Heute ist das Robuden stark im Zurückgehen.

5. *Vitamin U.* CHENEY teilte zuerst während des Krieges mit, daß Atophan-, bzw. Histamingeschwüre bei Hühnern und Meerschweinchen durch frischen Kohlsaft verhindert werden können. Seine Erfahrungen an Geschwürkranken schienen günstig, die Zahl der Fälle ist aber klein, Nachuntersuchungen erfolgten bisher noch nicht.

*

Schließlich müssen wir uns noch mit drei Fragen befassen, die beim Geschwürkranken und seinen Arzt häufig auftauchen. Das sind nämlich die Probleme des *Rauchens*, des *Alkoholgenusses* und des *Kaffee-* bzw. *Teetrinkens.*

Was das *Rauchen* anbelangt, vertreten die meisten Ärzte die Ansicht, daß es für die Geschwürkranken schädlich sei. Tatsächlich finden wir Geschwürkranke, die schon nach dem Rauchen von 1—2 Zigaretten über Magenschmerzen klagen. Bei anderen hinwieder scheint die Aktivierung der Geschwürkrankheit dann aufgetreten zu sein als der Kranke aus irgendeinem Grund in übertriebenem Maße rauchte. Es gibt dagegen auch Kranke, die — mit oder ohne dem Wissen des Arztes — reichlich rauchen, in ihrem Krankheitszustand ist trotzdem keine Verschlechterung wahrnehmbar. Solche Fälle bringen die Auffassung des Arztes, dem sie zur Kenntnis kommen, ins Wanken. Die so entstandene allgemeine Unsicherheit bewegt die Kranken zu der Meinung, daß ein Rauchverbot des Arztes an seinen Geschwürkranken einzig davon abhänge ob der Arzt selber Raucher oder Nichtraucher ist.

Was die theoretische Seite des Problems anbelangt, so kann experimentell festgestellt werden, daß das Rauchen die Erregung des Vagus verursacht und dadurch die Harmonie der Teilfunktionen des Magens stört: es steigert die Sekretion, verzögert die Entleerung des Magens, führt zum Auftreten von Spasmen usw.

Was die klinische Seite der Frage betrifft, stelle ich — als Charakterisierung — die Meinung zweier ausgezeichneter Gastroenterologen aus der gleichen Zeit nebeneinander:

PORTIS: »Das Rauchen ist während der Behandlung (also in der aktiven Periode) strengstens verboten, da 1. infolge seiner Wirkung auf die parietalen Zellen eine Superazidität entsteht und 2. die Vaguserregung zur Absonderung von mehr Insulin führt und die entstehende Hypoglykämie die Störung der Hirnfunktion verursacht, was wieder eine Vaguserregung und so eine Superazidität hervorruft«.

TODD: »Wenn jemand ein starker Raucher ist, so ist es richtig, wenn wir ihm das Herabsetzen oder die Abgewöhnung des Rauchens anempfehlen, da er infolge des Rauchens einen Großteil seines Einkommens vor seiner Familie verraucht, jedoch kein Grund vorliegt anzunehmen, daß sein Geschwür dadurch schneller heilen wird«.

Und noch eine dritte Meinung, sozusagen der »Mittelweg!« BENTLEY: »Das übertriebene Rauchen ist ebenso einzustellen wie ein jeder anderer Abusus, aber wir haben keine Beweise dafür, daß mäßiges Rauchen die Magensekretion beeinflussen oder dem Geschwürkranken schaden würde; etwa 10 Zigaretten im Tag, das ist immerhin ein gerechter Handel.«

Selbstverständlich fragt es sich, auf Grund welcher Erwägung wir die Zahl der täglich zulässigen Zigaretten mit 10 Stück festsetzen? Es gibt gewiß keine Anhaltspunkte dafür, daß 20 Zigaretten im Tag die Heilung des Geschwürkranken hindern, dagegen 10 Stück nicht schaden.

Wer sich darauf beruft, das Verhältnis der Häufigkeit der Geschwürkrankheit bei Männern bzw. bei Frauen habe sich nicht verändert und das häufigere Auftreten der Geschwürkrankheit bei Männern sei dem Rauchen zuzuschreiben, verfolgt schwerlich den rechten Weg. Dieses Argument spricht gerade gegen die schädliche Wirkung des Rauchens, weil heutzutage die Frauen kaum weniger rauchen als die Männer.

Wegen der oben erwähnten individuellen Unterschiede kann sich auch die Frage der Tabakallergie ergeben. Demnach wäre möglich, daß das Rauchen nur denjenigen Geschwürkranken schadet, die gegenüber Nikotin oder sonstige Bestandelemente der Zigarette zu empfindlich sind. Zweifellos wäre es lohnenswert, diese Frage eingehender zu untersuchen.

WAGNER verwies auf die große Ähnlichkeit zwischen den subjektiven Symptomen sowie Röntgensymptomen des übertriebenen Rauchens bzw. den Symptomen des Duodenalgeschwürs.

Bei der Bearbeitung des großen Geschwürkrankenmaterials der Korányi-Klinik wandten wir unser Augenmerk auch dieser Frage zu. Vor allem stellten wir fest, wie sich unsere Geschwürkranken vom Standpunkt der Intensität des Rauchens verteilten. Wir unterschieden drei Gruppen, und zwar *a) starke Raucher* (mehr als 12 Zigaretten oder 3 Zigarren täglich), *b) mäßige Raucher* (1—12 Zigaretten, bzw. 1—2 Zigarren täglich) und *c) Nichtraucher*, und stellten nunmehr die Verteilung der Kranken nach diesen Gruppen fest. Als Kontrolle führten wir an 100 anderen Kranken gleichen Alters dieselbe Gruppenunterscheidung durch. Die folgende Tabelle veranschaulicht die Untersuchungsergebnisse:

TABELLE XXVII

Häufigkeit des Rauchens bei Geschwürkranken

Duodenale			Gastrische		
	Männer	Frauen		Männer	Frauen
starke Raucher ...	58,5 v. H.	11,5 v. H.	starke Raucher ...	47,0 v. H.	31,8 v. H.
mäßige Raucher ..	31,5 v. H.	51,9 v. H.	mäßige Raucher ..	32,0 v. H.	31,8 v. H.
Nichtraucher	10,0 v. H.	36,6 v. H.	Nichtraucher	21,0 v. H.	36,4 v. H.

Der Unterschied tritt noch schärfer in Augenschein, wenn wir bloß die Angaben derjenigen Kranken benützen, die wegen ihrer Geschwürkrankheit operiert wurden, d. h. zweifellos zu den schweren Fällen zählten. Die Verteilung unserer operierten Kranken sehen wir in der folgenden Tabelle:

TABELLE XXVIII

Häufigkeit des Rauchens bei operierten Geschwürkranken

Operierte (duod.)		Operierte (gastr.)	
Männer	Frauen	Männer	Frauen
79,0 v. H.	35,1 v. H.	68,9 v. H.	30,8 v. H.
13,5 v. H.	50,6 v. H.	17,8 v. H.	53,8 v. H.
7,5 v. H.	14,3 v. H.	13,3 v. H.	15,4 v. H.

Aus unseren Angaben kann also mit Recht der Schluß gezogen werden, daß *das Rauchen vom Standpunkt der Geschwürkrankheit nachteilig ist.* Eben darum, und weil wir nicht glauben, daß sich das Rauchen nicht »abgewöhnen« läßt, raten wir unseren Geschwürkranken, das Rauchen zu unterlassen. Diesen unseren Standpunkt könnten wir nur dann ändern, wenn es sich im Sinne des oben Gesagten herausstellten sollte, daß das Rauchen nur denjenigen Kranken schadet, die dem Nikotin gegenüber überempfindlich sind.

In unserer statistischen Bearbeitung versuchten wir auch festzustellen, womit unsere Kranken die Aktivierung ihrer Krankheit erklären. Im Gegensatz zu den 30 v. H., die sich auf Nahrungsfehler und zu den 47 v. H., die sich auf starke Emotionen beriefen, kam unmäßiges Rauchen in unseren Angaben nur in 9 v. H. der Fälle vor. Wir können den Angaben der Kranken selbstverständlich keine entscheidende Bedeutung beimessen.

In der Frage, ob der Genuß *geistiger Getränke* zuläßlich sei, vertritt man im allgemeinen die Meinung, daß sie aus der Reihe der Gewohnheiten der Geschwürkranken ebenfalls zu streichen sind, teils weil sie eine indirekte Reizwirkung auf die Magenschleimhaut ausüben, teils weil sie zu gesteigerter Säuresekretion führen.

Ivy versuchte vergebens an Tieren Geschwüre dadurch zu erzeugen, daß er ihnen Alkohol gab. Mit früheren Angaben übereinstimmend, können in dieser Weise eine bedeutende Hyperämie der Magenschleimhaut und eventuell auch Erosionen hervorgerufen werden. Die durch Ivy angewandten Dosen entsprachen dem durchschnittlichen Verbrauch alkoholische Getränke genießender Menschen.

Wer der Ansicht ist, daß das Geschwür auf Grund einer vorhergehenden chronischen Entzündung auftritt, verbietet den Alkohol mit Hinweis auf die wohlbekannte Tatsache, daß chronische Alkoholisten fast ausnahmslos an chronischer Gastritis leiden. Doch kommt die Geschwürkrankheit bei Alkoholisten nicht häufiger als bei anderen vor!

Unser Verfahren in der aktiven Periode und auch danach *verbietet den Kranken bis zur Heilung des Geschwürs den Genuß von alkoholischen Getränken. In der inaktiven Periode versteifen wir uns nicht auf diesen Standpunkt*, und stellen nur dann ein Verbot auf, wenn alkoholische Getränke unmittelbare Magenbeschwerden verursachen, oder wenn nachgewiesen werden kann, daß der Alkoholgenuß zur Aktivierung der Geschwürkrankheit führt. In sonstigen Fällen läßt sich gegen den mäßigen Genuß geistiger Getränke nichts einwenden.

Ähnlich verhält es sich im großen und ganzen mit dem Genießen *koffeinhaltiger Getränke.* Das Koffein kann an Katzen und Meerschweinchen Geschwüre hervorrufen, wenn wir es — ebenso wie bei den Histaminversuchen — in Bienenwachsvehikel verabreichen. Die Magensaftsekretion steigernde Wirkung ist wohl bekannt, ihr Maß kann aber individuell sehr verschieden sein. Es steht außer Zweifel, daß die Sekretion freier Salzsäure durch die Wirkung des Koffeins in der aktiven Periode der Geschwürkrankheit beträchtlich zunimmt, und daß diese Wirkung auch viel nachhaltiger ist. Demgegenüber gibt es zweifellos Geschwürkranke, denen der Verbrauch von schwarzem Kaffee oder Tee auch in größerer Menge nicht schadet.

Im allgemeinen halten wir uns an das Verfahren, daß wir im Zusammenhang mit dem Alkoholgenuß bereits erwähnt haben. Wir entziehen also in der aktiven Periode das Koffein, in der inaktiven Periode machen wir jedoch den Koffeinentzug davon abhängig, ob unmittelbar nach seinem Genuß Magenschmerzen auftreten, bzw. ob der Kaffee- oder Teegenuß die Aktivierung der Krankheit bewirkt.

Die Behandlung des blutenden Geschwürs

Eine sickernde Blutung kommt in der akuten Periode wahrscheinlich bei jedem Geschwür vor, eine *okkulte* Blutung kann jedoch oft auch im Stuhl der an chronischem Geschwür leidenden Kranken nachgewiesen werden. Von einer *manifesten* Blutung sprechen wir im Falle einer Hämatemesis oder Melaena. Um eine *massive* Blutung handelt es sich, wenn die Hämatemesis einen Blutverlust verursacht, der mit ausgesprochenem Ohnmachts- und Schwächegefühl verbunden ist, eventuell eine periphere Insuffizienz des Kreislaufes verursacht und so auch das Leben gefährdet. 80—90 v. H. solcher massiven Blutungen aus dem oberen Teil des Magen-Darmsystems sind ulzerösen Ursprungs, und *wir verfahren richtig, wenn wir sie auch in jedem Falle für eine solche halten bis das Gegenteil nicht beweisbar ist.* Bei akuter Blutung tritt nach Verlust von 40 v. H. der Gesamtblutmenge im allgemeinen der Tod ein. Im Laufe des Lebens erleiden etwa 10—20 v. H. der Geschwürkranken eine schwerere Blutung und bei 1/4 dieser Fälle ist dies das erste Krankheitszeichen. Daraus, daß sich das Blut durch Erbrechen oder Stuhlentleerung entfernt, kann nicht mit Sicherheit auf die Geschwürstelle gefolgert werden.

Etwa 60—100 ml Blut müssen in den Verdauungskanal gelangen, damit ein pechartiger Stuhl entstehe. Das pechartige Äußere des Stuhls kann — unabhängig von der Blutmenge — auch nach einer einmaligen

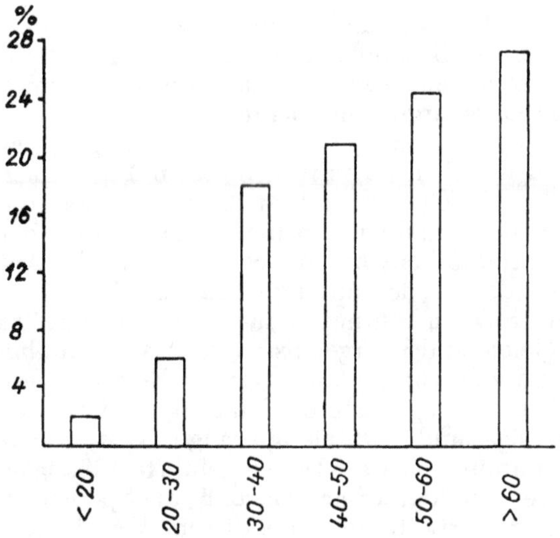

Abb. 41 Zahl der blutenden Geschwürkranken nach Altersgruppe

Blutung 3—5 Tage lang bestehen, während eine okkulte Blutung auch durch weitere 2—3 Wochen lang bestehen bleiben kann.

Die Blutung ist immer ein Anzeichen der Aktivität der Geschwürkrankheit!

Die Bedeutung der Ulkusblutung zeigt sich auch darin, daß etwa 7—8 v. H. der Geschwürkranken infolge einer Ulkusblutung stirbt. Das Bluterbrechen, das im allgemeinen als Charakteristikum einer plötzlich auftretenden Blutung gilt, ist gefährlicher, doch sein Ausbleiben schließt die Möglichkeit einer lebensgefährlichen Blutung nicht aus.

Die Ulkusblutung erfordert vor allem eine interne Behandlung und nur bei einem Teil der Fälle ist ein chirurgischer Eingriff nötig. Die guten Ergebnisse der internen Behandlung sind folgenden Faktoren zu verdanken: *a)* Verhinderung einer Dehydration, *b)* in einzelnen Fällen Durchführung einer Bluttransfusion und *c)* frühzeitig begonnene Nahrungsaufnahme.

Die »klassische« Behandlung hat im Falle einer Magenblutung folgendermaßen verfahren: 1—4tägiges völliges Hungern, strenge Bettruhe, Auflegen eines Eisbeutels auf die Magengegend und Morphiuminjektionen.

Der Kranke erhielt nicht einmal Wasser und es war strengstens verboten ihn zu bewegen, ja selbst ins Krankenhaus einzuliefern. Leichtere Fälle genasen auch so. Wer jedoch eine nachhaltige Blutung hatte, geriet alsbald in eine extreme Dehydration. Eine i. v. Tropfinfusion wurde seinerzeit noch nicht angewandt und die Menge einer rektal oder subkutan verabreichbaren Flüssigkeit genügte nur selten. Der Kranke flehte vergebens um Wasser, er durfte höchstens Gummi kauen oder Eis im Munde zergehen lassen. Obzwar die Kranken durch das Morphium betäubt wurden, litten sie viel und wenn sie starben, so hatten sie einen jämmerlichen Tod. Und doch blieb man bei der traditionellen Behandlung, da ihre theoretischen

Grundlagen rational waren, und wenn einzelne auch (im Falle nicht stillbarer Blutung) in der Behandlung eine Änderung vornahmen, liefen diese schweren Fälle im allgemeinen fatal aus, was wiederum den Gegnern der Neuerungen als Gegenargument diente.

LENHARTZ war der erste (1904), der das völlige Hungern aufgab und seinen blutenden Kranken schon in den ersten Tagen Eier und Milch gab. Trotz seiner guten Erfolge (Mortalität 2,1 v. H.!) wagte die Mehrheit der Ärzte nicht von der klassischen Behandlungsmethode der Blutung abzukommen. Eine Wendung brachte in dieser Hinsicht das Auftreten MEULENGRACHTS (1934), der in der anfänglichen Ernährung der Kranken viel weiter ging, bei größeren Blutungen auch eine sofortige Transfusion durchführte. Im Vergleich zu den Ergebnissen der bis dahin üblichen klassischen Behandlung konnte er von auffallend guten Erfolgen berichten. MEULENGRACHT gab schon am Tage nach der Blutung täglich fünfmal in beliebiger Menge eine flüssige und halbflüssig-breiige Kost, die in hohem Maße kalorien- und vitaminreich war. Die eingeführte Flüssigkeit betrug 1—1,5 Liter. Wir müssen nur darauf achten, daß die Speisen nicht stark säurebildend seien. Die Mortalität der mit diesem Verfahren behandelten blutenden Kranken fiel auf 2—3 v. H. zurück. Am ausschlaggebendsten fällt die Zubereitungsweise der Speisen und nicht ihre Qualität ins Gewicht. Einzelne sind zwar vorsichtiger als MEULENGRACHT und zwar entweder darin, daß sie die Ernährung nur am 3. oder 4. Tag beginnen, oder aber darin, daß sie in den ersten Tagen nur Milch, Eier und Keks geben. Unsere Erfahrungen stimmen mit denen von MEULENGRACHT völlig überein und wir weichen von der ursprünglichen Vorschrift nur in dem Falle ab, wenn der Kranke nicht essen kann oder wenn er die konsumierte Speise erbricht. Letzteres kann im allgemeinen an den Kranken beobachtet werden, bei denen eine Pylorusstenose eingetreten ist.

Ist das MEULENGRACHTsche Verfahren nicht anwendbar, so müssen wir für die Einführung von Salz und Flüssigkeit in entsprechender Menge sorgen um der Dehydration vorzubeugen. Kann der Kranke die Flüssigkeit zu sich nehmen, so geben wir ihm eine 1—2prozentige Kochsalzlösung zum Trinken. Ist er dessen nicht fähig, so müssen wir zur intravenösen Tropfinfusion (phys. NACl-Lösung) greifen. Die täglich aufgenommene Flüssigkeitsmenge muß 2—3 Liter und die tägliche Salzeinführung 10—15 g betragen. *Wir müssen trachten die tägliche Urinmenge über 1 Liter zu halten!* Nur so kann das Eintreten der Dehydration, des darauf folgenden Kollapses, der Blutvolumenverminderung und der Blutarmut verhindert werden.

Zur Stillung der Blutung wurde früher eine ganze Reihe verschiedener Präparate verwendet. Von diesen werden die Vitamine C und K, die sog. hämostatischen Stoffe: die intravenöse Injektion einer hypertonischen Salzlösung, Kalziumsalze, Gelatine und Koagulen heute noch vielenorts angewendet. Diese Verfahren wurden aber mehr oder minder durch die Bluttransfusion verdrängt. Es steht außer Zweifel, daß die Transfusion — abgesehen von der Unterbindung der blutenden Arterie—die Blutung am wirksamsten bekämpft.

Da die Transfusion manchmal mit unangenehmen Nebenwirkungen verbunden sein kann (Schüttelfrost usw.), geben wir die Transfusion nicht als Rutinbehandlung, sondern nur denjenigen blutenden Geschwürkranken die im Kollaps sind oder bei denen sich die bedrohlichen Vorzeichen eines Kollapses zeigen. Diese Vorzeichen können am Krankenbett durch ständige Beobachtung des Blutdruckes und des Pulses erkannt werden. Im allgemeinen können wir sagen, daß wir die Indikation der Transfusion ein jedesmal aufstellen, so oft der systolische Blutdruck unter 100 mm Hg fällt und der Puls allmählich über 100/Minute steigt. Wenn es uns möglich ist, auch die Erythrozytenzahl zu bestimmen, so kann uns dies insofern in unserer Entscheidung bekräftigen, daß wir bei einer Erythrozytenzahl unter 3 Millionen die Bluttransfusion für wünschenswert, unter 2 Millionen aber für notwendig halten werden. (Selbstverständlich wird die Erythrozytenzahl über die Ernsthaftigkeit der Blutung nur dann ein völlig genaues Bild bieten, wenn der Blutverlust durch Flüssigkeitseinströmung bereits ersetzt worden ist, also 2—3 Tage nach der Blutung. (Eine Verminderung des Blutvolumens um mehr als 30 v. H. ist gleichbedeutend mit dem Übergang in die Gefahrzone, d. h. mit einem drohenden Schock! Die Menge des transfundierten Blutes soll 500—600 ml betragen. In schweren Fällen soll die Transfusion täglich sogar öfters gegeben werden und die transfundierte Blutmenge kann in den ersten 24 Stunden 2—3 Liter übersteigen. Im Falle schlechter Venen gewinnen wir Zeit, wenn wir eine sternale Knochenmarkinfusion durchführen. In einigen Fällen sahen wir auch bei der oralen Verabreichung von Thrombin gute Erfolge (ROGERS). In den schwersten Fällen greifen wir zur arteriellen Transfusion. Die Transfusion geben wir — vor allem dem kardiovaskulären Kranken — langsam und unter ständiger Beobachtung des Kranken (bei einem systolischen Druck über 100 mm injizieren wir etwa 8 ml/Minute, bei etwa 50 mm 15 ml pro Minute! Es ist zweckmäßig zur Transfusion frisches Blut zu verwenden und die Blutgruppen durch gekreuzte Agglutination unmittelbar vor der Transfusion zu bestimmen. I. v. Tropfinfusion ist vorteilhaft.

Obzwar viele das Morphium verwerfen, sahen wir von seiner Verabreichung in den ersten zwei Tagen keinen Schaden.

Viele wünschen, daß wir während der Blutung unbedingt Alkalien verabreichen sollen, wenn es nicht anders geht durch eine dünne Sonde. Von ihrer Notwendigkeit konnten wir uns aber nie überzeugen, ja wir sehen in ihnen sogar eine Gefahr: die resorbierbaren Präparate können zur Störung des Säurebasengleichgewichts führen, besonders im Falle einer Dehydration oder eines Erbrechens. Die nicht resorbierbaren Präparate können dagegen mit Blut ein Koagulum bilden und — einigen kasuistischen Mitteilungen nach — die Darmpassage hemmen.

Da das Knochenmark das durch die Ulkusblutung verlorene Blut — besonders bei älteren Leuten — oft nur schwer und langsam ersetzen kann, beginnen wir neuerdings schon in den ersten Tagen nach der Blutung mit der Verabreichung von Eisen. Wir sind entschieden der Meinung, daß wir damit die Regeneration des Hämoglobins wesentlich beschleunigen können. Damit ist auch eine schnellere Besserung des Appetits, sowie des allgemeinen Befindens verbunden.

Die verschiedenen Auffassungen widersprechen sich auch in der Frage, ob die Darmfunktion eines Kranken, der blutet oder geblutet hat, künstlich geregelt werden soll. In dieser Hinsicht kommt die allgemeine Auffassung der Ärzte über die Obstipation meistens sehr entschieden zum Ausdruck. Wer der Meinung ist, daß ein Ausbleiben des Stuhls auch nur für einen Tag, infolge etwaiger Resorption toxischer Stoffe aus den Gedärmen dem Organismus »schädlich« sei, der versucht so schnell wie möglich den Stuhlgang durch Einlauf auszulösen. Andere dagegen vertreten wieder die Anschauung, daß das Auslösen der Darmperistaltik — entweder durch ein Abführmittel oder durch Einlauf — gefährlich sei, da es die bereits gestillte Blutung aufs neue hervorrufen könnte. Solche Ärzte halten nicht einmal eine 8—10 Tage dauernde Obstipation für bedenklich.

Unserer Anschauung nach ist *es nicht nötig den Stuhlgang frühzeitig auszulösen.* Wenn auf Grund der Beobachtung des Kranken festgestellt werden kann, daß die Blutung aufgehört hat und kein spontaner Stuhl vorhanden ist, rufen wir die Stuhlentleerung mit einem kleinen Einlauf hervor. Unser Eindruck ist, daß die Anzahl der Kranken, die den Stuhl spontan entleeren, seitdem wir die blutenden Kranken nicht mehr hungern lassen und die MEULENGRACHTsche Vorschrift befolgen, immer häufiger ist, und wir sehen fast nie die früher noch so häufige hartnäckige Obstipation.

Bei der Behandlung der Ulkusblutung sind also unsere internen Hauptmittel: die körperliche und geistige Ruhe, frühzeitiger Beginn der Ernährung, Vorbeugung der Dehydration und nötigenfalls Transfusion. Auf solche Weise kommt es immer seltener vor, daß wir einen Geschwürkranken infolge einer Blutung verlieren.

Die Indikation zu einer *operativen* Behandlung des blutenden Geschwürs fällt selbstverständlich mit der Grenze der konservativen Behandlung zusammen. Eine chirurgische Behandlung kommt immer dann in Frage, wenn wir die Blutung durch interne Behandlung nicht stillen können. Das richtige Verfahren des Chirurgen besteht also im »chirurgischen Opportunismus« und im selektiven Eingriff. Da die Blutung jüngerer Kranker fast ausnahmslos auch spontan bzw. durch die interne Behandlung aufhört, müssen diese Kranken im allgemeinen nicht operiert werden und wir lassen sie auch nicht operieren. Die Blutstillung bleibt manchmal bei Personen über 45—50 Jahren erfolglos. In diesen Fällen sehen wir entweder, daß die Blutung nicht aufhört und der Zustand des Kranken sich allmählich verschlimmert (sinkender Hämoglobinwert, zunehmender Pulsschlag, ansteigender Reststickstoff), oder daß die einmal bereits aufgehörte Blutung während einer richtigen internen Behandlung plötzlich mit erneuten Kräften neu beginnt. Die Prognose solcher Fälle ist schwer und sie gehören unbedingt in die Hand des Chirurgen. Wir alle sahen schon — entweder auf dem Operations- oder auf dem Seziertisch — Kranke, bei denen auf dem Boden des Ulkuskraters eine starrwandige und infolge einer Fixation an die umgebenden Gewebe klaffende Arterie zu sehen war. Da verstanden wir, warum die Blutung nicht einmal mit der zeitgemäßesten konservativen Behandlung gestillt werden konnte und wenn wir die mechanischen Schwierigkeiten vor Augen halten, die der Chirurg in diesen Fällen bekämpfen muß, so ist es klar, daß einzig die Operation eine Chance hat, den Tod durch Verblutung abzuwehren. Die Operation soll — unter dem Schutz von Transfusionen — nur ein erfahrener und in Magenoperationen gewandter Chirurg durchführen. (Wichtig!) Selbstverständlich ist die Grundbedingung der Operation eine genaue Diagnose.

Wenn wir die Mortalität bei den trotz der unstillbaren Blutung konservativ behandelten Kranken mit der Mortalität derjenigen vergleichen, die im Falle einer unstillbaren Blutung operiert wurden, so geht aus dem Vergleich der verschiedenen literarischen Angaben hervor, daß *die Mortalität der operierten Fälle im Vergleich zu der 50prozentigen Mortalität bei den weiterhin konservativ behandelten Kranken nicht 20 v. H. erreicht.*

Die literarischen Angaben zeigen auch, wann wir uns zu einem chirurgischen Eingriff entschließen müssen. Aus den zusammenfassenden statistischen Angaben Ivys geht hervor, daß der Operationserfolg bei denen, die »rechtzeitig« operiert wurden, besser war als bei den »Spätoperier-

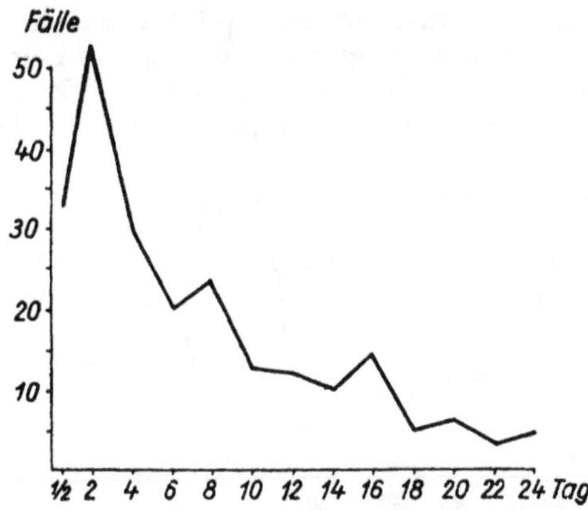

Abb. 42 Wiederholung der Blutung während der klinischen Behandlung

ten«. Während die Mortalität der innerhalb von 48—72 Stunden Operierten (155 Fälle) 7,8 v. H. betrug, stieg diese Zahl bei den später operierten Kranken (116 Fälle) auf 39, 7 v. H.

Eine ebenfalls stark umstrittene Frage ist es, welchen Standpunkt der Arzt dem Kranken gegenüber einnehmen soll, der einmal oder aber öfters geblutet hat. Während einige schon eine einzige Blutung als Indikation zur Operation betrachten, halten es andere nicht für nötig, selbst eine mehrfache Blutung unbedingt durch Operation zu behandeln. Tatsächlich, auch unsere Erfahrungen beweisen, daß die Blutungen letalen Verlaufes meistens *erste* Blutungen sind und die Verhältniszahl der Mortalität überhaupt nicht mit der Anzahl der Blutungen ansteigt. Wir sind der Meinung, daß wir hier individuell verfahren müssen : im Falle kleinerer Blutungen, günstiger Umweltsfaktoren, guter Kooperation mit dem Kranken und — vor allem — im jüngeren Alter können wir ruhig bei der internen Behandlung bleiben, indessen wir unbedingt Anhänger des chirurgischen Eingriffs sind, falls die Umstände ungünstig sind, oder wenn es sich insbesondere um blutende Kranken über 50 Jahre handelt. Die Operation läßt sich am zweckmäßigsten sofort nach Ablauf der Blutung, als der Kranke die Folgen der Blutung bereits überwunden hat, durchführen. Da entschließt sich auch der Kranke leichter zu einer Operation. Die Mortalität einer subtotalen Magenresektion, die in der Rekonvaleszenz nach der Blutung durchgeführt wird, beträgt etwa 5 v. H., also nicht mehr als eine ähnliche Operation an nichtblutenden Geschwürkranken. Zwar ist es zutreffend, daß die Operationsmortalität über 60 Jahre hoch ist: dies ist aber kein Grund, im Falle der Gefahr einer Verblutung hinsichtlich der Indikation des operativen Eingriffs, irgendeine Altersgrenze zu ziehen.

Chirurgische Behandlung der Geschwürkrankheit

Wir beabsichtigen uns nicht mit den »chirurgischen« Fragen und Gesichtspunkten der chirurgischen Behandlung zu befassen. Selbstverständlich interessiert den Internisten nicht nur der von einem chirurgischen Eingriff stehende Kranke, — bei dem meistens er entscheiden muß, ob der Kranke operiert werden soll, oder ob auch die Fortsetzung der internen

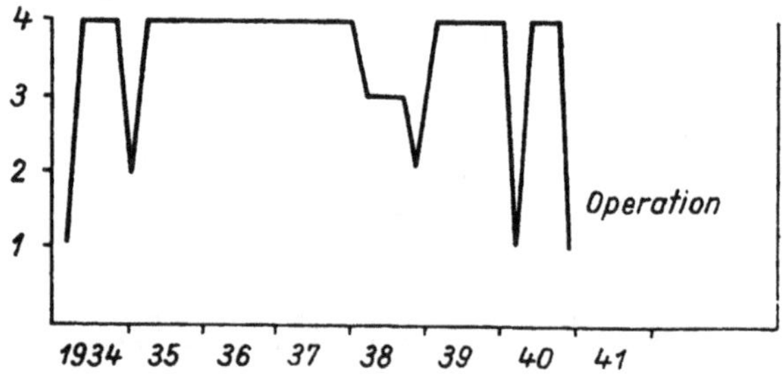

Abb. 43 Kurve des Krankheitsverlaufs beim Geschwürkranken
Zeichenerklärung: 1. Arbeitsunfähig 2. Mittelstarke Symptome 3. Schwache Beschwerden 4. Symtomfrei

Behandlung Erfolg verspricht — und nicht nur der Kranke, der eine Operation bereits hinter sich hat und entweder genesen oder mit neuen bzw. alten Beschwerden wieder zum Arzt zurückkehrt, sondern er hat auch dafür Interesse, was mit dem Kranken im Zusammenhang der Operation geschieht, d. h. auch für die Vorbreitung zur Operation, die Auswahl der Operationsmethode, die einwandfreie Durchführung der Operation und die postoperative Nachbehandlung. Die systematische Besprechung all dieser Fragen ginge aber über den Rahmen dieser Arbeit hinaus. Entsprechend der Aufgabe, die ich mir gestellt habe, befasse ich mich hier bloß mit Fragen, die vom Standpunkt des Internisten aktuell sind und in denen jeder Internist Stellung nehmen muß.

Wie allgemein festgestellt, werden im Laufe des Lebens etwa 15 v. H. der Doudenalgeschwürkranken und 60—70 v. H. der Magengeschwürkranken operiert. In meinem neuesten Material kamen 21,5 v. H. der Duodenalgeschwürkranken und 47,5 v. H. der Magengeschwürkranken zur Operation.

Welche Kranken sind das? Das ist zugleich auch die Frage der Operationsindikation.

Es kann festgestellt werden, daß sich bezüglich der chirurgischen Indikationen in den wissenschaftlichen Mitteilungen nach langem Fürundwider heute schon in großen und ganzen ein einheitlicher Standpunkt herausgebildet hat. Betrachten wir jedoch diese Frage *in der Praxis*, so müssen wir feststellen, daß diese Einheitlichkeit vielenorts nur auf dem Papier vorhanden ist. Die Ursache davon liegt teils auch am Kranken, der die Ratschläge seiner Ärzte nicht befolgend sogar den Gedanken an eine Operation zurückweist, selbst dann wenn diese noch mit günstigen Aussichten durchgeführt werden könnte, und der sich nur dann zur Operation entschließt, wenn es schon zu spät ist, d. h. die Operation nur bei erhöhter Gefahr durchgeführt werden kann oder aber wenn man dadurch keinen guten Erfolg mehr erzielen kann. Es muß aber festgestellt werden, daß der Fehler auch an den Ärzten liegt, und zwar sowohl an den Internisten wie auch an den Chirurgen. Die bewährten Operationsindikationen werden nämlich von dem Internisten, der seinen Kranken trotz ausgesprochener Notwendigkeit ad infinitum konservativ behandelt und die Operation fortwährend verzögert, ebensowenig beachtet, wie von dem Chirurgen, der jedem Geschwürkranken die Operation vorschlägt und operiert. Diese beiden Extreme, »den voreiligen Chirurgen« sowie »den endlos konservativ behandelnden« Internisten, gibt es heute noch in nicht geringer Zahl. Dieser Mangel an Übereinstimmung der Indikationen verursacht in der Praxis, daß die Operationsergebnisse der verschiedenen Anstalten nicht ohne weiteres miteinander verglichen werden können.

Der Arzt soll sich nicht von seinem ungeduldigen Kranken drängen lassen! *Wenn wir die Reihe der Kranken überblicken, bei denen der operative Eingriff ein schlechtes oder mittelmäßiges Ergebnis zeitigte, finden wir unter ihnen fast ausschließlich jüngere Kranke, die auf eine kurze Anamnese zurückblicken.* Der eine Teil von ihnen kann nicht, der andere will auch nicht nach den Vorschriften leben.

Wir müssen ferner feststellen, daß die beiden Formen der Geschwürkrankheit, die eine, die zur Entstehung des Magengeschwürs, und die andere, die zur Entstehung des Duodenalgeschwürs führt, nicht mehr unter dem Sammelnamen Ulcus pepticum über denselben Leisten gezogen werden können. Gerade vom Standpunkt der Indikation des chirurgischen Eingriffs ist es wichtig, zwischen dem Geschwür des Magens und des Duodenums zu unterscheiden. Immer mehr setzt sich die Auffassung durch, daß der überwiegende Teil der Duodenalgeschwüre auch durch eine konservative Behandlung heilt und in diesem Sinne eine »internistische Krankheit« ist, im Falle des Magengeschwürs dagegen oft die Gefahr besteht, daß das was wir als Geschwür betrachten, in Wirklichkeit ein exulzeriertes Karzinom ist ; wenn wir diesen Fehler begehen und versuchen, den Kranken auch weiterhin konservativ zu behandeln, so versäumen wir damit den günstigen Zeitpunkt einer erfolgreichen Operation, und bis eine Diagnose mit Gewißheit erfolgt und der Kranke auf den Operationstisch kommt, ergibt sich oft schon, daß das Karzinom inoperabel ist. In diesem Sinne ist das Magengeschwür eine »chirurgische Krankheit«.

Die hier dargelegte Auffassung bedeutet also nicht, daß wir einen Duodenalgeschwürkranken nie, einen Magengeschwürkranken dagegen immer operieren lassen. Nach den Angaben der Sektionsprotokolle können ja viel mehr geheilte Geschwüre im Magen als im Duodenum nachgewiesen werden : die Heiltendenz ist also beim Magengeschwür besser als beim Duodenalgeschwür. Dementsprechend erfolgt auch den klinischen Angaben nach die Heilung des Magengeschwürs schneller als die des Duodenalgeschwürs ; wenn wir somit die beiden Lokalisationen von einem höheren Standpunkt der Geschwür*krankheit* betrachten, so müssen wir sagen, daß wir die mehrmalige Reaktivierung der Krankheit seltener an *Magen*geschwürkranken beobachten (nach den Angaben von QUIGSTAD und RÖMCKE werden innerhalb von 8 Jahren 90 v. H. der Duodenalgeschwürkranken und 75 v.H. der Magengeschwürkranken wieder aktiv). *Die »internistische« und »chirurgische« Krankheitsbenennungen dienen einem rein praktischen Ziel, insofern sie im Arzt den Gedanken festigen wollen, daß er im Falle eines Magengeschwürs in jedem Falle außerordentlich sorgfältig die Möglichkeit eines Magenkarzinoms erwägen möge.*

Es ist auch beachtenswert, daß in unserem Krankenmaterial ein Drittel der einmal bereits internistisch erfolgreich behandelten Magengeschwürkranken später doch noch operiert wurde.

Mit Hinsicht auf die Operationsindikationen müssen vor allem die durch das Geschwür verursachten lokalen Komplikationen erwähnt werden. Diese sind : die Perforation des Geschwürs und die Pylorusstenose, die durch interne Behandlung nicht rückgängig gemacht werden kann. Wie wir es in diesem Abschnitt bereits erörtert haben, kann auch eine der internen Behandlung trotzende Blutung zur Stellung einer Operationsindikation führen. Neben diesen sog. klassischen Indikationen hat aber die Operation noch eine andere Berechtigung. Dies ist das Versagen der konservativen Behandlungsweise, sowie ein Geschwür im Magen, das durch interne Behandlung auch röntgenologisch nachweisbar nicht rückgängig gemacht werden kann.

Was von diesen die erste Indikation, also das sog. »unbehandelbare« Geschwür anbelangt, so verstehen wir darunter meistens ein Duodenalgeschwür, das trotz einer internen Behandlung nicht in die inaktive Periode der Geschwürkrankheit versetzt werden kann. Hier muß vor allem erwähnt werden, daß es u.E. kein unbehandelbares *Geschwür* gibt, sondern daß es sich bei der großen Mehrzahl dieser Fälle um unbehandelbare *Kranke* handelt. Für diese Kranken ist vor allem der Mangel der Kooperation charakteristisch und die Ursache der »Unbehandelbarkeit« besteht darin, daß die Kranken die ärztlichen Vorschriften nicht einhalten. Wenn er aber an einen Arzt gerät, der ihn »erziehen« kann, geht die Unbehandelbarkeit sofort in Behandelbarkeit über. Es gibt jedoch Kranke, deren Schmerzen auch bei richtiger Behandlung mehr oder minder beständig sind und auch ihr röntgenologisch nachweisbares Geschwür verkleinert sich nicht. Bei einem Teil dieser Kranken besteht eine latente Pylorusstenose, bei anderen erfolgt hinwieder eine kontinuierliche Salzsäuresekretion, die auf keiner Weise neutralisierbar ist. Die Jejunalgeschwüre sind in gewissem Sinne alle unbehandelbar. Wenn wir uns also überzeugt haben, daß eine objektive Veränderung die eigentliche Ursache der Unbehandelbarkeit des Kranken ist, so indizieren wir die Operation.

Wir haben bereits erwähnt, daß der Arzt das Magengeschwür mit anderen Augen betrachten muß als das Geschwür des Duodenums. Mit dem benignen (peptischen) bzw. malignen Geschwür des Magens befassen wir uns an einer anderen Stelle. Tatsache ist, daß *die Benignität keine sicheren pathologischen Merkmale hat, die Malignität dagegen gewisse bestimmte Kriterien aufweist.* Wenn sich somit bei jemandem das im Magen festgestellte Geschwür bei moderner internistischen Behandlung innerhalb von drei Wochen röntgenologisch nicht verkleinert, muß der Kranke operiert werden.

Von den chirurgischen Verfahren wird durch unsere Chirurgen zur Zeit fast ausschließlich die partielle *Magenresektion* durchgeführt. In einer kleinen Anzahl der Fälle, auf Grund bestimmter Indikationen, wird auch

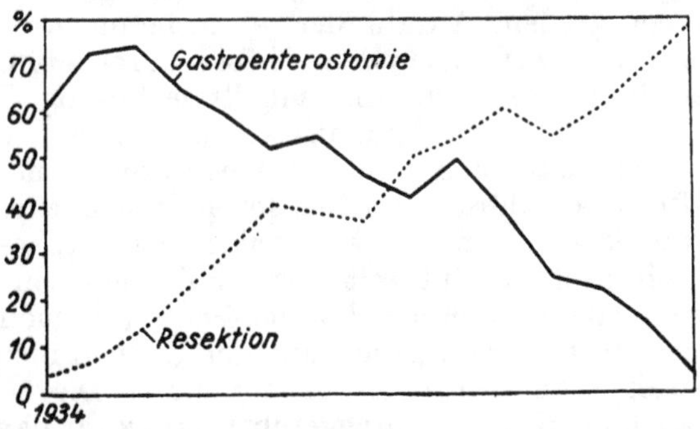

Abb. 44 Die Häufigkeit der durchgeführten Operationen auf der Mayo-Klinik

eine *Gastroenterostomie* vorgenommen. Der Stern der *Vagotomie* ist nach kurzem Aufleuchten völlig verblaßt und sie wird zur Zeit von den Chirurgen seltener angewandt.

Die Magenresektion ist tatsächlich die beste Methode unter denen, die uns zur Zeit zur Verfügung stehen. Ihre Gesamtmortalität beträgt im Falle *geübter Hände* 1—5 v.H., in komplikationsfreien Fällen steht sie eher der niedrigeren Zahl nahe. (Ich stelle die Frage : gehört die Magenresektion in die Hand eines Durchschnittschirurgen?) Die theoretische Grundlage der Operation besteht darin, daß durch sie ein umfangreicher Teil des säuresezernierenden Gebietes des Magens ausgeschaltet wird; durch die Entfernung des pylorischen Teils wird auch das Gastrin, der Auslösungsfaktor der chemischen Phase der Magensaftsekretion ausgeschaltet. Auf Grund der Magensaftuntersuchungen nach der Operation kann festgestellt werden, daß in 1—10 Jahren nach der Magengeschwüroperation bei 90 v. H. der Fälle tatsächlich eine völlige Achlorhydrie vorhanden ist. Nach einer Resektion wegen duodenalem Geschwür kann in derselben Zeitspanne nur bei 55 v.H. der Fälle eine Achlorhydrie nachgewiesen werden. Bei der Resektion entfernt der Chirurg etwa 60 v.H. des Magens ; in einzelnen Fällen müssen sogar noch mehr, und zwar 70, ja auch 80 v.H. entfernt werden. Ein dauernd zufriedenstellendes Ergebnis bietet eine 90prozentige Resektion.

Die *Gastroenterostomie* ist ebenfalls eine theoretisch wohlbegründete Operation, da das Fernhalten des Mageninhaltes vom Duodenum die Reaktion des Duodenuminhaltes neutral oder alkalisch machen kann. Dadurch kann die Heilung des duodenalen Geschwürs wirklich gesichert werden. Leider vermindert aber diese Operation das Volumen der Magensaftsekretion nicht, obzwar der duodenale Saft, der durch den Pylorus oder durch die kurzen Jejunalschlingen zurückströmt, zur Neutralisierung oder mindestens zur Verdünnung des Magensaftes beiträgt. Günstig wirkt sich die Operation auch auf die motorische Funktion des Magens aus: durch sie ist die zufriedenstellende Entleerung des Magens auch im Falle einer Stenose des ersten Abschnittes des Duodenums möglich.

Obzwar heutzutage über die Gastroenteroanastomose eher nur abfällige Meinungen zu hören sind, kann nicht geleugnet werden, daß die Operation an einer großen Anzahl der — insbesondere duodenalen — Geschwürkranken mit hervorragendem Erfolg durchgeführt wurde. Vor 30 Jahren schien diese Operation eine endgültige Lösung. Damals zeigten sich die ersten postoperativen Jejunalgeschwüre, deren Anzahl mit der Zeit derart zunahm, daß man von der Operation allmählich Abstand nahm. Zur Zeit führt der Chirurg nur in solchen Fällen eine Gastroenterostomie durch, wo es sich um ältere Kranken handelt, wenn das Risiko einer Operation sehr groß scheint, seit längerer Zeit eine chronische Läsion vorliegt, die bereits eine organische Pylorusstenose (obschon vielleicht nur schwächeren Grades) hervorrief, und falls der Kranke nicht zu den neuropathischen, stark superaziden Kranken gehört. Die Operation wird vom Chirurgen auch im Notfalle durchgeführt, und zwar dann, wenn er im kurzen Duodenum ein tiefliegendes Geschwür findet, weshalb weder die Entfernung des Geschwürs noch die genügende Schließung des Duodenalstumpfes möglich ist. Das kommt meistens bei dickleibigen Menschen vor, die einen kleinen und hochliegenden Magen haben, ihr Duodenum dagegen tief liegt. Es steht fest, daß diese Lösung des Problems desto seltener gewählt wird, je größere Übung und Geschicklichkeit dem Chirurgen eignet. Andauernd zufriedenstellend ist das Ergebnis bei 70—80 v.H. der Fälle.

Das Verhalten unseres Krankenmaterials wird auf Abb. 45 und 46 veranschaulicht.

Diesen beiden klassischen Operationen schloß sich nach dem Kriege die *Vagotomie* an. Die theoretische Grundlage dieser Operation ergibt sich daraus, daß die völlige Durchtrennung der Vagusnerven die sog. kephalische Phase der Magensaftsekretion aufhebt. Infolgedessen nimmt das Volumen der Magensekretion und die Azidität des Magensaftes in beträchtlichem Maße ab. Beim Großteil der Fälle führt zwar die Vagotomie nicht zu einer völligen Anazidität, da die gastrische und intestinale Phase der Magensekretion aufrechterhalten bleibt, doch kann eine entschiedene Verminderung beobachtet werden. Die beträchtliche Abnahme der nächtlichen Magensaftsekretion muß besonders hervorgehoben werden. Gleichzeitig vermindert sich auch die motorische Funktion des Magens, was zur motorischen Insuffizienz führen kann, falls der Chirurg nicht gleichzeitig auch eine Gastroenterostomie durchführt. Bei einem Teil der Fälle bilden sich die Magenveränderungen selbst mehrere Jahre nach der Operation zurück. Es fragt sich nun, ob in solchen Fällen — wie viele annehmen — die *völlige* Durchtrennung der Vagus tatsächlich nicht erfolgte : *die anatomische Vagotomie ist nicht immer mit der physiologischen Vagotomie identisch!*

Eine Vagotomie führen die Chirurgen heutzutage fast nur im Falle eines Jejunalgeschwürs durch, und zwar als *alleinige* Operation, wenn ihr bereits eine erfolglose Resektion vorherging, bzw. *mit einer Resektion verbunden,* wenn es sich um einen noch nicht operierten Kranken handelt. Seltener wird sie auch im Falle eines Duodenalgeschwürs durchgeführt, wobei man zugleich auch eine *Gastroenterostomie* verrichtet.

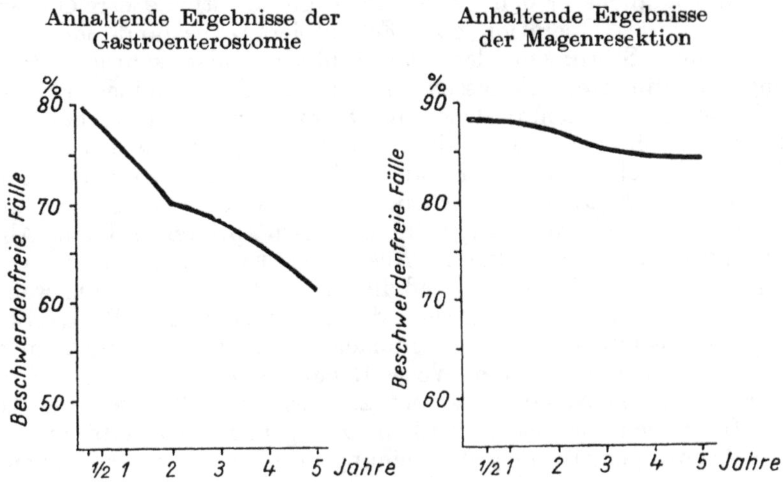

Abb. 45—46

Was die Ergebnisse der Geschwüroperationen anbelangt, kann nicht bezweifelt werden, daß die zur Zeit verbreiteteste Operation : die Magenresektion, bei weitem nicht als eine ideale Operation betrachtet werden kann. Die Resektion ist eine verstümmelnde Operation und von solchen Operationen hat der Zürcher Chirurg, CLAIRMONT, mit Recht behauptet, ein späteres Zeitalter werde an diese Operationen als an barbarische Eingriffe mit Entsetzen zurückdenken. Außerdem ist die Resektion keine kausale, sondern eigentlich eine symptomatische Operation und als solche unterscheidet sie sich nicht in vielem von dem Verfahren, wodurch der Chirurg z. B. ein Glied wegen diabetogenen Geschwürs amputiert. Die Operation bewährt sich aber nicht in jedem Falle. Abgesehen von den Unannehmlichkeiten, die sich manchmal nach der Operation einstellen und oft jahrelang andauern, wie etwa die sog. »Beschwerden des Kleinen Magens« oder das »Dumping-Syndrom», erfüllten sich nicht einmal die Erwartungen in Bezug darauf, daß es nach der Resektion nicht mehr zur Entstehung eines Jejunalgeschwürs kommen werde. Die verschiedenen statistischen Ausweise bieten verschiedene Zahlenangaben (0—9 v. H. oder sogar noch mehr), die zwar verhältnismäßig klein sind und bei weitem nicht die Anzahl der Jejunalgeschwüre nach der Gastroenterostomie erreichen, aber trotzdem nicht zu vernachlässigen sind. Wir kennen schließlich auch Fälle, in denen die Beschwerden der Kranken nach der Operation völlig aufhörten und auch kein Geschwür mehr auftrat, die Kranken aber unter den sonstigen Folgen einer Operation litten. Es ist klar, daß der Kranke nicht als genesen gelten kann (resectio ipsa morbus), wenn er sein Gewicht nicht wiedererlangt hat, wenn er an einer Anämie leidet (VANNOTTI fand mitunter nach der Resektion eine schwere Hyposiderämie vor!), wenn er nicht alles essen kann und lebensüberdrüssig ist. Unseren Erfahrungen nach können durch Resektion vor allem in den Fällen keine guten Erfolge erreicht werden, in denen vor der Operation eine Fettintoleranz bestand oder aber im Krankheitsbild Störungen der Darmfunktion oder sontige vegetative Störungen dominierten. Es lassen auch in den Fällen keine zufriedenstellende Ergebnisse erzielen, in denen die Operationen wegen verhältnismäßig frischer Geschwüre (nicht älter als 4 Jahre) durchgeführt wurden. Ähnliche Erfahrungen machten wir im Zusammenhang mit der operativen Heilung der Gallensteinkrankheit: es scheint, die Krankheit muß eine gewisse Zeit lang bestehen, damit sich der Organismus adaptieren und seine Abwehreinrichtungen ausbilden kann. Aus BOLLERS Untersuchungen ergab sich die interessante Tatsache, daß diejenigen Resektionen am wenisgten zufriedenstellen, die an jungen Frauen durchgeführt werden. Bei der Stellung der Operationsindikation ist es demnach zweckmäßig, wenn man diesen Umständen in entsprechender Weise Rechnung trägt.

Das *Dumping-Syndrom* kommt zur Zeit sicherlich seltener vor als früher. Diese sich in außerordentlich unangenehmen Symptomen manifestierende postoperative Folgeerscheinung kann nicht nur nach Magenresektionen, sondern auch nach Gastroenteroanastomosen beobachtet werden.

Die eine seiner beiden gut unterscheidbaren Formen ist die nach der Nahrungsaufnahme *sogleich* auftretende, vasomotorische oder »vagotonische« Form (CULVER), die andere die »hypoglykämische« Form, die eine *gewisse Zeit nach* der Nahrungsaufnahme auftritt. Unseren Erfahrungen nach war die erstere viel häufiger.

Der *hypoglykämische Typ* unterscheidet sich in nichts von den hypoglykämischen Attacken anderen Ursprunges.

Der *vagotonische Typ* ist viel abwechslungsreicher. Die Beschwerden treten nach der Operation sofort auf, wenn der Kranke zu essen beginnt. Das Auftreten der Beschwerden erfolgt 10—20 Minuten nach der Nahrungsaufnahme, also etwa zur Zeit, da die Speise ins Jejunum gelangt. Das erste Symptom ist im allgemeinen das Einsetzen von »Wallungen«. Darauf folgt eine Nausea. Die Nausea begleitet meistens den ganzen Anfall und nötigt den Kranken zu Brechversuchen. Das Erbrochene enthält meistens nur Galle. Gelingt dem Kranken das Erbrechen, so hören die Beschwerden oft auf. Manchmal verspürt der Kranke auch Schmerzen und zwar in der Gegend der Anastomosenöffnung. Herzklopfen, Schwitzen, Schwäche- und Ohnmachtsgefühle begleiten häufig diesen Typ. Manchmal wird das Auftreten dieses Syndroms durch das Quantum oder die Qualität der Kost (vor allem Kohlenhydrate) und durch physikalische Tätigkeit gefördert. Die typische Attacke, die 10—30 Minuten dauert, legt sich allmählich und spontan. Beim Großteil der Fälle bleiben die Beschwerden nach einigen Monaten aus, in einzelnen Fällen können sie jedoch lange Jahre hindurch auftreten.

Die Ursache der hypoglykämischen Form liegt wahrscheinlich an der schnellen und vollständigen Entleerung des Magens und an der damit verknüpften beträchtlichen Blutzuckererhöhung, die eine höhere Insulinerzeugung zur Folge hat. Die Ursache der vagotonischen Form ist nicht klar. Einzelne führen sie auf das Jejunum zurück, das sich nicht an eine plötzliche Ausdehnung gewöhnt hat. Andere wieder sehen die Ursache in einer Gleichgewichtsstörung des vegetativen Nervensystems, die als Folge der Reizung und der Dehnung des Jejunums in Erscheinung tritt.

Bei der hypoglykämischen Form besteht die Behandlung aus einer Diät von hohem Eiweiß- bzw. Fett- und niedrigem Kohlenhydratgehalt und sie soll das Prinzip von häufig aufgenommenen, aber kleinen Nahrungsmengen befolgen. Anstrengende physikalische Bewegung ist zu vermeiden. Hat sich der Anfall bereits entwickelt, so setzt das Einnehmen von Zucker den Beschwerden sofort ein Ende.

Die Behandlung der vagotonischen Form ist schon bei weitem weniger erfolgreich. Ruhe nach der Nahrungsaufnahme, Diät mit niedrigem Kohlenhydratgehalt, Atropin, Ephedrin, Barbiturate können versucht werden. Die empfohlenen chirurgischen Verfahren, so etwa die Vagotomie zeitigten ebenfalls keinen Erfolg.

Um den Wert der Resektion festzustellen wandte sich CHIRAY in Paris mit der Rundfrage an seine Kollegen, in der er die geschwürkranken Ärzte darüber um Aufschluß bat wie sie ihre eigene Krankheit behandeln. *Die befragten Ärzte wählten in überwiegender Mehrheit die interne Behandlung!*

Über das gegenseitige Verhältnis der Internisten und der Chirurgen nur soviel: dem Geiste moderner Medizin und dem Interesse der Kranken widerspricht zutiefst der vielenorts heute noch auftauchende Gedanke, daß Internisten und Chirurgen in zwei sich gegenüberstehenden Lagern stehen. Zweifellos kann jedoch die Chirurgie nur ein »notwendiges Übel« sein in der Behandlung einer Krankheit, die die Krankheit des *ganzen* mit seiner Umwelt eine unlösbare Einheit bildenden Menschen ist. Die Chirurgie hat in der Behandlung der Geschwürkrankheit eine löbliche Gegenwart, aber keine »Zukunft«.

Auf Grund seiner praktischen Wichtigkeit müssen wir uns hier eigens mit dem *Jejunalgeschwür* befassen. Bekanntlich ist dieses Geschwür fast ausnahmslos postoperativ (artefactum) und spielt in seiner Entstehung des Säure- und Pepsingehalts des Magensaftes eine bedeutende Rolle. Dementsprechend entsteht sie nie nach Operationen wegen Magen*krebs*. Es wird auch nach einer Magengeschwüroperation viel seltener beobachtet als nach einer Duodenalgeschwüroperation. Wahrscheinlich kann das mit der Anazidität erklärt werden, die nach der Magengeschwüroperation in 90 v.H. der Fälle auftritt. Nach einer wegen Ulcus duodeni durchgeführten Gastroenterostomie entwickelte sich das Ulcus jejuni in den

»letzten Tagen« dieser Operation in 15—30 v.H. der Fälle. Wie bereits erwähnt, konnte leider nicht einmal die Verbreitung der Magenresektion das Auftreten des Ulcus jejuni verhindern. Und dies gilt auch für die dritte Operation : für die Vagotomie, die sogar noch in der Hand von DRAGSTEDT in einzelnen Fällen zur Entstehung eines Jejunalgeschwürs führte. PRIVITERI beobachtete in 47 Fällen 10mal (innerhalb von 10—27 Monaten) die Reaktivierung des Geschwürs.

Das Auftreten eines Jejunalgeschwürs wurde postoperativ nach einigen Monaten, aber auch nach 25 Jahren beobachtet. Nach den Angaben von ALLEN und WELCH entwickelte sich das Geschwür bei 1/3 der Fälle im ersten, bei 1/3 im zweiten postoperativen Jahr und beim dritten Drittel später.

Wiederholtermaßen wurde festgestellt, daß gegen ein Jejunalgeschwür diejenigen Kranken am meisten immun sind, bei denen die Resektion eine Achlorhydrie nach sich zog. Leider ist es für den Chirurgen außerordentlich schwierig, wenn nicht gar unmöglich genau festzustellen den wievielten Teil des Magens er während der Operation entfernt. Die Größe des zu entfernenden Magenteils ist wahrscheinlich nicht der einzige Faktor, weil nach gleich großer Resektion bei dem einen Kranken völlige Achlorhydrie, bei dem anderen dagegen keine erfolgt.

Die Bedeutung des Jejunalgeschwürs liegt vor allem in der Ausbildung seiner Komplikationen. Diese sind : die Blutung, die Perforation und die Entstehung einer fistula gastrojejunocolica. Obzwar eine *Blutung* etwa bei der Hälfte der Kranken — oft auch wiederholt — auftritt, ist die Anzahl der Blutungen letalen Verlaufes doch kleiner als bei den Duodenal- oder Magengeschwürkranken. Die *Perforation* in die freie Bauchhöhle tritt verhältnismäßig selten auf, da sie ziemlich langsam erfolgt und so genügend Zeit zur Abkapselung der Perforation vorhanden ist. Eine subakute Perforation kommt aber ziemlich häufig vor. Zu dieser Zeit liegt der Kratergrund auf dem Mesokolon oder auf dem Kolon transversum und bei einem weiteren Vordringen des Geschwürs entsteht eine *fistula gastrojejunocolica*. Dies ist eine schwere Komplikation ; sie ist mit einer baldigen Operation zu heilen, und wenn sich auch die Lage seit der Einführung der Antibiotika verbessert hat und nach einer Vagotomie in einzelnen Fällen ein Verschluß solcher Fisteln beobachtet worden ist, so bleibt die Mortalität dieser Komplikation noch immerhin hoch.

Das Resultat der *internen* Behandlung des Ulcus jejuni ist höchst enttäuschend und wir haben das Gefühl, daß es früher oder später in jedem Falle zu einem operativen Eingriff kommt, wenn einmal die Diagnose des Jejunalgeschwürs sichergestellt werden kann. Wenn wir diesen Standpunkt teilen, so ist es selbstredend klar, daß die sobald wie möglich durchgeführte Operation das richtige Verfahren ist und zwar noch vor dem Auftreten weiterer Komplikationen.

Die *chirurgische* Behandlung veränderte sich im Laufe der Zeit in beträchtlichem Maße. Im Falle eines Jejunalgeschwürs, das nach einer Gastroenterostomie wegen *Ulcus duodeni* auftrat, wurde früher eine Exzision des Geschwürs vorgenommen. In diesen Fällen trat jedoch die Reaktivierung des Duodenalgeschwürs leider ziemlich häufig auf.

Dies zu vermeiden, führten die Chirurgen später außer der Exzision die Aufhebung der Anastomose und zugleich eine Magenresektion durch. Die Ergebnisse waren unbedingt besser, doch konnte auch so das Auftreten des Ulcus jejuni nicht verhindert werden.

Die schwerste Aufgabe war die chirurgische Behandlung des Jejunalgeschwürs, das nach einer *Magenresektion* wegen Duodenalgeschwür auftrat. Da schnitt der Chirurg meistens noch weitere Magenteile aus, aber auch dies konnte beim Kranken das wiederholte Auftreten des Jejunalgeschwürs nicht verhindern. Der Säuregehalt des Magensaftes blieb auch dann hoch, wenn — wie wir es nicht selten selbst beobachten konnten — der Kranke dreimal-viermal operiert wurde: es wurden immer neuere und neuere Magenteile entfernt, bis schließlich ein ganz kleiner Magenstumpf zurückblieb.

Eben vor solchen Fällen verschont uns die neueste Entwicklungsstufe der operativen Heilung: die Vagotomie. In solchen rebellischen Fällen muß nämlich angenommen werden, daß sich der neurogene Faktor bei der Magensaftsekretion besonders stark geltend macht. Die Vagotomie erzielte namentlich in den Fällen gute Erfolge, in denen die erste Operation eine Magenresektion war. Die Magenresektion schaltete die *gastrische* Phase der Sekretion aus, und wenn nachher dennoch ein Ulcus jejuni entstand, schien es logisch, durch Vagotomie auch die erste, die *kephalische* Phase auszuschalten. In diesen Fällen sind die Ergebnisse der Vagotomie tatsächlich sehr gut.

Nach einer Vagotomie wegen *Ulcus jejuni*, das nach einer Gastroenterostomie entstand, sind die symptomatischen Ergebnisse ausgezeichnet. Da aber in einzelnen solchen Fällen doch die Reaktivierung des Duodenal- bzw. Jejunalgeschwürs beobachtet wurde, ist die Mehrzahl der Chirurgen der Meinung, daß in diesen Fällen außer der Vagotomie noch die Magenresektion durchgeführt werden soll.

Außer den erörterten drei Hauptoperationen werden neuerdings auch andere Operationsverfahren versucht. Eines dieser Verfahren besteht in der Durchtrennung des *N. sympathicus*. Diesen Eingriff empfahl als erster Crile in Form einer Exstirpation des Ganglion coeliacum und einer Denervation der Nebennieren. Es fand sich niemand, der seine Vorschläge verwirklicht hätte. Diese im ersten Augenblick überraschend wirkende Konzeption findet seine Erklärung in der Auffassung (Sturm), daß in der Geschwürkrankheit die Steigerung des Sympathikustonus das Primäre sei. Die unmittelbare Folge bestehe im Angiospasmus und in der am Geschwürgebiet umschriebenen Magenwandatonie. Die Steigerung des Vagustonus, die die Kontraktion der muscularis mucosae, den segmentalen und anhaltend zirkulären Spasmus, die Hyperperistaltik und die Superazidität verursacht, kann als sekundäre Reaktion aufgefaßt werden, die im Sinne des vegetativen Antagonismus erfolgt. Das Ziel der Behandlung des Geschwürs ist demnach die Verminderung des Einflusses des Sympathikus auf den Magen. Mező berichtete zu Beginn der 40er Jahre über ausgezeichnete Ergebnisse auf Grund einer mehrere Monate wiederholt gesetzten *paravertebralen Novokainblockade*, in deren Verlauf er die Ausschaltung der unteren Rücken- und oberen Lendensegmente durchführte.

Die eine Schwierigkeit des Verfahrens ergab sich aus der langwierigen Behandlung, weshalb die Kranken nicht immer zur Fortzetzung und Beendigung der Kur zu bewegen waren. Die andere Schwierigkeit lag zweifellos darin, daß die tiefgehenden Injektionen blind vorgenommen wurden und daher das erwünschte Ziel nicht in jedem Falle erreichbar war. 1942 berichteten FROEHLICH und seine Mitarbeiter in 4 Fällen über »guten Erfolg« nach *Splanchnikotomie und Entfernung der I. bzw. I—II. lumbalen Sympathikusganglien.* Ähnlich äußerte sich PICARD in einer Mitteilung.

KUX wies darauf hin, daß bei Thorakoskopien der thorakale Grenzstrang und die beiden Splanchnici gut sichtbar und erreichbar sind. BAUMGARTNER war es, der auf den Gedanken kam die Einwirkung des Sympathikustonus auf den Magen auf diesem einfachen Weg auszuschalten. Zuerst wurden *beide Splanchnici mit 1%iger Novokainlösung* über dem Zwerchfell infiltriert, und zwar dort, wo sie den Grenzstrang verlassen. Die Schmerzen des Kranken hörten nach dem Eingriff sofort auf, meldeten sich aber in 8—10 Tagen wieder. Darum wurde später in örtlicher Betäubung *die Durchschneidung des rechten N. splanchnicus mit diathermischer Schlinge* durchgeführt. Der Eingriff kann in wenigen Minuten durchgeführt werden. Die besten Ergebnisse erhielt man bei frischen Duodenalgeschwüren, d. h. in Fällen in denen die Ergebnisse der Magenresektion am wenigsten zufriedenstellend waren und gewöhnlich nur eine lange interne Behandlung Erfolg hat.

Unseren Kenntnissen nach schreitet der im Magen entstehende Schmerz auf der Bahn des Sympathikus zum Gehirn. So ist es also verständlich, daß die Schmerzen der durch Sympathikotomie behandelten Kranken sofort aufhören. Es bleibt aber weiterhin fraglich, inwiefern das Unterbrechen der Schmerzleitung genügt eine dauernde Heilung zu erzielen. Wenn wir annehmen, daß die primäre Störung von jedem Glied des die Geschwürkrankheit erzeugenden Systems (Umwelt—Zentralnervensystem—Magen) ausgehen kann, dann scheint die Annahme berechtigt, daß die Durchbrechung der Bahnen, die von den Interororezeptoren zur Hirnrinde führen, erfolgreich sein kann und die pathologische Funktionsstörung des Gehirn-Hypothalamussystems nach der Ausschaltung der auf sie einwirkenden häufigen und intensiven Reize aufhört, insofern der störungserregende oder aufrechthaltende Prozeß an der pathologischen Funktion der Interorezeptoren des Magens liegt (»periphere« Geschwürkrankeit).

Es wäre also nicht uninteressant sich weiterhin mit den Sympathikusoperationen zu beschäftigen. Zu gewissen Bedenken nötigen uns jedoch die Fälle (BLEGEN—KINTNER, MOORE), in denen nach einer thorakolumbalen Sympathektomie wegen Hypertoniekrankheit eine gleichzeitige Verschlechterung bzw. eine schwere Blutung des vorhandenen Geschwürs eingetreten ist. WEEKS und seine Mitarbeiter konnten an einem ihrer Kranken, den sie auf ähnliche Weise operierten, eine akute Perforation eines duodenalen Geschwürs ohne irgendein Schmerzgefühl beobachten. MASON und POLLARD beschrieben ähnliche Fälle, in denen ebenfalls die »rote Lampe« der Schmerzen fehlte!

Dies erinnert stark an die Erfahrungen nach der Durchtrennung des N. depressor oder des Halssympathikus an Koronargefäßkranken, bei denen ein postoperativer schmerzloser Herzinfarkt eintrat.

Ein anderes operatives Verfahren wurde durch Somervell empfohlen. Er ging von der theoretischen Konzeption aus, daß die Sekretion des Magensaftes die Folge einer entsprechenden Blutversorgung der salzsäureerzeugenden Drüsen ist, und daß demnach die Magensaftsekretion vermindert wird, wenn wir auf irgendeine Weise die den Drüsen zuströmende Blutmenge verringern. Zur Verwirklichung dieser Konzeption empfahl er eine Operation, die *aus der Unterbindung der meisten Magenarterien besteht.* Er nennt sein Verfahren »physiologische Gastrektomie«. Diese Operation führt er auf seinem Tätigkeitsgebiet, in Süd-Indien seit 10 Jahren durch und hat bis Herbst 1952 etwa 600 Fälle operiert. In diesen zahlreichen Operationen sah er nur in 4 Fällen die Entstehung eines neuen Geschwürs und auch diese aktivierten sich — mit Ausnahme von einem — erst 8 Jahre nach der Operation.

Daß die Unterbindung der meisten Magenarterien nicht zur Nekrose der Magenwand führt, ist nicht überraschend, wenn wir in Betracht ziehen, daß unter den einzelnen Magenarterien außerordentlich verbreitete Anastomosen bestehen. Vorhergehende Versuche an Hunden konnten beweisen daß die Operation keine schädlichen Folgen hat, wenn die Arterien der am wenigsten vaskularisierten Pylorusgegend unberührt bleiben. Eine totale Devaskularisation führt zum Tode des Tieres ; dagegen überlebt es die Operation, wenn 1/8—1/10 Teil der Arterien der Antropylorusgegend unverletzt bleibt. Nach der Operation nimmt die Menge des abgesonderten Magensaftes beträchtlich ab, seine Azidität ist sehr geringfügig, er enthält reichlich Schleim, und seine peptische Fähigkeit hat sich ebenfalls verringert. Baisset und seine Mitarbeiter bekräftigten durch ihre Versuche an Pawlowschen Hunden in allem die Angaben von Somervell: sie bewiesen durch histologische Untersuchungen, daß nach der Operation beim überwiegenden Teil der säureabsondernden Zellen eine Degeneration eintritt, und auf artericgraphischem Wege wurde festgestellt, daß nach der beschriebenen Arterienunterbindung nur eine minimale Vaskularisation der Magenwand nachweisbar ist. Le Veen beobachtete ebenfalls eine bedeutende Verminderung der Magensekretion und bewies, daß die Entstehung der Histamin-Bienenwachsgeschwüre bei Hunden durch dieses Verfahren verhindert werden kann.

Die Ergebnisse derer, die ihre Untersuchungen nach ihm durchführten, waren weniger gut. Wood sah bei 10 v.H. das Auftreten eines Ulcus jejuni, Dodd berichtet ebenfalls über unbefriedigende Ergebnisse. Somervell verband früher die Operation mit einer Gastroenteroanastomose, neuerdings verknüpft er sie mit einer Vagotomie.

Wir halten die Operation der Gefäßunterbindung für einen Fehlgriff.

*

Überblick über die Heilungsmethoden der Geschwürkrankheit

Da die Pathcgenese der Geschwürkrankheit noch nicht geklärt ist, tastet sich ihre Therapie noch immer im Dunkeln vor und die einzelnen angewandten Verfahren, die eigentlich in größeren Zügen die mehr oder minder modifizierten Varianten der alten, klassischen Kur sind, basieren teils auf empirische Grundlagen, teils spiegeln sie die Anschauungen über die Pathogenese wider. Und doch müssen wir sagen, daß die Therapie den Fortschritt auf dem Gebiete der Pathogenese nicht einholen konnte, oder besser gesagt, dieser Fortschritt kommt in der Therapie der Geschwürkrankheit nur wenig zur Geltung. Vielleicht sehen wir heute schon gewisse Heilverfahren ganz anders und erklären die mit ihnen erreichbaren Ergebnisse auf eine neue Weise, aber die Methoden selbst veränderten sich nur wenig oder überhaupt nicht. So fehlt noch immer die auf die Therapie bedachte Unterscheidung der zu Magen- bzw. Duodenalgeschwüren führenden Geschwürkrankheit, ausgenommen vielleicht auf dem Gebiete der chirurgischen Indikationen. Der Großteil unserer Heilverfahren ist zur Zeit noch symptomatisch: sie richten sich gegen die Schmerzen und fast ausschließlich gegen die Restitution der im Laufe der Geschwürkrankheit veränderten Magenfunktionen (Sekretion und Motilität). Es kann nicht bezweifelt werden, daß auf diesem Gebiete gewisse Erfolge tatsächlich erreicht werden können, wir haben jedoch bereits ziemlich viele Angaben dafür, daß die Beeinflussung der Säureverhältnisse im Magen keineswegs ein entscheidender Faktor in der Behandlung ist. Recht heißt es, daß »wir den Kranken in seiner Ganzheit restituieren müssen, dann normalisiert sich auch die Magensäure«.

Während wir im allgemeinen in der Behandlung der aktiven Periode keine Schwierigkeiten haben, bereitet uns die Aufgabe, die auf Verhinderung der Reaktivierung in der inaktiven Periode abzielt, schon weit mehr Schwierigkeiten. Es kann nicht behauptet werden, daß wir im Interesse dieses Zieles überhaupt nichts unternehmen können, obwohl wir bei der Aufzählung der verschiedenen Verfahren leicht diesen Eindruck gewinnen können. Die Untersuchungen von McHardy haben bewiesen, daß die Krankheit an den Kranken, die — ohne ihres Wissens — indifferente Arzneien nahmen, schneller reaktivierte als an denjenigen, die irgendeine der konventionellen Verfahren befolgten. Dies wird auf Abb. 53 veranschaulicht.

Die chirurgische Therapie ist sicherlich keine Lösung. Obwohl mit ihr zahlreiche Menschenleben gerettet oder verbessert werden können, muß sie doch vor allem als eine symptomatische Behandlung betrachtet werden.

Dies wäre kein Übel, wenn die Operationen nicht mit einer gewissen Mortalität und in einem Teil der Fälle nicht mit Komplikationen verbunden wären, die — wenngleich selten — den Kranken in eine schlechtere Lage versetzen als die, in der er vor der Operation war. Können wir also zur Zeit die Hilfe der Chirurgie auch nicht entbehren, so dürfen wir sie — wie gesagt — nichtsdestoweniger nur als notwendiges Übel betrachten.

Welche Richtung sollen die auf die Heilung der Geschwürkrankheit bedachten Bemühungen nehmen? Im Sinne meines dreifachen Kreisschemas kann es nur gebilligt werden, wenn ein Teil der therapeutischen Versuche auch weiterhin den Magen zum Angriffspunkt wählt und entweder die Vervollkommnung der vorhandenen Methoden anstrebt oder, sich auf die kortikoviszerale Theorie stützend, die Wechselwirkung des Zentralnervensystems und des Magens auch vom Magen aus zu normalisieren versucht. Es liegt aber an der Hand, daß die therapeutischen Bestrebungen ihr Augenmerk in einem größeren Maß als bisher auf die Einheit von Umwelt und Zentralnervensystem richten müssen. Diese Einheit von Umwelt und Zentralnervensystem entspricht in der Praxis der Einheit der Prophylaxe und der Behandlung. Nur auf diesem Wege kann die ideale Behandlung der Geschwürkrankheit erhofft werden.

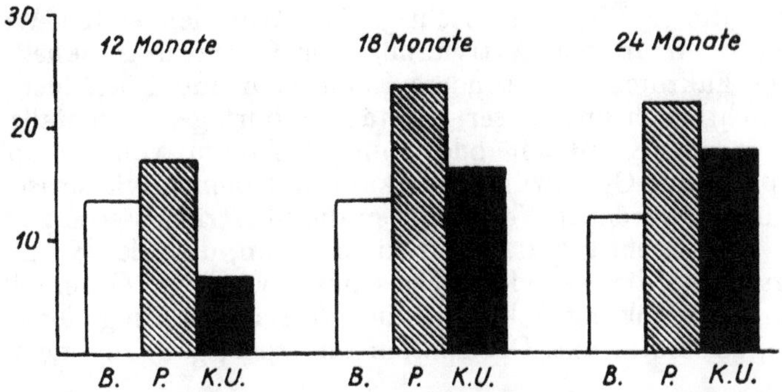

Abb. 47 Häufigkeit der klinischen Aktivierung in 24 Monaten
B = mit Banthin; P = mit Plazebo; K. U. mit konventioneller Ulkustherapie behandelt (McHardy)

Was ist nun die Aufgabe, bis das Ziel dieser Bemühungen erreicht wird? In der *aktiven* Periode: die schnelle und energische Durchführung der Behandlung. Wer Gelegenheit hatte Geschwürkranke in größerer Anzahl zu behandeln, weiß daß der Kranke, der bereits in den ersten Tagen der aktiven Periode in Behandlung genommen wurde, viel schneller und erfolgreicher geheilt werden kann als derjenige, der mit seinen Beschwerden wochenlang wartet und inzwischen gar nichts im Interesse der Heilung unternimmt. Wenn wir logisch sein wollen und die Folgerungen, die sich aus der Konzeption der vegetativen Krankheiten ergeben, auch auf die Geschwürkrankheit erstrecken, muß und darf auch die Behandlung nicht von der röntgenologischen Nachweisbarkeit des Geschwürs abhängig gemacht werden. Unsere Heilungsverfahren wären sicherlich dann die erfolgreichsten, wenn wir unsere Geschwürkranken in der »präulzerösen« Periode zu behandeln begännen und zwar nach denselben Gesichtspunkten, wie sie heute in der Periode des entwickelten Geschwürs die Behandlung lenken. Dies bedeutet, daß der Arzt seinen Kranken so behandeln soll wie er zur Zeit seinen Ulkuskranken zu behandeln pflegt, wenn in ihm auf Grund der Anamnese und des Charakters der Beschwerden der wohlbegründete Verdacht einer Geschwürkrankheit erwacht. Wir müssen demnach mit aller Kraft dahinwirken, daß wir den Schwerpunkt der Behandlung aus dem III. Stadium der Geschwürkrankheit, d. h. aus der floriden Period des Geschwürs in die II., also in die präulzeröse Periode verlegen. *Eine jede der 5—10jährigen oder noch längeren Anamnesen ist ein berechtigter Vorwurf dem Arzt gegenüber.*

In der *inaktiven* Periode verfolgen zur Zeit die Ärzte und die Kranken einen der folgenden beiden Wege. Beide Wege sind Extreme. Das eine Extrem besteht darin, daß der Kranke — entweder mit Erlaubnis des Arztes bzw. mit seiner stillschweigenden Einwilligung oder hinter dem Rücken des Arztes nichts unternimmt. Das andere Extrem : — das sowohl am Kranken, aber auch am Arzt liegen kann — besteht in übertriebenen Beschränkungen der Lebensweise, der Diät und der »Kuren«. Es ist klar, daß keiner dieser Wege das richtige ist. Wer den ersten Weg befolgt, vergißt, daß wir in der Aktivierung der Geschwürkrankheit die Rolle bestimmter Faktoren — besonders Emotionen und Diätfehler — kennen und die Nichtbeachtung dieser Umstände führt gegebenenfalls leicht zur Aktivierung der Krankheit oder zum Auftreten von Komplikationen. (Der symptomfreie Geschwürkranke kann mit dem aglykosurischen Diabetiker verglichen werden!) Wer hingegen die übertrieben strenge Gebundenheiten für allein richtig hält, denkt nicht daran, daß der Kranke dadurch keineswegs gegen die Aktivierung geschützt wird; im Gegenteil die übertriebenen Beschränkungen können zur Verschlechterung der allgemeinen Kondition, zu Blutarmut, Obstipation und sonstigen Unannehmlichkeiten führen.

Von diesem Standpunkt aus kann *meine* folgende Zusammenstellung, enthaltend die Erfahrungen an Geschwürkranken der Korányi-Klinik, ein gewisses Interesse beanspruchen. Wie zu sehen, zählte ich diejenigen Kranken in die *erste* Gruppe, die die vorgeschriebene Diät einhielten und sich bei jedem Rückfall während eines mehrwöchigen Liegens einer Ulkuskur unterzogen. In die *zweite* Gruppe reihte ich diejenigen, die sich in den inaktiven Perioden in gar nichts beschränkten, in der Zeit der Aktivierung der Krankheit jedoch ebenfalls eine Geschwürkur hielten. In die *dritte* Gruppe kamen diejenige Kranken, die sich in keiner Richtung beschränkten, die sogar die aktive Periode ambulant verbrachten, in ihrer Diät nur eine leichte Beschränkung vornahmen und Alkalien nahmen. Schließlich kamen in die *vierte* Gruppe diejenigen Kranken, die überhaupt keine Behandlung erhielten.

TABELLE XXIX

Behandlung	Duodenal		Gastrisch	
	Männer	Frauen	Männer	Frauen
ausreichend	13,1 v. H.	18,5 v. H.	35,0 v. H.	50,0 v. H.
zeitweise	48,9 v. H.	29,9 v. H.	38,0 v. H.	13,6 v. H.
mangelhaft	30,0 v. H.	30,3 v. H.	20,0 v. H.	31,8 v. H.
keine	8,0 v. H.	21,3 v. H.	7,0 v. H.	4,6 v. H.

Diese Zahlen zeigen vor allem, daß *die ärztlichen Vorschriften meistens nur auf dem Papier existieren und nur etwa jeder 7. Duodenal- bzw. jeder*

2—3. Magengeschwürkranke sich genau an die Vorschriften hält. Wie wir bereits in diesem Abschnitt erwähnten, erinnern diese Verhältnisse an die Erfahrungen, die wir an den Zuckerkranken gewinnen konnten: es existiert auf dem Papier eine »Diabetestherapie«, diese wird aber durch die Mehrheit der Kranken nur eingehalten, solange sie in einer Anstalt unter der Aufsicht des Arztes sind.

Wenn wir nun untersuchen, ob diejenigen Ärzte recht haben, die im Grunde genommen, sozusagen in ihrem »Unterbewußtsein«, an die Heilbarkeit der Geschwürkrankheit nicht glauben (wäre das Gegenteil der Fall, ließen sie die Vorschriften — selbst die mildesten — auch in der inaktiven Periode durch ihre Kranken mit größerem Nachdruck einhalten), und ob weiterhin auch die Kranken die Vorschriften in der inaktiven Periode mit Recht überhaupt nicht oder nur kaum befolgen, so müssen wir folgende Angaben mitteilen: ich untersuchte am erwähnten Krankenmaterial, wie sich die *zur Operation bestimmten Kranken* unter den 4 Gruppen, die auf Grund der oben genannten Standpunkten zusammengestellt wurden, verteilen. Wir fanden folgendes:

TABELLE XXX

Behandlung	Operierte duodenale		Operierte gastrische	
	Männer	Frauen	Männer	Frauen
ausreichend	11,8 v. H.	13,0 v. H.	33,3 v. H.	46,2 v. H.
zeitweise	51,0 v. H.	2g,0 v. H.	42,2 v. H.	7,7 v. H.
mangelhaft	28,8 v. H.	39,0 v. H.	15,6 v. H.	36,5 v. H.
keine	8,4 v. H.	22,0 v. H.	8,9 v. H.	9,6 v. H.

Die prozentuelle Verteilung ist somit zwischen den operationsbedürftigen — also zweifellos schwereren — Fällen und den nicht operationsbedürftigen Kranken ganz gleich, woraus wir schließen müssen, daß die angewandte Methode der internen Behandlung *am letztlichen Verlauf* der Geschwürkrankheit nichts ändert.

Ihre Rolle gleicht der Behandlung der Leukämien, wo wir nur die Verlängerung der Remissionen aber nicht eine sichere Änderung im Verlauf der Krankheit erreichen können.

Auf Grund unserer heutigen Kenntnisse ist es am zweckmäßigsten, wenn wir statt der beiden geschilderten Extremen den goldenen Mittelweg suchen, dessen Grundprinzip darin besteht, daß wir den Kranken vor individuell verschiedenen und zur Aktivierung der Krankheit führenden äußeren Einwirkungen bewahren, andererseits aber darum bemüht sind, daß die Lebensweise des Kranken der des gesunden Menschen nahekomme. Der Arzt geht also richtig vor, wenn er jede Beschränkung ebenso wie einen operativen Eingriff erwägt und ihre Verordnung an eine bestimmte Indikation knüpft. Kurz: *wir müssen die Verhältnisse und Gewohnheiten des Kranken weitgehend untersuchen, auf Grund der so erhaltenen Folgerungen individuell vorgehen und den Kranken nicht in Bande unnötiger Beschrän-*

kungen legen. So hatte ich besonders in Anbetracht der Verordnung von diätetischen Beschränkungen häufig das Gefühl, daß der Arzt mitunter eher die Rolle eines Strafrichters als eines wohlwollenden Ratgebers erfüllt.

Neuerdings wurden vielenorts, so in der Sowjetunion, in Österreich und auch bei uns in Ungarn *Beratungsstellen für Geschwürkranke* errichtet, die mit gutem Erfolg arbeiten. Die Aufgabe dieser Anstalten ist die Schaffung einer entsprechenden Kooperation zwischen Arzt und Kranken, die Beobachtung und Erziehung des Kranken um Mängeln und Übertreibungen gleicherweise vorzubeugen. Da der Geschwürkranke auch dann »krank« ist, wenn er kein florides Geschwür hat und seine Lebensweise vom Standpunkt der Aktivierung der Krankheit keineswegs indifferent ist, hat eine solche Kontrolle keine geringere Berechtigung als die Aufrechterhaltung von Beratungsstellen für tuberkulotische Kranken oder Diabetiker. Diese Beratungsstellen, die nur ein Arzt leiten kann, der in den Fragen der Geschwürkrankheit die nötigen Erfahrungen und das Vertrauen seiner Kranken hat, können eine wirksame Hilfe bei der Feststellung der Erwerbsfähigkeit oder eventuell bei der Zuweisung eines neuen Arbeitsgebietes bieten.

In der Frage, ob medikamentöse Kuren in der inaktiven Periode einen besonderen Sinn haben, gehen die Meinungen auseinander. Unsererseits halten wir die Anwendung von Antaziden bei Sodbrennen — besonders im Falle einer freien Diät — für begründet und lenken das Augenmerk noch einmal auf die Histamin-Atropin-Barbiturat-Kuren, deren jährlich zweimalige Wiederholung in ihrer Auswertung nach sieben Jahren so auffallend gute Erfolge zeitigte.

Man muß kein übertriebener Optimist sein, um daran zu glauben, daß man der Geschwürkrankheit in der Zukunft vorbeugen und sie heilen kann. Die Klärung der Entstehung *einer* vegetativen Krankheit wird voraussichtlich auch die der übrigen ermöglichen. Dies wird unübersehbare Folgen haben und zu den größten Erfolgen der ärztlichen Wissenschaft zählen. Die entsprechende Prophylaxe und Behandlung der vegetativen Krankheiten wird die Gesundheit von Millionen von Menschen bewahren! Bis dahin sollen wir die erreichten Ergebnisse auch nicht unterschätzen und den Problemen der Geschwürkrankheit keineswegs untätig gegenüberstehen!

Auf Grund unserer heutigen Kenntnisse sehen wir unsere Hauptaufgaben wie folgt:

1. auf dem Gebiete der *Forschung* das Studium der Entstehung der Krankheit auf Grund der Pawlowschen Prinzipien; die Schaffung einer festen Verbindung der klinischen Konzeption der vegetativen Krankheiten mit dem kortikoviszeralen Dynamismus;

2. Förderung der Bemühungen um die *Frühdiagnose* der Krankheit;

3. auf dem Gebiete der *Prävention* die Verbesserung der sozialen Verhältnisse und der Erziehung;

4. eine *frühzeitige* und *zureichende* Behandlung!

LITERATUR

I. Allgemeiner Teil :

FASCHING, Med. Monatsschrift 8 (1949) 615.
HETÉNYI, Orvosok Lapja (1948) 705 (ung.)
NATVIG–RÖMCKE–SVAAR–SELJESAETOR, Acta med. scand. 113 (1943) 444.
STOLTE, Lancet II. (1950) 858.
SZEMZŐ, Therápia (1927) 162 (ung.)

II. Ruhe :

DAVIES, Lancet I (1936) 521
JONES, Brit. med. J. II (1949) 1463
NOVASZEL, Noch nicht veröffentlichte Untersuchungen
TODD, Lancet (1952) 113

III. Mittel, die durch das Zentralnervensystem wirken :

TSCHERNENKO, Sowj. Ärztliche Berichte (1950)
LAWRENTEWA, Sowj. Ärztliche Berichte (1950)
MAJANSKAJA usw., Orv. Hetilap (1951) 1627 (ung.)
NEJMARK, Sowj. Ärztliche Berichte (1952)
RACHLIN, Sowj. Ärztliche Berichte (1949)

Schlafmittel :

ANDREJEW, Sowj. Ärztliche Berichte (1950) 83
HETÉNYI–MAGYAR, Orvosok Lapja (1946) 529 (ung.)
KOPASZ, Orv. Hetilap (1953) 183 (ung.)
(LEPORSKI) Лепорский: Клиническая Медицина 8 (1950) 11
NAGY–GERGELY–VERMES, Orv. Hetilap (1952) 1346 (ung.)
SALLAY–TÓTH, Orv. Hetilap (1950) 37 (ung.)
TAKÓ, Vorführung in der wissenschaftlichen Fachgruppe der Med. Univ. zu Szeged 1951

Diathermie des Kopfes :

(SHERDIN) Жердин: Клиническая Мед. (1950) 66

Banthin :

BROWN–COLLINS, Cleveland Clin. Quart. 17 (1950) 234
KIRSNER und Mitarbeiter, Ann. int. med. 35 (1951) 785
LONGINO und Mitarbeiter, Gastroenterology 14 (1950) 301
LYONS–GRIMSON, Am. J. Med. 10 (1951) 232
MCHARDY und Mitarbeiter, J. A. M. A. 147 (1951) 1620
SMITH und Mitarbeiter, Gastroenterology 15 (1950) 718
WINKELSTEIN, J. Mt. Sinai Hosp. 17 (1951) 808 und Gastroenterology 20 (1952) 404

Atropin :

HENSZELMANN, Orv. Gyak. Kérd. (1939) 146

Hexamethonium :

DOUTHWAITE–THORNE, Brit. med. J. I (1951) 111
KAY–SMITH, Brit. med. J. I (1950) 460 ; II (1950) 807
SCOTT und Mitarbeiter, Brit. med. J. II (1950) 1470

Tetraäthylammonium :

BINTER–RANKIN, Ann. int. Med. 33 (1950) 649
BROWN und Mitarbeiter, Gastroenterology 10 (1948) 837
CAYER und Mitarbeiter, Gastroenterology 12 (1949) 219
MCDONALD–SMITH, Brit. med. J. II (1949) 620
ZWEIG und Mitarbeiter : Gastroenterology 11 (1948) 200

Dibutolin :

LEVIN und Mitarbeiter, Proc. soc. exp. biol. med. 72 (1949) 213
LYONS–GRIMSON, Am. J. Med. 10 (1951) 232
MARQUARDT und Mitarbeiter, Am. J. M. Sc. 216 (1948) 203

Gynergen :

EDLÉN, Schw. med. Woch. (1945) 444
EDLÉN, Acta med. scand. Suppl. (1947)

Histamin :
Best—McHenry, Brit. J. Physiol. 70 (1930) 341
Bovet—Staub, C. r. soc. biol. 124 (1937) 647
Crane—Lindsay—Dailey, J. dig. Dis. 14 (1947) 54
Deutsch, Z. Klin. Med. 24 (1947) 1113
Dzsinich, Orv. Hetilap (1935) 51 (ung.)
Hetényi—Kalapos, Orv. Hetilap (1944) 284 (ung.)
Hetényi, Orvosok Lapja (1945) 145 (ung.)
Hetényi, Wiener Zft. inn. Med. 29 (1948) 293
Karády, Arch. exp. Path. Pharm. 180 (1936) 283
Pasterur—Vallery—Radot—Halpern—Martin, Presse méd. (1947) 18
Rigler, Münch. med. Wschr. (1936) 15
Zeller, Helvet. Chin. acta 21 (1938) 880
Zeller—Schär, Schw. med. Woch. (1938) 1318
Insulin :
Gülzow, D. med. Wschr. (1941) 1115
Roller, Med. Klin. (1938) 1129
Künstliches Fieber und »Protoplasmaaktivierung« :
Engel, Orv. Hetilap (1924) 577 (ung.)
Fornet, XI. Tagung des Vereins ung. Internisten, 1941
Hochrein—Schleicher, Hippokrates (1950) 239
Pribram, Med. Klin. (1922) 30
Weidlinger, Orv. Gyak. Kérd. (1935) 180 (ung.)
Psychotherapie :
Davies—Wilson, Lancet II (1937) 1353
Hetényi, Orv. Hetilap (1938) 23 (ung.)
Hormontherapie :
Biró—Nagy, Gastroenterologia 76 (1950/51) 169
Csépai, Orv. Hetilap (1938) 38 (ung.)
Hoffmeister—Meyer—Krahmer, Ärztl. Wschr. (1951) 297
Horn—Brüll, Ars Medici (1950) 563
Ingle und Mitarbeiter, Am. J. Phys. 166 (1951) 171
Korbsch, D. m. W. (1937) 599
Köhler—Fleckenstein, D. m. W. (1942) 476
Köhler, Endokrinologie 26 (1949) 34
Molhuysen und Mitarbeiter, Lancet II (1950) 381
Revers (1948), s. Hoffmeister—Meyer—Krahmer
Smyth, J. A. M. A. 145 (1951) 475

IV. Mittel, die unmittelbar auf den Magen wirken :
Diät :
Freezer—Gibson—Matthews, Guy' Hosp. Rep. 78 (1928) 191
Hetényi, Orv. Hetilap (1938) 23 (ung.)
Sippy, J. A. M. A. 64 (1915) 1625
Antaziden :
Alkalien :
Boller, Wiener med. Wschr. (1946) 117
Douthwate, Brit. med. J. II (1947) 43
Kantor, J. A. M. A. 81 (1923) 816
Kretschmer—Brown, J. A. M. A. 93 (1939) 1471
Nicol, Lancet II (1939) 881
Shattuck und Mitarbeiter, J. A. M. A. 82 (1924) 200
Smithies, J. A. M. A. 85 (1925) 674
Vándorfy—Baráth, Orv. Hetilap (1929) 22 (ung.)
Weiner, Orv. Hetilap (1934)
Natrium carboxymethylzellulose :
Brick, Am. J. digest. dis. 16 (1949) 315
Necheles und Mitarbeiter, Am. J. digest. dis. 18 (1949) 1
Necheles und Mitarbeiter, Am. J. digest. dis. 18 (1951) 7

Aniontauschende Harze:
HALL—FORNISHER, Gastroenterology 16 (1950) 181
SEGAL und Mitarbeiter, Am. J. digest. dis. 17 (1950) 293
WIRTS und Mitarbeiter, Gastroenterology 15 (1950) 1
Proteinhydrolysate:
KAY und Mitarbeiter, Brit. med. J. I (1949) 519
LÉVY, Gastroenterology 16 (1950) 370
LOPUSNIAK—BERK, Gastroenterology 11 (1948) 891
MORRISON, Rev. Gastroenterol. 17 (1950) 1058
SAMIS—HOLLANDER, Gastroenterology 17 (1950) 1058
TSO TIU und Mitarbeiter, Gastroenterology 5 (1945) 5
Muzintherapie:
ATKINSON, J. A. M. A. 98 (1932) 1153
BANDES und Mitarbeiter, Gastroenterology 18 (1951) 391
FOGELSON, J. A. M. A. 96 (1931) 673
FOGELSON, Arch. int. med. 7 (1935) 55
KIN—IVY, Proc. soc. exper. biol. med. 29 (1931) 218
NEUMAYR—SCHMID, Gastroenterologia 74 (1948/49) 121
RIVERS—VANZANT, Ann. int. med. 7 (1934) 1122
RIVERS, Proc. Staff Met. Mayo Clinic 9 (1934) 663
SCHMID, Wiener Kl. Wschr. (1951) 377
Novokain:
BALFOUR und Mitarbeiter, Gastroenterology 22 (1952) 257
BAYER, Die Anästhesiebehandlung des Magengeschwürs, München 1938
HÁMORI, XII. Tagung des Vereins ung. Internisten, 1942
LIM und Mitarbeiter, Quart. J. exp. physiol. 15 (1925) 13
SEGAL und Mitarbeiter, Am. J. dig. dis. 17 (1950) 293
STEIGMANN—SCHLESINGER, Am. J. dig. dis. 17 (1950) 361
UNVÄS, Acta physiol. scand., Suppl. 13 (1942) 1
ZELJONY—SAVICH, s. Babkin 1950
Röntgen:
BREITLÄNDER, »Die Röntgentherapie des Magen- und Zwölffingerdarmgeschwür-«, Verlag Thieme, Leipzig 1951.
KOLTA—DUNAY, Orv. Hetilap (1929) 303
MATONI, Med. Klin. (1923) 1220
(NEMENOW) Неменов: Медгиз. Москва 1950
PALMER—TEMPLETON, J. A. M. A. 112 (1939) 1429
RICKETTS und Mitarbeiter, Gastroenterology 11 (1948) 789
SIMON, Science 109 (1949) 563
WILMS, Münch. med. Wschr. (1916) 1073
Dikumarin:
VÁNDORFY, Schw. med. Wschr. (1950) 1314
V. Substitutionstherapie:
Magenwandauszug:
Magensaft:
CARVAILLO, Monde médic. (1949)
FRIEDRICH, Arch. f. Verdauungskr. 4 (1931) 49
FRIEDRICH, Arch. mald. l'appar. dig. 39 (1948) 429
MORRISON, Am. J. digest. dis. 12 (1945) 328
VÁNDORFY, Arch. f. Verdauungskr. 61 (1937) 180
VÁNDORFY, Arch. f. Verdauungskr. 62 (1937) 157
Vorverdautes Fleisch:
BOLLER, Die Behandlung des Magen- und Zwölffingerdarmgeschwürs, Wien, Urban—Schwarzenberg. 1954.
BOLLER, Wien. med. Wschr. 1947
Enterogastron. Urogastron:
GREENGARD—IVY, Endocrinology 30 (1942) 905
HANDS und Mitarbeiter, Endocrinology 30 (1942) 905
HANDS—IVY, Endocrinology 30 (1942) 905

IVY, Peptic ulcer 1950
KOSAKA—LIM, Proc. soc. exp. biol. med. 26 (1930) 890
RIVERS, J. A. M. A. 105 (1935) 309
SANDWEISS, Gastroenterology 5 (1945) 404
SANDWEISS und Mitarbeiter, J. A. M. A. 138 (1948) 552

Robuden :

BUBB, Schw. med. Wschr. (1949) 663
ROULET, Schw. med. Wschr. (1945) 912
STOLTE, Lancet II (1950) 58

Vitamin U :

CHENEY, California Medicine 1 (1949) 70
CHENEY, J. Am. Diet. Ass. 26 (1950) 668

Rauchen :

BENTLEY, Practitioner (1950) 624
CULVER, Med. Clin. N. Am. (1949) 1321
EHRENFELD—STURTEVANT, Am. J. dig. dis. 3 (1936) 299
HETÉNYI, Orv. Hetilap (1938) 23 (ung.)
PORTIS, Diseases of the digestive system 1946
SCHNEDORF—IVY, J. A. M. A. 112 (1939) 898
TODD, Lancet I (1952) 113
TROWELL, Lancet I (1934) 808
WAGNER, Med. Kl. (1924) 562

Geistige Getränke :

BEASELL—IVY, Quart. J. stud. alcohol 1 (1940) 45
IVY, Peptic ulcer 1950

Koffein :

GIDDUNGS und Mitarbeiter, Gastroenterology 5 (1945) 210
JUDD, Bul. Am. coll. surg. 28 (1943) 46
RAIMONDI, Perm. found. m. bul. 3 (1945) 161
ROTH—IVY, Surgery 17 (1945) 644

Behandlung der Blutung :

BAKER, Guy's Hosp. Rep. 96 (1947) 1
BOHMANSSON, Acta chir. scand. 94 (1946) 362
DANIEL—EGAN, J. A. M. A. 113 (1939) 2232
GORDON—TAYLOR, Brit. J. Surg. 33 (1945—46) 336
IVY, Peptic ulcer 1950
JESPERSEN—OLSEN, Nordisk Medicin (1952) 628
KIRSHNER—PALMER, Internat. Clin. 4 (1939) 105
LENHARTZ, D. med. Wschr. (1904) 412
MEULENGRACHT, Acta med. scand. (Suppl.) 59 (1934) 375
MEULENGRACHT, Brit. med. J. II (1939) 321
MEULENGRACHT, Arch. int. med. 80 (1947) 697
NORBYE, Acta med. skand. 143 (1952) 50
PORTIS, Diseases of the digestive system 1946. Lea—Febiger, Philadelphia
RAVSKY—WEINGARTEN, J. A. M. A. 118 (1942) 5
ROGERS, J. A. M. A. 137 (1948) 1035
ROMCKE, Nordisk Medicin (1951) 1673
RUSH, Med. Clin. North Amer. (1949) 1565
SCHIODT, Am. J. M. Sc. 192 (1936) 163
STOLTE, Acta med. scand. 116, 584 (1944)

Chirurgische Behandlung :

ALLEN—WELCH, Ann. Surg. 124 (1946) 688
BAISSET und Mitarbeiter, Sem. Hop., Paris (1950) 80
BALCHUM—WEAVER, Arch. neur. psych. 49 (1943) 739
BAUMGARTNER—JOB—KUX, Schw. Med. Wschr. (1949) 435
BAUMGARTNER, Wien. med. Wschr. (1949) 435
BLEGEN—KINTNER, Exc. med. Surgery (1948) 543
BOLLER, Arch. mal. app. dig. 41 (1952) 407
BOLLER, Die Behandlung des Magens- und Zwölffingerdarmgeschwürs, 1947
CAMP—DRAGSTEDT, Postgrad. med. 3 (1948) 8

Chiray, Gastroenterologischer Kongreß, Lausanne 1948
Clarke—Storer—Dragstedt, J. clin. invest. 26 (1947) 784
Craighead, New Orl. med. surg. J. 104 (1952) 525
Crile, Surg. Clin. N. Am. (1937) 1303
Cornell—Druckerman, Gastroenterology 19 (1951) 216
Dodd, Brit. med. J. II (1947) 170
Dragstedt—Camp, Gastroenterology 11 (1948) 460
Dragstedt und Mitarbeiter, J. thorac. surg. 16 (1947) 226
Froehlich und Mitarbeiter, Presse méd. II (1942) 665
Gray—Williams, J. A. M. A. 141 (1949) 509
Hedri—Szemző, Arch. Chirurg 1, 2
Ivy, Peptic ulcer 1950
Jáki, Orvosok Lapja (1948) 709 (ung.)
Kux, Wien. klin. Wschr. (1948) 472
Le Veen, Surg. Gyn. Obst. 86 (1948) 164
Mason—Pollard, Surg. Gyn. Obst. 89 (1949) 271
Mező, XII. Tagung des Vereins ung. Internisten, 1942
Mező, Wien. klin. Wschr. 1940, 1049
Palmer und Mitarbeiter, Ann. int. med. 33 (1950) 590
Priestley, Penns. med. J. 51 (1948) 961
Priestley, Surg. Clin. N. Am. (1947) 905
Priviteri, Am. J. roentg. rad. ther. 65 (1951) 561
Somervell, Brit. J. Surg. 24 (1936) 227 ; 30 (1941) 118 ; (1945) 146
Sturm, D. med. Wschr. (1949) 158
Vanotti, Gastroenterologischer Kongreß, Lausanne 1948
Walters und Mitarbeiter, J. A. M. A. 148 (1952) 803
Weeks und Mitarbeiter, J. A. M. A. 132 (1946) 988
Wood, Arch. Surg. 58 (1949). 45
Quigstad—Römcke, zit. bei Römcke—Spoland, XXI. skand. Internisten-Kongreß

Überblick :

Hetényi, Orv. Hetilap (1938) 23 (ung.)
McHardy—Browne, The Mississippi (1952) 9

SACHREGISTER

www.ingramcontent.com/pod-product-compliance
Lightning Source LLC
LaVergne TN
LVHW060624300926
849162LV00008B/1702